RECHERCHES

SUR LES

HALLUCINATIONS.

RECHERCHES

SUR LES

HALLUCINATIONS

AU POINT DE VUE

DE LA PSYCHOLOGIE, DE L'HISTOIRE ET DE LA MÉDECINE LÉGALE,

PAR

Louis-Rufin SZAFKOWSKI,

DOCTEUR EN MÉDECINE.

<table>
<tr><td>MONTPELLIER,
Louis CASTEL, Libraire, Grand'Rue 32.</td><td>PARIS,
G. BAILLIÈRE, rue de l'École de méd., 17.</td></tr>
<tr><td>BORDEAUX,
LAWALLE neveu, allées de Tourny.</td><td>LYON,
SAVY, quai Célestins, 48.</td></tr>
</table>

1849.

L.

C^{eq}., sq Dl.......

Hommage d'affection.

L.-R. S.

ERRATA.

—

PRÉFACE.

—

Les hallucinations, considérées au point de vue
de la psychologie et de l'histoire, aussi bien que
sous le rapport médico-légal, présentent un vaste
champ aux recherches et aux méditations des philosophes et des médecins. Leur mode de production, leur nature, leur siége, leur différence suivant les individus, etc. ; l'influence qu'elles avaient
exercée et qu'elles exercent encore sur les masses ;
les caractères et les formes qui les avaient distin-
guées et qui les distinguent encore suivant les
croyances, les besoins ou les idées dominantes des
siècles ; enfin, les déterminations et les actes répréhensibles, dangereux, criminels auxquels les
individus peuvent être entraînés par elles, en font
une étude pleine d'intérêt. En effet, étudier la
nature et l'origine des idées, suivre leur transformation en images, en signes sensibles ; chercher
à comprendre leur modification, leur association,
leur *matérialisation* même, sous l'influence d'une
multitude de causes ; rechercher l'empire que les
hallucinations ont exercé sur plusieurs hommes

célèbres , hommes qui représentaient une époque , une idée ; hallucinations qui appartenaient au siècle plus qu'aux individus ; enfin , examiner si un certain nombre de ces déterminations et de ces actions étranges, criminelles , qu'on se hâte , avec un fatal empressement, d'inscrire dans les annales du crime, ne devraient pas être rapportées aux hallucinations, etc. ; n'est-ce pas une étude éminemment scientifique , une étude qui séduit par les nombreuses recherches qu'elle nécessite, les variétés qu'elle embrasse , et même les difficultés dont elle n'est que trop hérissée ?...... Malheureusement ces dernières sont souvent invincibles même pour les intelligences d'élite ; aussi les hommes les plus compétents qui se sont occupés de ce phénomène psychique , ne pouvant parvenir à les surmonter toutes , se sont contentés de jeter de distance en distance quelques faibles jalons pour orienter ceux qui voudront s'engager dans la même route. La difficulté, je le sais, est donc sérieuse ; aussi, je n'ai nulle prétention de faire ce que les autres n'ont pas pu faire. Ce travail, fruit de longues et laborieuses recherches, que je présente avec la juste défiance d'un homme au début de sa carrière littéraire, n'est qu'un court résumé de l'état actuel de la science sur ce difficile sujet qui laisse et laissera toujours quelque chose à désirer.

HALLUCINATIONS

AU POINT DE VUE DE LA PSYCHOLOGIE,

DE L'HISTOIRE ET DE LA MÉDECINE LÉGALE.

CHAPITRE PREMIER.

HALLUCINATIONS CONSIDÉRÉES AU POINT DE VUE DE LA PSYCHOLOGIE.

Il est un fait acquis à la science, un fait sur lequel tous les auteurs sont parfaitement d'accord, un fait, enfin, qui, reconnu et accepté par tous, ne demande qu'à être constaté : c'est que les hallucinations sont de nature nerveuse, et que leur siége est dans le cerveau.

Mais si, d'un côté, nous voyons tous les auteurs être parfaitement d'accord sur la nature et le siége du phénomène psychique que nous allons étudier, nous voyons, de l'autre, régner une regrettable divergence d'opinions, quand il s'agit de déterminer son mode de formation, ses éléments constitutifs, et même ses caractères généraux et particuliers. Ce peu d'accord des auteurs les plus compétents, cette différence dans leurs raisonnements et leurs conclusions, me paraissent provenir :

1º De ce que quelques-uns n'ont pas tenu compte de la différence que ce phénomène peut présenter suivant l'âge, le sexe, l'éducation, les croyances religieuses, le milieu social de chaque individu, etc. ;

2º De ce que d'autres n'ont pas fait *assez* d'attention à l'origine, à la nature et au principe d'association d'idées dont l'intervention est indispensable dans la production des hallucinations ;

3º De ce que quelques autres, enfin, ont voulu rattacher ce phénomène psychique à l'action du cerveau, sans admettre la *possibilité* de l'assistance de l'esprit.

Ces deux derniers points présentent des questions très-délicates et très-difficiles à résoudre; je vais m'en occuper tout en recherchant le mode de formation et les éléments constitutifs des hallucinations. Pour ce qui est de la différence que présente ce phénomène suivant les individus, il en sera question ailleurs; mais, pour donner de suite une idée de la question, et surtout pour éviter les tâtonnements inutiles, je vais commencer par la définition des hallucinations et des illusions des sens; je rechercherai en même temps les caractères propres à chacune d'elles, leur mode de production et leurs éléments constitutifs.

§ I. — *Définitions des auteurs. — Hallucinations, illusions. — Différences et points de contact. — Mode de production et éléments constitutifs.*

Les hallucinations, considérées pendant long-temps comme des phénomènes surnaturels, avaient été plutôt du domaine de théologiens que des médecins. Connues et décrites sous les noms de *visions*, d'*apparitions*, etc., elles ont exercé, pendant une longue suite de siècles, une influence marquée sur les croyances, les habitudes et les institutions de presque tous les peuples. Aujourd'hui même, liées aux croyances traditionnelles, elles exercent encore, dans certains pays, toute leur influence sur les esprits superstitieux ou incultes. Il n'est pas rare, en visitant certaines contrées de notre Europe moderne, d'entendre raconter, par des témoins *oculaires*, une de ces histoires où le vampire, le revenant, et même le diable aux pieds fourchus et aux ailes de chauve-souris, jouent les principaux rôles. C'est presque toujours la nuit, rarement le jour, que ces apparitions, que ces visions ont lieu : telle est la croyance, telle est la tradition !..... Beaucoup de gens simples et crédules qui écoutent ces narrations, qui s'informent avec avidité de tous ces détails bizarres, et les gravent, pour ainsi dire, dans leur mémoire, sont exposés à éprouver les mêmes visions ; il suffit qu'ils se trouvent dans les mêmes circonstances, dans les mêmes lieux, pour que les impressions qui étaient parfois presque oubliées se réveillent, prennent un corps, et viennent, par mille combinaisons, leur en imposer. Mais ces croyances n'ont pas pu résister à l'influence de la civilisation, aux progrès de la science ; partout où leur bienfait s'est fait sentir, l'erreur a fait place à la vérité ; les visions, les apparitions ont diminué, et si, aujourd'hui encore, on s'occupe de ce phénomène jadis si extraordinaire, ce n'est plus que dans un but noble et élevé, celui de la science et de l'humanité. Ce changement remarquable dans les croyances populaires, changement que tout le monde peut facilement constater, est dû à l'intervention de la médecine ; et quoique l'époque où les médecins ont commencé à s'occuper de ce phénomène d'une manière suivie ne paraisse pas très-éloignée, ses principaux caractères, ses causes, son état de simplicité ou de complication, ainsi que son intervention dans beaucoup de maladies, et notamment dans les affections mentales, ont été appréciés avec autant de talent que de justesse.

Arnold est le premier auteur qui, suivant M. Brière-de-Boismont (*Des hallucinations*; Paris, 1845), a donné une définition complète des hallucinations. «La folie idéale, dit-il, est l'état intellectuel d'une personne qui croit voir ou entendre ce que les autres ne voient ni n'entendent, qui s'imagine converser avec des êtres, apercevoir des choses qui ne tombent pas sous ses sens ou qui n'existent pas au dehors telles qu'elle les conçoit; ou bien encore, lorsqu'elle aperçoit les objets extérieurs dans leur réalité, elle a des idées fausses et absurdes de sa propre forme et des autres qualités sensibles. » (*Observations on the nature, Kinds, causes and prevention of insanity; London,* 1798.) Cet auteur, comme on vient de le voir, réunit les hallucinations et les illusions des sens.

Esquirol définit l'hallucination : « sensation perçue alors que nul objet extérieur propre à l'exciter n'est à portée des organes des sens. » Mais dans un autre passage de son ouvrage, il donne une autre définition ou plutôt une explication de la première, qui a été fortement critiquée. « Les prétendues sensations des hallucinés, dit-il, sont des images, des idées reproduites par la mémoire, associées par l'imagination, et personnifiées par l'habitude. » (*Des maladies mentales*, 1838.)

Pour M. Lélut, les hallucinations «sont des perceptions internes comme toutes les perceptions imaginables, mais rapportées, à tort, à l'action des objets extérieurs sur les sens; ou, si l'on veut encore, ce sont des transformations spontanées de la pensée en sensations le plus souvent externes, une sorte de délire sensorial, dont les illusions ne sont, la plupart du temps, que le premier degré. » (*Obs. sur la folie sensoriale*, 1833, *V. du démon de Socrate*, pag. 262; Paris, 1836.)

M. Leuret considère l'hallucination comme un phénomène intermédiaire entre la sensation et la conception. « L'hallucination, dit-il, ressemble à la sensation, en ce qu'elle donne, comme la sensation, l'idée d'un corps agissant actuellement sur les organes; elle en diffère en ce qu'elle existe sans objet extérieur. Elle est créatrice comme la conception, mais ne sort pas des idées qu'elle produit : ce sont des images, images qui ont, pour l'halluciné, la même valeur que les objets. » (*Fragments psych. sur la folie*, pag. 133 ; Paris, 1834.)

« L'hallucination, dit M. Aubanel, est une variété d'aliénation mentale, dans laquelle un homme transforme en sensations les conceptions délirantes de son esprit, ou qui, en vertu de ces mêmes conceptions, dénature les sensations réelles en les assimilant aux idées de son délire. » (*Essai sur les hallucinations*, thèse; Paris, 1839.)

D'après M. Calmeil, les hallucinations « sont des idées que l'homme convertit en impressions matérielles, et qu'il rapporte à une action des sens extérieurs, quoiqu'ils soient dans un état purement passif. » Le même auteur admet qu'il existe des hallucinations symptomatiques les plus variées et peut-être les plus nombreuses, qui ont leur point de départ dans le système nerveux périphérique; mais il convient, lui-même, que l'on parvient rarement à les distinguer avec certitude des hallucinations purement cérébrales ou idiopathiques. « Par des causes, dit-il, qui restent impalpables, sous l'influence du calorique, de l'électricité, d'un fluide animal, ne peut-il pas s'effectuer dans les organes des sens , et alors que les agents placés au dehors n'y sollicitent plus aucun ébranlement , des modifications intestines analogues à celles qui y ont pris naissance, lorsque en réalité ces excitants matériels agissaient sur eux par leur nature et leur contact? Les sens , ainsi mis en action , ne peuvent-ils pas de nouveau réagir sur l'encéphale , y réveiller des sensations qui n'y seraient point nées spontanément? Plusieurs personnes ne voient à cela nulle impossibilité , et prêtent même à cette hypothèse les caractères de la réalité.... » (*Répertoire général des sciences médicales*, art. *Hallucination*.) Je crois devoir ajouter que M. Calmeil réunit les hallucinations et les illusions.

Enfin, M. Brière-de-Boismont, en se fondant sur la symptomatologie des hallucinations et des illusions, définit l'hallucination : « perception des signes sensibles de l'idée ; » et l'illusion : « appréciation fausse de sensations réelles. » (*Loc. cit.*, pag. 22.)

Les définitions de l'hallucination que je viens de rapporter *textuellement* , d'après les principaux auteurs qui ont fait de ce phénomène une étude spéciale , n'ont pas toutes une égale valeur. Les unes n'expriment que le fait *principal* de ce phénomène : *sensation perçue sans impression extérieure*.... ; les autres, au contraire , outre le fait principal qu'elles constatent, donnent une idée plus ou moins précise de son mode de production , ainsi que des éléments qui le constituent. En un mot, les premières, que je pourrais appeler *générales* , embrassent ce phénomène sans rien préjuger ni de son mode de production, ni de ses éléments constitutifs; les secondes, au contraire, que je pourrais appeler *spéciales* , précisent les éléments qui concourent à sa formation, et lui assignent , pour ainsi dire , un mode invariable de production. Malheureusement que tous les faits de l'entendement, même ceux qui s'exécutent d'après les lois normales de l'organisation de l'homme, ne se prêtent pas aussi facilement à toutes les prévisions de notre esprit, ne subissent pas toutes les règles dans lesquelles nous cherchons à les enfermer !.... Si donc, les actes normaux de l'intelligence humaine échappent, pour la plupart, à une rigoureuse analyse, à une exacte appréciation, comment y parvenir, quand il s'agit d'un phénomène qui n'a pas son analogue dans l'ordre normal des opérations de l'entendement?.... Aussi, que l'on ne s'étonne point si je préfère les premières aux secondes, par cela seul qu'elles *précisent* moins un état qui, par sa nature, son mode de production et ses éléments constitutifs, échappe à ce cercle dans lequel on cherche à l'enfermer. Je m'explique :

Un phénomène qui, se développant d'après les lois normales de l'organisme, puiserait ses éléments *toujours* à la même source, se reproduirait *toujours* dans les mêmes conditions organiques et spirituelles, serait *toujours* le même dans ses manifestations; ce phénomène, dis-je, si extraordinaire qu'il puisse être, pourrait facilement être défini avec toute la justesse et toute la précision qui comprendront : d'un côté, *son signe sensible*, si je puis m'exprimer ainsi; et, de l'autre, son mode de production et les éléments qui le constituent. Mais peut-il en être de même pour l'hallucination? Je ne le crois pas. Ses éléments constitutifs et surtout son mode de production sont-ils toujours les mêmes? Je ne le pense pas. Qu'on y fasse bien attention, qu'on examine les faits, qu'on observe, non les hallucinés en masse, mais chaque halluciné dans son individualité, tout en tenant compte du milieu social dans lequel il vit ou a vécu, de son instruction et de son éducation, de ses croyances religieuses, de son caractère et de ses habitudes, de son mode et de l'état de son aptitude d'impressionnabilité, et surtout de ses facultés intellectuelles et morales, et l'on s'apercevra des différences qu'imprime chaque *manière d'être*, non-seulement dans la production du phénomène qui nous occupe, mais dans tous les actes tant intellectuels que moraux. Qu'on ne s'y trompe pas, l'hallucination, dans toute sa simplicité, l'hallucination *pure*, si l'on veut, sans aucune croyance préalable, sans aucune lésion de l'intelligence, ne saurait être constituée par les mêmes éléments, suivre le même modè de production que l'hallucination chez un aliéné en proie au délire de l'intelligence ou des passions. Dans le premier cas, ni incohérence des idées, ni cohésion anormale et fixité d'idées fausses, ni délire des passions, n'interviennent en aucune manière dans la part d'action qu'on doit leur en accorder dans le second. Ici, aucune cause évidente, attribuable; là, un concours des causes les plus manifestes, les plus variées. Il en est de même pour les hallucinations de la veille et du sommeil, les hallucinations qui sont déterminées par un trouble de la circulation cérébrale, celles qu'on observe dans l'encéphalite, etc., etc.

D'après ce que je viens de dire, on comprendra facilement pourquoi je préfère la définition donnée par Esquirol à celles des autres auteurs. Je crois donc que l'hallucination doit être définie : *un phénomène cérébral ou psychique, s'accomplissant indépendamment des sens, et consistant en des sensations externes que l'individu éprouve, bien qu'aucun agent extérieur n'agisse matériellement sur ses sens.*

Les illusions des sens se prêtent plus facilement à une bonne définition ; elles doivent être définies : *sensations réelles mal appréciées.* Cette définition embrasse toutes les sensations fausses, y compris celles qui, provenant des organes internes, ont été appelées *hallucinations internes.*

Presque tous les auteurs ont réuni dans la même étude les hallucinations et les illusions des sens. Il ne pouvait pas en être différemment ; car, malgré la différence de leur point de départ, elles se touchent à chaque instant, et ne peuvent être isolées, dans beaucoup de circonstances, sans nuire à cette étude prise dans son ensemble. En effet, les illusions ne sont la plupart du temps, comme l'a fait remarquer M. Lélut, que le premier degré des hallucinations. Il est rare qu'elles se montrent isolées ; le plus souvent elles existent avec ces dernières, elles se transforment les unes dans les autres, elles se combinent et se succèdent de telle sorte, qu'il est parfois difficile de les distinguer. Esquirol, qui a séparé les hallucinations des illusions des sens, regardait celles-ci comme un jeu anormal des organes. « Ici, dit-il, la sensibilité des extrémités nerveuses est altérée, elle est exaltée ou pervertie ; les sens sont actifs dans leur production, et les impressions qu'ils reçoivent vont solliciter la réaction du cerveau. Trois causes les produisent : l'altération des sens, la lésion des nerfs de transmission, et l'état anormal du cerveau : mais les extrémités sentantes en sont le véritable point de départ. » (*Loco cit.*)

Malgré toute l'autorité d'Esquirol, je ne puis m'empêcher de dire que ces caractères différentiels sont plus spécieux qu'exacts ; car, en effet, les illusions ne sont, pas plus que les hallucinations, le résultat nécessaire ni de la lésion de la sensibilité des extrémités sentantes, ni de l'altération des sens, ni de la lésion des nerfs de transmission : c'est la lésion du cerveau, c'est l'état anormal de cet organe, c'est le changement, si l'on aime mieux, de la nature et

des caractères des idées, qui produisent ces deux phénomènes. Les appareils sensoriaux ne *sentent* pas, ne *perçoivent*
pas : ils ne font que recevoir l'impression pour la transmettre
au cerveau : « leur office, comme le dit M. de Boismont,
est de nous dire qu'il existe dans les corps telle ou telle
cause, telle ou telle qualité qui produit en nous telle ou
telle sensation ; mais ils n'ont point mission de nous faire
connaître la nature de cette cause ou de cette qualité. »
(*Loc. cit.*, pag. 107.) C'est toujours le cerveau qui sent ;
les impressions lui arrivent dans toute leur netteté ; il agit
sur elles ; mais au lieu de les percevoir telles qu'elles sont,
il les apprécie mal, les dénature, et leur donne, en vertu ·
de son trouble, la physionomie des pensées délirantes
dont il est préoccupé. Mais en admettant même l'altération des sens comme réelle, et en lui accordant le rôle
indispensable dans la production des illusions, ne serait-on
pas en droit de demander quelle en est la nature? Je ne
crois pas que personne le sache, et je ne pense pas que
l'on veuille admettre, à défaut de quelque chose d'appréciable, une hypothèse sans fondement. Reil et Esquirol,
pour prouver la nécessité de cette altération dans la production des illusions, citent des exemples d'aliénés qui
voyaient des spectres, des monstres, des squelettes, et
entraient par suite dans un délire convulsif... Pour faire
cesser à l'instant même ce délire, il ne fallait que couvrir
les yeux de ces malades ; mais le délire reparaissait aussitôt
que les yeux étaient ouverts. Il me semble qu'il est possible d'expliquer ce fait, ainsi que l'a fait M. Aubanel,
sans être obligé de recourir à cette prétendue altération
des sens. « Ce ne sont pas les sens, dit-il, qui ont fourni
à l'esprit de ces malades les idées extravagantes qui les
rendaient fous : ils avaient matérialisé celles-ci en leur

donnant la forme d'une vision ou d'une illusion des sens ; il leur fallait des yeux pour entretenir le délire , vous en avez enlevé l'élément essentiel en les empêchant de voir, et vous les avez remis dans le cas de redresser leur jugement. Leur délire a cessé par cela seul qu'ils avaient conscience de ne point voir tant que les yeux étaient fermés. » Si , dans quelques cas rares , les altérations des organes des sens font éprouver quelques sensations anormales , ces sensations sont toujours bornées , incomplètes , et peuvent être facilement corrigées par le jugement : une intelligence saine les prend pour ce qu'elles sont ; une intelligence malade les confond avec la réalité. C'est si vrai , si évident, que ceux même qui ont cherché à rattacher ces phénomènes à la lésion des appareils sensoriaux, n'ont pu se défendre d'accorder au cerveau une large part dans leur production. M. Foville dit : « Les perceptions fausses qui arrivent dans ces cas, supposent le plus souvent (*je dirai toujours*) une certaine altération dans l'organe de l'intelligence , ou au moins une très-grande susceptibilité à s'altérer sous l'influence d'une cause excitante ; car beaucoup de personnes peuvent, par suite des mêmes maladies des organes des sens, éprouver des impressions fausses, mais elles en reconnaissent aisément l'illusion. » (*Dict. de méd. et de chir. pratiques.* Aliénation mentale.)

S'il existe une différence entre les hallucinations et les illusions, différence la plus tranchée de toutes celles établies par Esquirol, dans son mémoire sur les illusions, c'est l'absence de tout corps extérieur dans l'hallucination, tandis qu'il faut pour base, à l'illusion, un corps sensible. L'halluciné accuse des sensations que nul objet extérieur n'a sollicitées ; tandis que celui qui a des illusions des sens éprouve les mêmes sensations, mais c'est à l'occasion d'un objet extérieur, et en dénaturant l'impression qu'il en a reçue. Ces deux phénomènes existent dans le cerveau ; mais on peut dire, comme M. de Boismont, que leur marche est inverse : l'hallucination semble partir du point d'origine du nerf, pour venir former l'image au dehors ; l'illusion semble suivre une marche inverse.

Ce que je viens de dire des illusions des sens sous le rapport des hallucinations, me dispense de revenir sur leur mode de production et les éléments qui les constituent : je vais donc m'occuper des hallucinations proprement dites. On comprend facilement qu'une étude aussi difficile, aussi délicate, si je puis m'exprimer ainsi, ne saurait être abordée sans être précédée de quelques données générales. Je les exposerai rapidement :

Il faut distinguer, dans le système nerveux de l'homme, trois grands appareils : 1° l'appareil *ganglionnaire-viscéral ;* 2° les appareils des *sensations spéciales ;* 3° l'appareil *psycho-cérébral.* A ces trois appareils correspondent trois éléments fondamentaux de la vie morale et intellectuelle : *affectif, sensorial* et *intellectuel.* Mais outre ces trois appareils, véritables foyers de la vie morale et intellectuelle, il faut distinguer encore la centralité *méso-céphalo-rachidienne,* qui est destinée à recevoir les impressions ganglionnaires, sensoriales et psycho-cérébrales ; à les rallier, à les associer, à les transformer, en un mot, en phénomènes d'innervation ; et enfin, l'appareil ganglionnaire bi-latéral, dont le rôle paraît consister à établir des relations consensuelles entre toutes les parties de l'organisme.

Ces trois éléments fondamentaux de la vie morale et intellectuelle de l'homme, que je viens de mentionner, se manifestent : l'élément affectif par l'*émotion ;* l'élément sen-

sorial par les *impressions* ; l'élément intellectuel par les
idées. Mais comme aucun de ces trois éléments, considéré en lui-même isolément, ne saurait présenter aucun
caractère *défini*, il faut qu'ils s'associent entre eux pour
former ce qu'on appelle un phénomène complexe, phénomène qui implique au moins deux éléments, s'il ne
les implique tous les trois. Ainsi l'*émotion*, qui consiste
dans une modification soudaine ou prolongée du système
ganglionnaire viscéral, ne présente en elle-même aucun
caractère intellectuel ni sensorial ; elle ne peut le revêtir
que par son association avec une idée ou avec une sensation. Ainsi les *impressions sensoriales*, qui consistent dans
une modification spéciale des appareils propres à les
recevoir, ne présentent en elles-mêmes aucun caractère
affectif ni intellectuel ; elles ne le prennent que par leur
association avec une émotion ou avec une idée. Ainsi,
enfin, les *idées*, qui consistent dans des modifications
spéciales produites par l'esprit dans l'appareil psycho-
cérébral, ne présentent en elles-mêmes aucun caractère
affectif ni sensorial ; elles ne le revêtent que par leur
association avec une émotion ou avec une sensation. Ceci
posé, je suis forcé de toucher au domaine de l'idéologie ;
car c'est en étudiant les idées dans leur nature, leur
association, etc., qu'on parvient à comprendre en partie
le mode de production des hallucinations,

L'idée se présente sous deux aspects généraux qu'il ne
faut pas confondre ; elle s'alimente à deux sources distinctes. Elle est d'abord l'image intérieure, fidèle et toujours présente de ce qui a été aperçu extérieurement,
de tout ce qui tombe sous les sens : cette partie de l'idée,
son image, se manifeste de très-bonne heure chez l'homme ;
c'est par là que commence l'enfant. Elle est ensuite l'af-

firmation d'un nombre infini de rapports, d'associations, etc., qui résultent, soit des données générales ou particulières de l'enseignement, soit des combinaisons fantastiques ou capricieuses de l'imagination. Dans le premier cas, elle conserve, sous la forme spirituelle, l'image des êtres extérieurs, qui se reproduit chaque fois que l'émotion produite par l'impression sensoriale se renouvelle, comme l'émotion se reproduit chaque fois qu'on rappelle l'idée à laquelle elle est, pour ainsi dire, inhérente ; dans le second, spirituelle dans son essence, prenant sa source dans la *notion* qui passe d'un individu à un autre, de génération à génération, etc., elle constitue ce qu'on nomme *idées générales* : telles sont les idées d'existence, de qualité, de temps, de juste, de bon, de mauvais, etc. Ces dernières ne sauraient fournir aucun élément constitutif des hallucinations ; elles ont une manière d'être qui ne tombe pas sous les sens, tandis que les premières, plus nombreuses que les autres, sont les matériaux ordinaires de ce phénomène.

Le cerveau, quels que soient le nombre et la variété d'images apportées par les sens (1), jouit de la faculté de les réfléchir à l'instant même. Mais, outre cette faculté, il en possède une autre plus précieuse encore : celle de garder fidèlement toutes ces images quoique les objets extérieurs aient disparu de notre sphère sensoriale, et de les reproduire plus ou moins long-temps après, en

----

(1) Pourvu, toutefois, que l'impression sensoriale soit nette et qu'elle conserve un rapport physiologique avec l'organe destiné à la percevoir : dans le cas contraire, au lieu d'une perception distincte des attributs sensibles, il n'en résulte que trouble et confusion.

l'absence du *stimulus* extérieur. Cette dernière faculté est plus particulièrement mise en jeu par l'attention, l'association, la mémoire et l'imagination. C'est par le concours d'une de ces influences que les êtres extérieurs conservent le privilége d'exercer sur nous un empire que le temps et l'espace eussent rendu impossible.

Tout le monde sait que l'*attention* est un acte de la volonté appliquée à l'examen des faits extérieurs ; que, pour être attentif, il faut se rendre compte de ce que l'on désire apercevoir. Ainsi, par exemple, si nous voulons nous représenter les traits d'une personne absente, la forme et la couleur d'une fleur, un paysage, etc., que faisons-nous ? J'en appelle, à cet égard, au souvenir et à l'expérience de tout le monde. Nous concentrons notre attention sur les objets que nous désirons de voir, nous cherchons à éveiller dans notre esprit les mêmes sensations que nous éprouvions lorsque ces objets agissaient sur nos sens...., et leurs images, conservées jusqu'alors sous une forme spirituelle, insaisissable aux sens, ne tardent pas à se présenter sous une forme pour ainsi dire matérielle, mais faible et encore trop indécise pour nous impressionner fortement. Mais si nous continuons à exercer notre attention vers ces objets, si nous cherchons à nous isoler complètement du monde extérieur, ces images, d'abord indécises, sans précision, sans contours arrêtés, deviennent peu à peu plus prononcées, plus arrêtées dans leur forme et leur couleur, et la perception de ces objets est presque complète. Si, enfin, de cette attention concentrée mais volontaire, nous tombons dans une méditation profonde et pour ainsi dire involontaire, qu'arrivera-t-il ? Nous aurons une hallucination : l'image qui avait parcouru ces différentes évolutions dans le cerveau, procède, comme dit M. de Boismont, du dedans au dehors, et vient se placer devant les yeux. Ces faits sont à la portée de tous ; tous peuvent les vérifier facilement. La même chose arrive lorsque nous concentrons notre attention sur les objets qui nous occupent actuellement, les objets qui sont à la portée de l'action de nos sens ; et quoique nous ayons cessé de nous en occuper, leurs images peuvent rester quelque temps visibles : tant il est vrai qu'après une direction opiniâtre de toutes les facultés vers un seul but, on est si facilement porté à prendre les conceptions de son esprit pour des réalités. C'est ce qui arrive aux individus adonnés aux travaux qui demandent autant d'exaltation que d'opiniâtreté, comme ceux des poètes, des romanciers, des peintres, etc.; aussi ils sont peut-être plus exposés aux hallucinations que les autres hommes. Sigward rapporte que Spinello, après avoir peint le diable, fut si impressionné des traits terribles qu'il lui avait donnés, que, tout le reste de sa vie, il le *voyait* à ses côtés lui reprocher de l'avoir fait si laid. (*De vi imaginationis*, p. 22.) Conolly parle du célèbre artiste Sir Josué Reynolds, qui, en sortant de son atelier où il avait employé un grand nombre d'heures à peindre, prenait les réverbères pour des arbres, les hommes et les femmes pour des buissons agités. (*An inquiry concerding the indications of insanity*, p. 119.)

L'association des idées joue aussi un grand rôle dans la reproduction des souvenirs des sensations perçues dans un temps plus ou moins éloigné; et même, dans quelques circonstances particulières, elle peut donner à ces réminiscences une telle vivacité, qu'on peut, pour quelques instants du moins, les prendre pour des sensations actuelles. M. Brière-de-Boismont, d'après Abercrombie (*in-*

quiries concerning the intellectual powers, 1841), partage l'association des idées en trois sections : l'association philosophique ou naturelle; l'association locale ou accidentelle, l'association arbitraire ou fictive. La première a lieu quand une chose sur laquelle l'attention est fixée se trouve, par une opération de l'esprit, associée à un fait prévu d'avance, auquel il se rapporte, ou à un sujet qu'il est destiné à éclairer. La deuxième ne se forme que par des rapports fortuits : ainsi un accident lié à une personne ou à un lieu n'est rappelé qu'à la vue de cette personne ou de ce lieu. La troisième est généralement produite par un effort volontaire de l'esprit ; les faits n'ont pas d'autre liaison que celle qui naît de cet effort. Il est une variété de cette troisième espèce qui se reproduit sans qu'on puisse en trouver la moindre cause. Des souvenirs entièrement oubliés surgissent tout à coup sans qu'on sache comment, et déterminent des combinaisons infinies. (*Loc. cit.*, p. 401 et 402.)

Il est parfaitement démontré, et du reste chacun peut se convaincre par lui-même, que l'association habituelle de certaines impressions peut donner lieu à une condition physiologique telle, qu'il suffit, bien souvent, qu'une cause morale ou physique la plus légère éveille une de ces impressions, pour que toutes celles qui lui sont habituellement associées viennent à l'instant même compléter les faits, les scènes, etc., auxquels elles se rapportent. Mais si l'association des idées avec les impressions exclusivement sensoriales produit ces effets, on comprend facilement que cette association des idées ou des sensations avec les impressions à la fois sensoriales et affectives, doit nécessairement en accroître si bien l'intensité, qu'elle peut, dans quelques cas particuliers, produire une véritable hallucination, en faisant apparaître ce que l'on recherche plutôt que ce qui existe réellement. Ainsi, par exemple, que notre vue tombe sur un objet qui nous a été donné par une personne chérie, ou bien que nous pensions seulement à cet objet sans le voir....; la présence, l'idée seule de cet objet ne nous rappelleront-elles pas, en vertu de la loi bien connue de l'association, la personne chérie qui nous l'a donné, et cela d'autant mieux, que ce souvenir est lié à de douces et agréables émotions? Maintenant, supposons, ce qui du reste arrive très-souvent, que notre esprit recherche ces rêveries, s'y attache; que nous cherchions à en accroître l'intensité en nous livrant complètement à ses charmes, en nous isolant le plus que nous pouvons du monde extérieur.... : qu'en arrivera-t-il? Le souvenir tout spirituel que nous conservions devient peu à peu plus distinct; il change de nature; il devient pour ainsi dire palpable; nous *voyons* devant nous et l'objet qui a éveillé toutes ces sensations, et la personne chérie dont la présence est liée à cet objet : l'erreur est complète! Et ce n'est que lorsque le rêve cesse, que la réalité se présente autour de nous parfaitement étrangère à tout ce que nous venons de voir. Combien de fois ne sommes-nous pas portés à regretter l'erreur que nous préférons à la réalité? ne cherchons-nous pas l'une pour oublier l'autre? C'est que l'une nous donne parfois tant de bonheur, que nous nous y plaisons; tandis que l'autre, riche en amères déceptions, nous accable si souvent, que nous sommes heureux de l'oublier pour quelques instants. Mais les erreurs des sensations, comme toutes les erreurs possibles, quand on les recherche avec trop d'avidité, quand on s'y complaît, aboutissent très-souvent à la souffrance; les rêveries, qui en sont la première condition , n'ont-elles pas une tendance à dégénérer en mélancolie compliquée ou non d'hallucination ?

La *mémoire* et l'*imagination* ont une part si grande dans les opérations intellectuelles , le rôle qu'elles jouent dans les hallucinations est si important, qu'il est bon d'en faire connaître les traits les plus saillants.

La *mémoire sensoriale* est cette faculté en vertu de laquelle on se rappelle les impressions sensoriales dont l'image a été déposée dans le cerveau. Elle se manifeste sans l'intervention nécessaire d'un *stimulus* extérieur, sans autre mobile que la volonté à laquelle elle est soumise , volonté qui, en possession de la *mémoire spirituelle*, rappelle à son gré les faits de mémoire sensoriale. Néanmoins je m'empresse d'ajouter que , dans les faits de mémoire sensoriale , aussi bien que dans ceux de mémoire spirituelle, il en est qui, entièrement oubliés, surgissent tout à coup sans qu'on sache comment, sans que la volonté paraisse y avoir contribué ; comme aussi il arrive parfois que, malgré l'intervention la plus opiniâtre de la volonté , il nous est impossible de nous rappeler un fait qui, quelque temps après , se présente comme de lui-même dans un moment où nous ne nous en souvenions plus.

L'*imagination* est intimement unie à la mémoire, ou plutôt elle n'existe que par cette dernière dans laquelle elle puise ses éléments. Si l'homme n'était pas en possession de la mémoire, il ne saurait combiner les éléments divers qu'il en fait surgir , et les coordonner de manière à les transformer en créations idéales.

Voyons quel est le rôle de ces deux facultés dans la production des hallucinations.

Est-il possible de faire de l'hallucination un attribut de la mémoire, comme l'ont fait quelques physiologistes, ou bien de la faire dériver de l'imagination , comme l'ont fait quelques autres? Je ne le crois pas , et voici pourquoi. La mémoire nous rappelle les objets qui nous ont impressionnés dans un temps plus ou moins éloigné; elle produit en nous la persuasion de leur existence passée , mais elle ne saurait entraîner la croyance qu'ils agissent actuellement sur nos sens; elle ne saurait ni créer une existence, ni lui donner une actualité. deux conditions essentielles, indispensables, pour constituer l'hallucination.

Quant à l'imagination , elle est créatrice comme l'hallucination ; mais la première n'entraîne point avec elle aucune croyance de l'existence ou de non-existence de l'objet qu'elle a créé, tandis que la seconde entraîne avec elle l'idée de l'existence et de la présence actuelle de cet objet.

Mais si l'hallucination ne saurait être regardée comme un attribut de la mémoire, ou comme dérivant directement de l'imagination, on ne peut s'empêcher de reconnaître qu'elle y puise ses éléments. Toute hallucination , en effet , peut se résoudre en sensations ou en idées antérieures; on se rappelle les sensations passées , on en a une idée antérieure, et, jugeant par analogie sur la *sensation spontanée* qu'on éprouve actuellement, on la croit réelle par cela même qu'elle présente les mêmes caractères des sensations antérieures. Le rôle de l'imagination , dans la production des hallucinations, consiste à combiner les impressions actuelles souvent disparates, pour en créer des objets de sensations, et leur donner des formes dont l'halluciné avait acquis une idée première par lecture, par tradition, par ouvrage d'art , etc.; en un mot, de lui représenter ce qu'il a déjà vu ou senti, ou dont il a entendu parler.

L'intervention de la mémoire et de l'imagination est

surtout très-marquée dans les hallucinations qui ont lieu pendant le sommeil. Ces hallucinations, en effet, ne portent-elles pas très-souvent l'empreinte des idées habituelles, des objets et des circonstances dont ont s'est occupé le plus souvent la veille? Mais ce qui prouve encore mieux l'influence que ces deux facultés exercent sur les hallucinations nocturnes, et en même temps ce qui établit une différence entre les hallucinations de la veille et les hallucinations du sommeil, c'est que, dans ces dernières, les réminiscences, les souvenirs de sensations évoqués par la mémoire et associés par l'imagination, ont la même valeur que les sensations actuelles ; tandis qu'il n'en est pas ainsi dans les hallucinations de la veille. Je reviendrai sur cette différence en étudiant les hallucinations nocturnes.

Voilà les influences qui concourent, en l'absence du stimulus extérieur, à la reproduction dans le cerveau, après un temps plus ou moins long, des images et des sensations qui, en vertu d'une modification spéciale tant matérielle que spirituelle, y étaient conservés fidèlement pour être reproduits dans les opérations intellectuelles qui les réclamaient. Dans cette étude, nous avons trouvé quelques *analogies* entre plusieurs faits normaux de l'entendement et les hallucinations ; et même nous avons vu, chaque fois qu'une de ces influences acquérait un développement extraordinaire, cette analogie devenir si frappante, si parfaite, qu'un effort de plus pouvait la changer en une véritable hallucination.... Déjà on *croyait voir*, on *croyait entendre*, etc., comme si les objets extérieurs agissaient réellement sur les sens : en un mot, si les sensations extérieures n'étaient pas venues à temps avertir de l'erreur, cet état aurait entraîné à sa suite les conséquences funestes des hallucinations. Mais *croire* qu'on *voit*, *croire* qu'on *entend*, etc., n'est pas encore une véritable hallucination ; pour qu'elle soit ce qu'elle doit être, il faut être impressionné comme si l'on *voyait*, *entendait*, *goûtait*, *flairait* réellement. M. Leuret a insisté avec raison sur ce caractère : « Croire, dans le cas dont il s'agit, dit-il, est une erreur; être impressionné, c'est avoir une hallucination. Or, avoir une hallucination, et prendre cette hallucination pour une sensation, sont aussi différents que sentir et savoir. La valeur donnée à l'impression peut être commune à tous les hommes ; sentir l'impression, est propre à l'halluciné...» (*Loc. cit.*, pag. 156.) Et encore, quand à la suite d'une méditation continue, d'une grande préoccupation, d'une émotion puissante, etc., la forme matérielle, le signe sensible de l'idée se montre avec tous les caractères des sensations réelles, l'hallucination n'est le plus souvent que passagère : on la rapporte à une cause appréciable, on se l'explique, on la comprend. Mais quand, sans aucune cause attribuable ni à la contention d'esprit, ni à l'imagination, ni à une préoccupation quelconque, on est impressionné de la même manière, comme si un objet extérieur était réellement à portée des sens, l'hallucination présente des dangers, même pour celui dont les facultés ne sont aucunement altérées; car, s'il ne connaît pas en quoi consiste le phénomène de l'hallucination, il se confiera plutôt dans sa *sensation* que dans les raisonnements des autres : il sera fou. Pourquoi? Serait-ce parce qu'il ajoute foi à l'hallucination? Je ne le crois pas. Il fait, à cet égard, ce que ferait tout homme jouissant de sa raison : il se confie dans sa *sensation* qui, pour lui, a la même valeur, la même précision, la même netteté des sensations antérieures. Pourquoi donc est-il mis au nombre des fous? « Parce que la folie, comme dit M. Leuret, dépend quel-

quefois uniquement de la présence d'un phénomène nouveau, qui est venu se mêler aux opérations des facultés
de l'entendement , sans que ces facultés elles-mêmes ,
prises chacune en particulier, soient aucunement altérées.
Le principe du délire n'est donc pas dans la foi donnée à
l'hallucination, il est dans l'hallucination elle-même. » (*Loc.
cit.*, pag. 140.)

Ch. Bonnet, Meyer et quelques autres logiciens et physiologistes, et, dans ces derniers temps, M. de Boismont,
ont donné, du mode de production de ce phénomène,
une explication qui me paraît devoir être adoptée. Après
avoir posé en principe que le dernier temps de chaque
sensation se rapporte à un état moléculaire spécial et actuel
du cerveau, ils ajoutent : *que la même sensation doit se
reproduire chaque fois que la même combinaison matérielle se
reproduira dans la masse encéphalique.* Mais quelle est la
cause prochaine de la reproduction de cet état moléculaire
spécial et actuel du cerveau, en l'absence de toute stimulation, tant physique que spirituelle? Là gît toute la
difficulté. Il me semble qu'on ne saurait expliquer cette
reproduction qu'en admettant qu'elle a lieu sous l'influence
d'un fait spontané de circulation névro-artérielle, circulation qui, en vertu d'un état particulier de l'organisme,
ou par l'effet d'un rapport exagéré entre les éléments qui
la constituent, reproduit dans la masse encéphalique la
même modification matérielle que celle qu'elle produisait
alors que son intervention avait lieu sous l'influence d'un
excitant approprié, physique ou moral : je m'explique.

Deux éléments fondamentaux, le tissu nerveux et le sang
artériel, concourent, au moyen d'une combinaison qui
s'établit entre eux, à la production de tous les phénomènes
d'impressionnabilité et d'innervation. Ce fait est reconnu

et admis par tous. Le sang artériel, dans cette combinaison avec le tissu nerveux, fournit un de ses principes les plus actifs, un principe spécial; et quoique la nature ou l'essence de ce principe nous échappe, quoique son mode de combinaison avec le tissu nerveux reste un vrai mystère, il n'en est pas moins positif que cette relation fonctionnelle de deux éléments organiques produit une force inconnue qui, quel que soit le nom qu'on veuille lui donner, révèle son existence par des résultats si frappants et si nombreux, qu'il est impossible de la nier. La circulation artérielle joue donc, dans les manifestations normales de l'impressionnabilité et de l'innervation, un rôle si important, qu'on peut dire : sans intervention du sang artériel, il n'y a pas d'excitation nerveuse, comme sans excitation nerveuse il ne saurait y avoir ni impressionnabilité, ni innervation. Tel est l'axiome physiologique (1). Mais dans les combinaisons normales de la pensée, dans les excitations sensoriales et ganglionnaires, l'intervention du sang artériel, sa combinaison avec le tissu nerveux, et, par suite, la production vasco-médullaire qui constitue cet état moléculaire spécial et actuel auquel se rapportent toutes les sensations, se manifestent sous l'influence d'un agent d'excitation approprié; qu'il soit physique ou spirituel, externe ou interne, il peut être plus ou moins facilement apprécié et nommé. Dans les hallucinations, au contraire, cet agent semble se soustraire à toutes les recherches, et la loi en vertu de laquelle le fait spontané de circulation névro-

---

(1) Tous ces faits appartenant à un ordre de recherches qui m'éloigneraient trop de mon sujet, je renvoie le lecteur à l'ouvrage de M. Cérise : *Des fonctions et des maladies nerveuses*, chap. II et V, où ils se trouvent admirablement exposés.

artérielle se produit, ne sera peut-être jamais connue. Il est à regretter que les auteurs qui reconnaissent que, sous le rapport médical, les éléments nerveux et sanguin jouent un rôle important dans la production des hallucinations, se soient contentés de poser ces questions : mais quel est l'agent de ces excitations ? dans quel lieu se fait-il sentir ?...., sans rien dire pour les résoudre.

Tous les auteurs qui se sont occupés des hallucinations ont signalé un fait qui me paraît être d'une grande importance dans cette étude : je veux parler de la production des hallucinations avec des conditions organiques si opposées, qu'on est à se demander comment un phénomène identique peut se manifester avec des circonstances si différentes ?.... Heureusement que les données de l'observation et de l'expérience clinique, peuvent nous fournir quelques analogies qui aident à comprendre ce qui est relatif aux hallucinations. Prenons un exemple : une personne forte, robuste, pléthorique, faisant usage des boissons alcooliques, d'une alimentation succulente, etc., présentant, en un mot, tous les caractères d'une riche et abondante nutrition, éprouve divers troubles nerveux, spasmes, convulsions, etc., etc. ; cette personne, ce qui du reste se voit souvent, tous les praticiens en conviendront, à la suite d'une violente hémorrhagie, d'une diète prolongée, d'abondantes saignées, etc., devenue *anémique*, présente les mêmes troubles nerveux, spasmes, convulsions, etc. Mais comment les circonstances organiques si opposées peuvent-elles donner naissance à des phénomènes semblables ? Je répondrai : parce que, dans l'un comme dans l'autre cas, le rapport qui doit exister entre le sang artériel et le tissu nerveux a été rompu. Dans le premier, les principes actifs en excès dans le fluide artériel étaient

une stimulation toujours présente et sans cesse renouvelée ;
dans le second, au contraire, les mêmes principes se
trouvant en défaut, les opérations du système nerveux
étaient en souffrance et devenaient désordonnées, par cela
seul que, pour fournir la même quantité ou la même
qualité de ces principes, il fallait le concours d'un volume
de sang disproportionné avec les conditions normales du
tissu nerveux. On explique de cette manière beaucoup
d'autres états semblables : comme serait, par exemple,
le délire produit par l'inflammation cérébrale et par la
diète prolongée, etc.

Maintenant, je le demande, ne pourrait-on pas recourir
à cette explication pour ce qui est des hallucinations ? Je
ne vois à cela nulle impossibilité ; il me paraît même que
cette hypothèse peut présenter quelques caractères de la
réalité.

Pourquoi le passage de la veille au sommeil, aussi bien
que du sommeil à la veille, a-t-il une influence si positive
sur la production des hallucinations ? Les conditions sont
pourtant différentes ; l'état de la circulation artérielle, la
manière d'être des nerfs ne sauraient être les mêmes dans
ces deux cas. Dans le premier, les principes actifs du sang
artériel sont en défaut ; la fatigue du jour, les combinaisons
normales de la pensée, les excitations sensoriales et ganglionnaires, ont nécessité une grande déperdition de la
névrosité (1) ; aussi, peu d'instants avant le sommeil, le
moindre phénomène nécessite, pour se produire, le concours d'une quantité de sang supérieure à celle qui était

----

(1) M. Cérise, auquel j'emprunte cette dénomination, entend par
névrosité la force développée par le contact de l'élément médullaire
et de l'élément nerveux dans l'excitation nerveuse. (*Loc. cit.*, p. 86.)

réclamée par le tissu nerveux, alors que ces deux éléments conservaient entre eux un rapport convenable : de là, stimulation plus forte des systèmes artériel et nerveux, puis production de l'hallucination. C'est le cas des hallucinations qui se produisent après les travaux opiniâtres qui avaient exigé de grands efforts intellectuels, de celles qu'on observe dans les convalescences des maladies graves, de celles qui se montrent à la suite des saignées abondantes et rapprochées, etc. Dans le second cas, les principes actifs du sang sont en excès; le sommeil, le repos, en interrompant plus ou moins complètement les excitations nerveuses en général, permettent aux éléments fonctionnels de ces excitations de se réparer, et, en quelque sorte, de *s'accumuler* : de là, stimulation plus forte des systèmes artériel et nerveux, stimulation qui, au moment du réveil, alors que les facultés qui constituent le jugement sont encore momentanément suspendues, est si favorable à la production des hallucinations. Sous ces deux chefs principaux peuvent se ranger toutes les circonstances organiques opposées, toutes les conditions différentes, circonstances et conditions dans lesquelles se produit un phénomène semblable : l'hallucination.

Une fois que le fait spontané de circulation névro-artérielle se trouve admis comme cause excitante de cette combinaison moléculaire spéciale et actuelle du cerveau, à laquelle se rapportent toutes les sensations des hallucinés, leur reproduction doit être regardée comme ayant lieu dans le cerveau, et principalement dans la portion cérébrale des appareils sensoriaux. Je crois, néanmoins, que le système ganglionnaire est aussi très-souvent le point de départ de ces impressions, surtout dans les hallucinations du sommeil ; mais comme toutes les manifestations de ce système ne revêtent le caractère intellectuel ou sensorial que par leur association avec une idée ou une sensation, il faut nécessairement qu'elles subissent l'action du cerveau dont le concours est indispensable dans toutes les opérations intellectuelles.

§ II. — *Division.* — *Classification.*

Les sensations sont de deux genres : les unes externes, dont les organes des sens sont les instruments en nous mettant en rapport avec le monde extérieur; les autres internes, qui viennent de nous, de la vie organique, mais que nous ignorons, ou du moins dont nous n'avons aucun sentiment distinct. De là, division des hallucinations en deux genres principaux : *externes* ou sensoriales; *internes*, viscérales ou ganglionnaires. Les premières se rapportent aux sensations spéciales représentant les apparences générales du monde physique, les propriétés sensibles des corps, etc.; les secondes, à la sensibilité générale, que quelques physiologistes allemands ont désignées par *gemcinsin*, sens universel, *sensus vagus*, représentant les conditions de l'organisme, ses besoins et ses penchants.

Les sensations spéciales se trouvant au nombre de cinq, la vue, l'ouïe, le toucher, l'odorat et le goût, nous avons cinq espèces d'hallucinations qui s'y rapportent. Je vais m'occuper des formes qu'elles revêtent, et des symptômes qui les caractérisent; mais, avant de commencer cette description, je crois utile de dire quelques mots de leur mode de manifestation, de leurs différentes combinaisons et de leur fréquence, suivant les sens qu'elles affectent.

Les hallucinations débutent tantôt par un seul sens,

tantôt par deux, trois et même tous à la fois ; d'autres fois elles commencent par un seul sens pour être remplacées par celles d'un autre, puis par celles d'un troisième, etc., changeant ainsi d'un jour à l'autre, d'une heure à l'autre, jusqu'à ce qu'elles se fixent définitivement ou deviennent générales. Les hallucinations peuvent être isolées, c'est-à-dire n'affecter qu'un seul sens, ou bien se réunir et se combiner entre elles de différentes manières. Sur 222 observations qui ont servi à mes recherches, les hallucinations isolées de la vue ont été notées 62 fois ; celles de l'ouïe 34 ; celles du toucher 10. Quant à celles du goût et de l'odorat, elles sont très-rares : je ne trouve qu'une seule observation des hallucinations isolées du goût, et 5 de celles de l'odorat. Les hallucinations de divers sens peuvent encore, comme je viens de le dire, se combiner et se réunir entre elles de différentes manières. Dans cette réunion, dans cette combinaison, il y a quelque chose de mystérieux qui fait que l'hallucination d'un sens se combine plutôt avec l'hallucination de celui-ci que de celui-là. Cette préférence, si je puis m'exprimer ainsi, me paraît dépendre des causes qui, par les influences qu'elles exercent dans les profondeurs de l'organisme, établissent une liaison intime, une sorte de solidarité entre deux ou plusieurs sens chargés de nous avertir de la présence des objets extérieurs, et nous confirmer, pour ainsi dire, la réalité des sensations qu'ils transmettent. Voilà pourquoi les hallucinations de la vue et de l'ouïe, ainsi que celles de la vue, de l'ouïe et du toucher, comme nous le verrons plus bas, se trouvent si souvent réunies. Voilà encore pourquoi celles de la vue et de l'odorat, de la vue, de l'ouïe et du goût, etc., ne se trouvent presque jamais réunies (1). Tous les auteurs prétendent que les hallucinations du goût et de l'odorat se montrent plus souvent réunies qu'isolées. Cette manière de voir est conforme à ce que nous apprend le raisonnement; car, en effet, ces deux organes des sens sont chargés de nous transmettre la nature et la qualité des substances alibiles.

Néanmoins, si l'on cherche une *bonne* observation pour appuyer cette manière de voir, on est fort surpris de ne pas la trouver, même dans les ouvrages des auteurs qui, les premiers, ont émis cette opinion. Cette *particularité* tient, à ce que je crois, soit à la difficulté qu'on éprouve de distinguer les hallucinations de ces deux sens des illusions qui sont très-fréquentes, soit à ce que ces hallucinations, n'apparaissant ordinairement qu'au début de l'aliénation mentale, leurs caractères propres sont, pour ainsi dire, insaisissables. Quant à la fréquence des hallucinations, suivant les sens qu'elles affectent, celles de l'ouïe ont été regardées, pendant long-temps, comme les plus communes ; mais les dernières recherches bibliographiques ont démontré le peu de fondement de cette opinion. M. Brière-de-Boismont , en dépouillant 177 faits d'hallucinations, les a trouvés ainsi répartis :

Hallucinations de la vue...................... 78
——————— de la vue et de l'ouïe......... 46
——————— de l'ouïe.................... 16
——————— du toucher................. 9
————————————————————
149

————————————————————

(1) Je ne veux pas dire par là qu'elles ne puissent pas l'être plus souvent ; mais comme , sur 222 observations que j'ai réunies, je n'en ai trouvé que deux ou trois exemples , je puis conclure que , si elles existent , elles sont pour le moins très-rares.

		149
—————— de la vue, de l'ouïe, du toucher.		4
—————— de la vue et du toucher........		8
—————— de la vue, de l'ouïe, de l'odorat.		1
—————— de la vue, du goût, de l'odorat.		1
—————— de l'ouïe et du toucher........		2
—————— de l'odorat.................		3
—————— du goût....................		2
—————— de l'odorat et du goût........		1
—————— de tous les sens.............		6
		177

Les recherches auxquelles je me suis livré m'ont donné un résultat analogue à celui du savant auteur que je viens de citer. En dépouillant 222 observations d'hallucinations, je les ai trouvées réparties comme suit :

Hallucinations de la vue....................		62
—————— de la vue et de l'ouïe........		48
—————— de l'ouïe..................		34
—————— du toucher et des organes internes....................		10
—————— de la vue et du toucher.......		11
—————— de l'ouïe et du toucher........		6
—————— de la vue, de l'ouïe, du toucher.		24
—————— du goût.................		1
—————— de la vue et du goût..........		1
—————— de la vue, de l'ouïe, du toucher et du goût.................		2
—————— de l'odorat.................		5
—————— de la vue, de l'ouïe, de l'odorat.		1
—————— de la vue, du goût et de l'odorat.		1
		206

206

<table>
<tr><td>——————— de la vue, de l'ouïe, du toucher et de l'odorat..............</td><td>3</td></tr>
<tr><td>——————— de la vue, de l'ouïe, du goût et de l'odorat................</td><td>3</td></tr>
<tr><td>——————— de l'ouïe, du toucher, du goût et de l'odorat..............</td><td>1</td></tr>
<tr><td>——————— de tous les sens..............</td><td>9</td></tr>
</table>

222

Ainsi qu'on vient de le voir, les hallucinations de la vue sont les plus communes ; celles de la vue et de l'ouïe occupent le second rang ; enfin, celles de l'ouïe, regardées pendant long-temps comme les plus fréquentes, ne se placent qu'au troisième.

HALLUCINATIONS DE LA VUE. — Les hallucinations qui se rapportent à la vue sont aussi fréquentes que variées : cette fréquence et cette variété se trouvent facilement expliquées par l'importance de la fonction visuelle et par les notions si nombreuses qui nous sont fournies par elle. Quant à la fonction visuelle elle-même, on sait qu'elle n'est nullement nécessaire pour avoir des hallucinations de la vue : les aveugles ne sont point à l'abri de ce phénomène. Néanmoins, on observe dans sa manifestation des particularités qui paraissent être sous la dépendance d'un état physiologique ou pathologique propre à chaque individu. Ainsi, les uns n'ont qu'à abaisser les paupières pour que les visions apparaissent ; les autres, au contraire, ne voient plus rien lorsqu'ils ferment les yeux ; mais il y en a aussi qui les éprouvent également dans les deux cas.

Les hallucinations de la vue, prises dans leur ensemble, se manifestent sous deux aspects différents : tantôt elles revêtent les formes des êtres et des objets qui sont connus ou qui ont été aperçus dans un temps plus ou moins éloigné, mais qui ne présentent rien de particulier par leurs formes, leur couleur , leur disposition , etc. ; tantôt elles revêtent les formes des êtres ou des objets qui semblent n'avoir pas d'analogue dans la nature.

Dans le premier cas , ce sont des figures d'hommes , d'oiseaux , de divers animaux, etc. , qui se meuvent, courent, dansent, gesticulent, etc. : ou bien ce sont des fleurs variées , des arbres majestueux, des paysages changeants , des édifices groupés de différentes manières, etc., qui constituent en grande partie ces sortes d'hallucinations.

Les impressions diverses qu'elles font éprouver dans ce cas, dépendent plutôt des idées dont l'halluciné est préoccupé actuellement, ou de celles qui ont été causes premières de ce phénomène, que de l'hallucination elle-même. Ainsi, les uns voient partout des agents de police qui viennent les chercher , des ennemis qui les poursuivent sans relâche ; ou bien ils s'effraient à la vue de l'échafaud qui les attend, du gouffre où on va les précipiter, des flammes prêtes à les dévorer, etc., toutes choses, en un mot, êtres et objets , qui dénotent les préoccupations tristes et dépressives. Ainsi , les autres se réjouissent d'un beau spectacle , de la présence d'un ami ; ou bien ils contemplent de beaux tableaux, d'admirables paysages , de magnifiques palais , etc., toutes choses, en un mot, êtres et objets , qui dénotent la prédominance des idées gaies et expansives. Dans tous ces cas, c'est-à-dire lorsque les hallucinations se rapportent à des êtres ou à des objets qui ne présentent rien d'extraordinaire par eux-mêmes , les personnes qui éprouvent ce phénomène l'expliquent comme nous le ferions tous si ces êtres , si ces objets frappaient réellement notre vue, avec cette différence néanmoins que les individus sains d'esprit reconnaissent bientôt l'erreur, et l'attribuent eux-mêmes à un jeu de leur cerveau. Ou bien si, dans quelques circonstances particulières, ils regardent ce phénomène psychique comme une réalité, leur conduite n'en subit aucune influence ; tandis que ceux dont l'intelligence est lésée, croient à l'intervention de leurs sens, à la réalité des impressions extérieures qui leur arrivent, et, de plus, subordonnent leurs actes aux phénomènes qui les affectent (1). Voici quelques exemples qui feront mieux saisir les caractères propres à ces hallucinations.

Obs. 1. — Une dame de soixante ans environ, d'une grande susceptibilité nerveuse, était affectée de temps en temps de visions singulières : tout à coup elle voyait un voleur entrer dans sa chambre, se cacher sous son lit ; aussitôt elle était prise de violentes palpitations de cœur, elle tremblait de tous ses membres. Cependant elle connaissait parfaitement la fausseté de ses perceptions actuelles, et sa raison faisait de grands efforts pour dissiper les craintes qu'elle faisait naître dans son esprit. Persuadée que personne n'a pu s'introduire chez elle, cette dame résistait à l'impulsion intérieure qui la portait à crier au secours. Après un combat de quelques minutes, la raison emportait à la fin, le calme succédait ; alors elle s'approchait du lit, triomphante, elle l'examinait sans crainte et avec satisfaction. Plusieurs fois, dit Mathey, je fus témoin des courageux efforts que faisait cette dame pour écarter les idées fantastiques de tout genre qui ve-

---

(1) Cette remarque s'applique à toutes les hallucinations en général.

naient l'obséder. (Mathey, *Nouvelles recher. sur les malad. de l'esprit*, p. 258.)

Obs. 2. — Une dame, dit Abercrombie, que je soignai il y a quelques années, éveilla son mari une nuit, et le pria de se lever à l'instant. Elle assurait avoir vu distinctement un homme entrer dans l'appartement, passer au pied de son lit, et s'introduire dans le cabinet qui était vis-à-vis la chambre; elle était très-éveillée, et si convaincue de la vérité de l'apparition, que lorsque le cabinet fut examiné, il fut impossible de la désabuser de son erreur. (*Loco cit.*, p. 391.)

Obs. 3.— Aujourd'hui 4 Novembre 1831, dit M. de Focqueville (dans une note que ce savant voyageur a communiquée à M. Leuret), nous avons vu, dans la maison des aliénés de Baltimore, un nègre dont la folie est extraordinaire. Il y a, à Baltimore, un célèbre marchand d'esclaves qui est, à ce qu'il paraît, très-redouté de la population noire. Le nègre dont je parle se figure voir, jour et nuit, cet homme attaché à ses pas et lui enlevant quelques portions de sa chair. Quand nous sommes entrés dans son cachot, il était couché sur le pavé et enveloppé dans une couverture qui était son seul vêtement. Ses yeux roulaient dans leur orbite, et sa physionomie exprimait à la fois la fureur et la crainte. De temps en temps il jetait sa couverture et se soulevait sur ses mains en s'écriant : *sortez, sortez, n'approchez pas.* C'était un spectacle épouvantable. (Leuret, *loco cit.* p. 74.)

Dans le second cas, les hallucinés voient des êtres et des objets qui semblent n'avoir pas d'analogue dans la nature : ce sont des monstres effrayants, des spectres hideux, des fantômes horriblos qui les poursuivent, les harcèlent, les suivent partout ; d'autres fois ce sont des démons avec leurs attributs affreux, des anges et des saints entourés de toute la beauté et la majesté célestes, etc. En voici deux faits très-curieux sous plus d'un rapport. Le premier a été rapporté par M. Leuret, qui l'a extrait des *Chroniques des Frères Mineurs* (liv. X, ch. 36); le second a été publié, en 1840, par M. Forbes Winslow.

Obs. 4. — Un ancien docteur en droit, qui fut depuis ministre général de l'ordre des Frères Mineurs, lorsqu'il était simple religieux, eut la vision suivante. Il s'appelait frère Jean. « .... Aussitost que le *Benedicite* eust esté dit, il vit ouvrir le ciel, et un ange qui en descendoit portant une plume d'or, une serviette et un cousteau : lequel ange estant entré au réfectoir, alla incontinent vers le religieux qui lisoit, auquel il ouvrit la poictrine de son cousteau, puis l'essuya de sa serviette et escrivit en lettres d'or sur son cœur : *Joannes est nomen ejus*; puis il fit le mesme à tous les religieux....... » (Leuret, *loco cit.*, page 151.)

Obs. 5. — Il y a environ quarante ans, le marquis de Londonderry était allé visiter un gentilhomme de ses amis qui habitait, au nord de l'Irlande, un de ces vieux châteaux que les romanciers choisissent de préférence pour théâtre des apparitions. L'aspect de l'appartement du marquis était en harmonie parfaite avec l'édifice. En effet, les boiseries richement sculptées, noircies par le temps, l'immense cintre de la cheminée, semblable à l'entrée d'une tombe, la longue file des portraits des ancêtres au regard à la fois fier et méprisant, les draperies vastes, poudreuses et lourdes qui masquaient les croisées et entouraient le lit, étaient bien de nature à donner un ton mélancolique aux pensées.

Lord Londonderry examina sa chambre et fit connais-

sance avec les anciens maîtres du château, qui, debout
dans leurs cadres d'ivoire, semblaient attendre son salut.
Après avoir congédié son valet, il se mit au lit. Il venait
d'éteindre sa bougie, lorsqu'il aperçut un rayon de lumière qui éclairait le ciel de son lit. Convaincu qu'il n'y
avait point de feu dans la grille, que les rideaux étaient
fermés, et que la chambre était, quelques minutes avant,
dans une obscurité complète, il supposa qu'un intrus
s'était glissé dans la pièce. Se tournant alors rapidement
du côté d'où venait la lumière, il vit, à son grand étonnement, la figure d'un bel enfant entourée d'un limbe.
L'esprit se tenait à quelque distance de son lit.

Persuadé de l'intégrité de ses facultés, mais soupçon-
nant une mystification d'un des nombreux hôtes du château, lord Londonderry s'avança vers l'apparition, qui
se retira devant lui; à mesure qu'il approchait, elle re-
culait, jusqu'à ce qu'enfin, parvenue sous le sombre cintre
de l'immense cheminée, elle s'abîma dans la terre. Lord
Londonderry revint à son lit; mais il ne dormit point de
la nuit, tourmenté de cet évènement extraordinaire. Était-
il réel ou devait-il être considéré comme l'effet d'une imagination exaltée? le mystère n'était pas facile à résoudre.

Il se détermina à ne faire aucune allusion à ce qui lui
était arrivé, jusqu'à ce qu'il eût examiné avec soin les
figures de toutes les personnes de la maison, afin de
s'assurer s'il avait été l'objet de quelque supercherie.....
La conversation suivit son cours ordinaire; elle était
animée; rien ne révélait une mystification; tout se passa
comme de coutume. A la fin, le héros de l'aventure ne
put résister au désir de raconter ce qu'il avait vu; il
entra dans toutes les particularités de l'apparition. Ce
récit excita beaucoup d'intérêt parmi les auditeurs, et

donna lieu à des explications fort diverses. Le maître du lieu interrompit les commentaires, en faisant observer que la relation de lord Londonderry devait paraître fort extraordinaire à ceux qui n'habitaient pas depuis long-temps le château et qui ne connaissaient pas les légendes de la famille. Alors, se tournant vers lord Londonderry : vous avez vu l'enfant brillant, lui dit-il, soyez satisfait, c'est le présage d'une grande fortune.

Dans une autre circonstance, lord Castlereagh vit l'enfant brillant à la Chambre des communes. Il est très-probable que le jour de son suicide il eut une semblable apparition. (Forbes Winslow, *anatomy of suicide* , pag. 242; de Boismont, *loc. cit.* , pag. 53.)

Comme on vient de le voir, dans ce second cas, aussi bien que dans le premier, il y a des individus qui expliquent ce phénomène d'une manière raisonnable ; ils l'attribuent eux-mêmes à un jeu de leur esprit. D'autres, au contraire , croient à l'intervention de leurs sens , c'est-à-dire à l'existence réelle de ces *visions*. Pour ces derniers, tout est possible, sans qu'on puisse néanmoins les regarder comme fous ; il y a des croyances contre lesquelles la raison ne peut rien..... Si l'on dit à un de ces derniers : êtes-vous bien sûr que ce ne soit quelque illusion? Il vous répond : j'ai vu..... aussi bien que je vous vois. Quant à l'aliéné, s'il a encore *assez de jugement* pour comprendre que ce qu'il a vu, que ce qu'il voit, ne saurait exister réellement, il dit : on m'a donné ces visions, on me les fait venir par les choses que l'on me faisait manger, par les artifices, par la sorcellerie, etc.

Dans les illusions de la vue, comme dans toutes les illusions en général, on observe toujours deux faits différents : l'un fondamental, qui consiste en cohésion anormale et fixité d'idées fausses, l'autre accidentel, qui est produit par des sensations réelles rapportées à tort à l'objet de la préoccupation actuelle. Mais quand cet état a duré quelque temps, le premier de ces deux faits reste seul distinct; l'autre est faible, à peine appréciable : on dirait que la sensation de l'objet qui est dans l'esprit (*une conception*), absorbe celle de l'objet qui la produit (*une chose sentie*). C'est ainsi que, suivant le cours des idées, un arbre sera pris pour un homme, un trou pour un précipice, la fente d'un parquet pour un serpent, les nuages pour un corps de cavalerie, un inconnu pour un ami, frère, père, femme, époux, etc.

Obs. 6. — Une descendante du grand réformateur, à laquelle M. de Boismont a donné des soins, pousse un cri d'effroi : elle vient d'apercevoir dans un miroir son fils horriblement changé; cette illusion était causée par sa propre image (*loc. cit.*, p. 470). Esquirol, dans son mémoire sur les *illusions*, parle d'une jeune fille qui, chaque fois qu'un nuage s'offrait à elle, y voyait l'aéronaute Garnerin dont elle était éprise. Elle lui criait de venir la chercher, et, si elle eût pu le faire, elle se serait élancée vers lui.

Hallucinations de l'ouïe. — L'ouïe, sens intellectuel que les philosophes ont regardé avec celui de la vue comme la source de toutes nos connaissances, présente aussi des hallucinations nombreuses et variées. L'halluciné entend parler, interroge, répond, tient une conversation suivie, distingue très-bien les reproches, les injures, les menaces, les ordres qu'on lui adresse; il entend les harmonies célestes, le chant des oiseaux, etc., et cependant tout, autour de lui, est dans le plus profond silence. Une autre fois, le bruit le plus minime vient-il affecter son oreille, ce sera pour lui des cris plaintifs, des gémissements, une détonation ou quelque voix terrible qui le jettera dans l'épouvante.

Obs. 7. — J'ai eu l'occasion de voir un jeune homme d'une éducation soignée, âgé de 25 ans, d'un tempérament sanguin, qui, après une *tentative* infructueuse auprès d'une jeune fille, se tourmenta beaucoup croyant qu'elle en avait raconté tous les détails. Il était habituellement si susceptible, cette idée le préoccupait tellement, qu'après trois ou quatre jours il eut des hallucinations et des illusions de l'ouïe. Il commença par se plaindre que tout le monde s'occupait de lui, qu'on l'accusait d'avoir violé plusieurs filles, que les personnes qu'il rencontrait lui faisaient des grimaces, etc. Le moindre bruit, les paroles les plus insignifiantes prononcées dans la rue. c'étaient des complots qu'on tramait contre lui à cause de cette fille, et qu'il *entendait* parfaitement. D'autres fois il croyait, sans aucun motif, entendre, dans la rue ou dans l'escalier, des *voix* qui le menaçaient de la castration, comme une juste expiation de sa tentative....... Il priait les personnes qui se trouvaient auprès de lui d'aller voir quels étaient les individus qui le menaçaient ainsi, et, sur leur réponse, il ne savait plus à quoi les attribuer : il en paraissait très-étonné; mais il ne voulait jamais aller s'en assurer lui-même, de peur, disait-il, qu'on s'emparât de lui......... Un autre jour, étant à table avec plusieurs personnes, il entendit une *voix* qui lui disait que les voleurs, au moyen d'une échelle, étaient montés dans sa chambre; il se leva de table sans rien dire, et fut visiter tous les recoins de son appartement. Une autre fois, la voix lui disait de se cacher, car on allait venir pour le guillotiner, etc.

Ce jeune homme faisait pitié. Ses traits, d'une mobilité extrême, exprimaient tantôt la frayeur, tantôt la colère dont il cherchait à se rendre maître ; d'autres fois il pleurait en parlant des persécutions inouïes auxquelles il était en butte. Il portait toujours un pistolet chargé dans sa poche. Quand on lui disait que tout ce qu'il entendait n'était qu'un effet de la surexcitation cérébrale, il se mettait en colère et disait : je suis déjà assez malheureux sans que vous vous amusiez de moi.....; comment pourrais-je entendre ces choses, si on ne les disait pas? J'ai eu beaucoup de peine à le décider à se laisser faire une saignée : pour motiver son refus, il me disait que j'étais d'accord avec ses ennemis, et que je ne voulais que provoquer une syncope, pour faire après l'opération dont il avait tant de peur. Ces hallucinations, qui avaient commencé dans le mois d'Avril 1843, n'avaient présenté aucun changement jusqu'à la fin du mois de Septembre de la même année : à partir de cette époque, son délire s'était étendu à un plus grand nombre de sensations et d'idées..... Aujourd'hui il est dans une maison de santé, présentant tous les caractères d'une manie intermittente, avec hallucinations de l'ouïe et de la vue. Son père est mort d'une méningite aiguë.

Toutes les hallucinations, en général, peuvent entraîner les individus qui les éprouvent à des actes nuisibles ou dangereux pour eux-mêmes et pour les autres ; mais celles de l'ouïe surtout paraissent, d'après plusieurs auteurs, jouer, dans ces cas, un rôle des plus actifs. Voici un fait qui a été recueilli par M. de Boismont ; il me paraît intéressant à plus d'un titre.

Obs. 8. — Un homme riche habite seul une grande maison qui lui appartient. Son genre de vie n'est point

en rapport avec la fortune qu'on lui connaît. Il est mal
vêtu, laisse tomber ses vêtements en lambeaux, se nour-
rit avec la plus extrême parcimonie ; personne ne pénètre
dans son logis : quelque bizarre que paraisse sa conduite,
comme il ne fait rien de répréhensible, on est réduit aux
conjectures. Des renseignements certains apprennent que
ses ressources sont épuisées et qu'il doit de fortes sommes
sur sa maison. Un jour, enfin, il est forcé de la vendre.
Sa ruine reste un mystère pour tous ceux qui l'ont ap-
proché. Misanthrope, taciturne, il ne répond point aux
questions, les évite et les fuit.

On avait oublié cette aventure, lorsqu'un matin le malheureux se présente devant le nouveau propriétaire ; sa
figure est pâle, décomposée, mais dans ses yeux brille
un feu étrange. « Monsieur, s'écrie-t-il, cet or que je
possédais, cette fortune que j'ai perdue, je sais où elle
est ; une voix m'avait révélé qu'une catastrophe devait
tout m'enlever, me réduire à la misère, et que, pour
éviter ce malheur, il fallait cacher mes richesses. J'ai
suivi ce conseil ; rentes, meubles, maison, tout a été
converti en or, et cet or je l'ai enfoui dans un lieu inconnu à tous. Puis la voix a cessé de se faire entendre.
Ma tête est devenue un chaos, mes idées se sont trou-
blées, il ne me restait qu'une lueur incertaine que je
voyais scintiller de temps en temps, lorsque ce matin la
voix s'est fait entendre de nouveau ; elle m'a crié : ton
or, tu ignores où il est, personne ne le sait ; eh bien !
je vais te le dire : d'après mes conseils, tu l'as jeté dans
le puits. Monsieur, je vous en supplie, faites-y faire des
recherches ; toutes mes richesses sont là. » On le console ;
on lui promet de faire ce qu'il désire, mais il faut du
temps, des ouvriers ; on parvient à lui faire comprendre

qu'une opération de cette nature exige des mesures qui ne sauraient être prises en un instant. Il se retire. Au bout de quelques jours, il revient pour connaître les résultats des fouilles. On lui répond qu'on n'a rien trouvé!!! Il pousse un gémissement, prononce des paroles incohérentes, et, en peu de jours, des signes certains de démence lui ôtent des regrets désormais inutiles. (*Loc. cit.*, pag. 94.)

Il y a encore une autre variété d'hallucinations de l'ouïe qui mérite que j'en dise un mot. M. Leuret est le premier, à ce que je crois, qui en a parlé. La voici :

Chez quelques malades, les pensées s'accompagnent, *dans leur esprit*, d'un bruit de paroles que la bouche ne prononce pas, et ces pensées sont toutes à eux; à la différence des hallucinations ordinaires, qui attribuent leurs *pensées parlées* à un interlocuteur, et qui y répondent par de véritables paroles.

« Il arrive, dit ce dernier auteur, que la production de la pensée, qui chez nous n'a pas d'autre signe que la pensée elle-même, s'accompagne de la sensation d'un bruit qui en fait comme une pensée parlée sans le secours des organes de la voix. Le malade qui l'éprouve, en même temps qu'il pense, entend ses idées, et, de ce qu'il les entend, il conclut que les personnes qui l'entourent les entendent aussi : de là, pour lui, un grand sujet d'inquiétude et de tourment. Quand il y a des pensées simples ou des pensées parlées dont les unes émanent distinctement de son individualité, tandis que les autres ne lui paraissent pas venir de lui-même, le malade fait des dialogues, des causeries, des disputes : c'est le cas de la plupart des hallucinés. » (*Loc. cit.*, pag. 184.) Cet auteur en a cité plusieurs exemples d'un très-haut intérêt.

En général, les personnes qui ont des hallucinations de l'ouïe font des suppositions extraordinaires pour les expliquer : l'une se figure que les murailles et les parquets sont creux, qu'il existe des cabinets secrets dans les plafonds, sous les toits, etc. ; l'autre est convaincue que la voix vient du ciel, que les esprits sont logés dans les oreilles, etc.; celle-ci pense que la plupart des hommes sont ventriloques, qu'il est possible de porter la voix à des distances démesurées à l'aide d'instruments d'acoustique; celle-là croit que ces voix partent de leur poitrine, de leur ventre, etc., etc. Si on cherche à les en dissuader, elles répondent : moi, si j'entends ce qu'on a parlé? et comment entendrais-je tant de choses si on ne les disait pas? Ou bien, elles ajoutent : il ne saurait exister une maladie semblable! Vous ne me persuaderez jamais que ce soit une maladie!

Cette conviction, si profonde chez les individus qui ont des hallucinations de l'ouïe, aussi bien que chez ceux qui ont des hallucinations de la vue, me paraît résulter, en grande partie, de ce caractère commun à tous les hallucinés, de pouvoir, avec ces mêmes organes des sens, apprécier et juger comme les autres hommes les impressions étrangères à leurs hallucinations. D'accord avec tout le monde sur les impressions réelles, ils ne conçoivent pas des motifs pour se défier d'une sensation plutôt que d'une autre. M. Foville (*loc. cit.*) rapporte l'observation d'un ecclésiastique, confié à ses soins, qui avait des hallucinations de l'ouïe : il entendait sans cesse des voix qui menaçaient de le chasser de la maison, de le mettre à la porte. Cet homme avait reçu une éducation soignée; il avait cultivé les sciences naturelles. M. Foville cherchait, en lui rappelant ce qu'il avait pu lire sur les erreurs de nos sensations, à lui inspirer des doutes sur la réalité des injures, des menaces qu'il croyait entendre. A tout ce qu'il lui adressait dans ce but, il lui répondait : Eh ! Monsieur, je dois douter aussi de tout ce que vous me dites ; je dois douter que je vous vois, que je vous entends !..... Beaucoup d'hallucinés en sont là ; ils sont fous, non parce qu'ils raisonnent mal, mais parce qu'un élément nouveau est venu se mêler aux opérations de l'entendement.

HALLUCINATIONS DU TOUCHER. — Les hallucinations et les illusions du toucher sont assez fréquentes ; mais, de l'avis de tous les auteurs, elles sont en général difficiles à préciser, à cause du peu de stabilité de leurs caractères et des formes qu'elles revêtent. Il est des individus qui sentent des aspérités, des pointes, des armes qui les blessent et les déchirent alors qu'ils sont couchés mollement ; il y en a qui disent qu'on les fait dévorer, que des serpents horribles les étreignent, qu'on leur jette du feu sur la figure ; d'autres éprouvent des secousses douloureuses dans les bras, dans les jambes, etc., ce qui les porte à croire qu'on fait mouvoir dans l'ombre quelques machines électriques, pneumatiques, etc. Les mélancoliques, les épileptiques, au début des accès, croient qu'on les frappe, qu'on les bat ; ils montrent leurs corps qu'ils prétendent être meurtris par les coups dont on les assomme. Il en est, enfin, qui se croient frappés quand on les touche seulement du bout du doigt ; qui se trompent sur le volume, la forme, la pesanteur des corps qu'ils touchent ; qui se sentent rapetisser ou grandir de plusieurs pieds, emporter dans les airs, etc., etc.

Je trouve dans l'*Éclaireur du Midi* (1) un cas d'hallucination du toucher très-curieux, surtout par la manière dont on l'explique.

Obs. 9. — Dans la petite commune de Coux, à une demi-lieue de Privas (Ardèche), se trouve une femme qui, lorsqu'elle est à l'église, reçoit d'une main invisible des soufflets sur la joue et d'une telle force, qu'elle en est quelquefois renversée à terre. Les personnes présentes *entendent* le bruit des soufflets, mais ne voient point l'esprit qui les donne. Est-ce un ange ? est-ce un démon qui applique ces soufflets ? On n'en sait rien. « Quant à nous, dit le père Tissot, nous croyons que c'est un esprit de ténèbres..... » (9ᵐᵉ liv., pag. 423 ; Février 1843.)

M. Leuret rapporte le fait suivant, qui s'est passé à Paris, en 1834.

Obs. 10. — Un ouvrier âgé de 27 ans, d'une vie très-régulière, et adonné à des pratiques de dévotion, entra un soir dans l'église de Sᵗ-Sulpice au moment où un prédicateur terminait son discours. Après une courte prière, il se sentit saisir par le bras, et fut conduit jusqu'à la butte Montmartre par une main invisible. Il y passa la nuit et sans bouger de place. Le lendemain, il s'en retourna chez lui, et ses parents, qu'avaient effrayés son absence, s'empressèrent de lui demander d'où il venait. « Il se passe des choses merveilleuses, leur répondit-il, et bientôt des choses obscures seront expliquées. » Et il raconta ce qu'il avait éprouvé. Sa santé ne souffrait

---

(1) Cette brochure se publie à Avignon, chez P. Chaillot jeune, imprimeur, par les Frères hospitaliers de Sᵗ-Augustin, sous la direction du père Tissot.

d'ailleurs aucune altération, et sa raison était parfaite sur tout le reste. (*Loc. cit.*, pag. 200.)

Les individus qui ont des hallucinations du toucher les expliquent, le plus souvent, par l'action des machines électriques, galvaniques, pneumatiques. etc., qu'on fait jouer dans l'ombre; ou bien ils accusent leurs ennemis de se servir de la physique, de la chimie, etc., pour leur occasionner toutes ces douleurs.

Obs. 11. — M. de Boismont parle d'un jeune homme qui affirmait que les *magniteux* (il voulait dire les magnétiseurs) lui lançaient, à chaque instant, la *magnésie*, le *magnisme*, sur la poitrine, le dos, les jambes, et qu'il *sentait* très-bien le contact de cet agent. Il n'avait aucune douleur névralgique. (*Loc. cit.*, pag. 83.)

L'observation suivante est encore plus curieuse; elle a été rapportée par Esquirol, dans son mémoire sur les illusions.

Obs. 12. — Nous avons, à Charenton, dit-il, un monomaniaque âgé de 30 ans qui est persuadé que, toutes les nuits, on le conduit dans les souterrains de l'opéra : là, et même quelquefois dans sa chambre, on lui enfonce des couteaux, des poignards dans le dos, dans la poitrine; on lui enlève tantôt un bras, tantôt une jambe; on lui coupe même la tête. Lorsqu'on fait observer à ce malade que sa tête est sur ses épaules, qu'il conserve ses membres, que son corps n'offre aucune plaie ni aucune cicatrice, il répond : ce sont des scélérats, des magnétiseurs, des physiciens, qui ont le secret de raccommoder les membres sans qu'il y paraisse rien.

Hallucinations de l'odorat et du gout. — Les hallucinations isolées de l'odorat sont rares; celles qui appartiennent à des troubles intellectuels sont, au contraire, assez fréquentes au début de la folie, et surtout du délire partiel. Les illusions dépendent quelquefois de la surexcitation de l'appareil lui-même ; mais je dois reconnaître qu'elles sont, dans ce cas, extrêmement rares. Les hallucinations et les illusions de l'odorat se combinent et marchent quelquefois avec celles du goût. L'halluciné perçoit des odeurs ou des saveurs imaginaires, ou les dénature : l'un croit assister à un repas des plus délicats, et s'extasie sur la recherche et la variété des mets qu'il savoure ; l'autre s'enivre des parfums les plus suaves, ou se bouche le nez pour fuir les odeurs les plus infectes ; celui-là, enfin, prend le parfum le plus exquis pour une odeur puante et insupportable, la saveur la plus douce pour un objet de dégoût, et *vice versâ*.

Les hallucinations de l'odorat sont plus fréquentes que celles du goût : il n'existe guère, pour ce dernier, que des illusions. Bien souvent c'est une disposition morbide de l'estomac, un embarras gastrique, des aphtes, des ulcérations de la bouche ou du pharynx, un enduit croûteux sur les dents, etc., qui en sont le point de départ. M. Aubanel, en parlant des hallucinations de l'odorat et du goût, dit : « Les aliénés qui refusent de prendre de la nourriture, ont presque toujours ces sortes d'illusions ; ils se croient empoisonnés ou craignent de l'être, parce qu'ils ne perçoivent dans leurs aliments que des saveurs mauvaises. Cette idée d'empoisonnement de l'aliéné est bien souvent entretenue par une illusion de l'odorat ; et si à une saveur désagréable vient se joindre une odeur inhérente à la substance par laquelle il se croit empoisonné, il est plus difficile de le guérir, son idée délirante se trouvant, en quelque sorte, confirmée par les deux organes des sens chargés de nous transmettre la nature et la qualité des substances alibiles. » (*Loc. cit.*)

Voici deux exemples d'hallucinations de l'odorat fort remarquables : le premier appartient à M. Leuret ; le second a été observé par Esquirol.

Obs. 13. — Une dame, après avoir éprouvé des contrariétés violentes, fut conduite à la promenade par une de ses amies. Quelqu'un, par mégarde, lui ayant touché la main, elle la retira, et, la portant à son nez, elle *sentit* une odeur fétide : ce fut pour elle un avertissement que des ennemis étaient à sa poursuite, et qu'elle devait se promener ailleurs. (*Loc. cit.*, pag. 85.)

Obs. 14. — Une dame âgée de 27 ans, arrivée au dernier degré de la phthisie, est frappée par l'odeur du charbon. Elle croit qu'on veut l'asphyxier ; elle accuse le propriétaire et le dénonce à ses amis. Elle quitte son logement, mais l'odeur du charbon la suit partout. La phthisie faisant des progrès, la malade meurt au bout de trois mois. (*Loc. cit.*) M. de Boismont rapporte un fait semblable.

Quant aux faits d'hallucinations isolées du goût, je n'en connais aucun assez concluant pour le rapporter ici. Ces hallucinations, du reste, comme on le sait, existent rarement seules ; le plus souvent on les trouve unies à celles de la vue, de l'ouïe, du toucher, de l'odorat. La maladie dans laquelle, suivant quelques auteurs, ces hallucinations se montrent le plus souvent, est la première période de démence avec paralysie générale.

Hallucinations internes. — Les hallucinations internes, qu'on a aussi nommées *illusions viscérales*, sont : les unes purement mentales, dues au travail d'un cerveau malade sur des organes sains, comme les sensations que les hallucinés placent dans le foie , l'estomac , les organes de la génération, etc. ; les autres, comme les illusions des sens, agissent sur un objet réel mal apprécié. Les premières forment un des symptômes caractéristiques de l'hypocondrie; on observe les secondes chez certains individus dont la sensibilité générale est très-exaltée ou pervertie.

La manière dont ces hallucinations ou ces illusions sont expliquées, présente quelque différence, suivant qu'elles offrent une analogie avec les sensations véritables, ou qu'elles revêtent un caractère insolite. Dans le premier cas , elles sont prises pour des sensations réelles; dans le second , suivant les dispositions d'esprit des malades , elles sont expliquées par la présence des insectes , des animaux, des oiseaux, etc. , qui se meuvent, se promènent dans les différentes parties de leur corps , ou bien par la présence des esprits , des diables , etc., dans l'estomac, le ventre, la poitrine, etc.

Obs. 15. — Monsieur, disait un jour un aliéné à M. de Boismont, en montrant son estomac, il se passe là de singulières choses ; j'entends continuellement une voix qui me parle, m'adresse des menaces , des injures........ Et toute la journée il inclinait sa tête pour écouter. (*Loc. cit.*, pag. 72.) La loueuse de chaises d'une des paroisses de Paris , traitée par Esquirol, disait avoir dans le ventre des évêques qui tenaient concile; elle les *sentait* marcher et gesticuler ; aussi se faisait-elle appeler la *Mère Sainte Église.* M. Calmeil rapporte l'observation d'une vieille fille qui *sentait* dans son ventre une chienne : cette chienne ayant mis bas, ses petits ne tardèrent pas à unir leurs aboiements à ceux de la mère, et la malade , fatiguée par ce vacarme, entrait dans d'affreux accès de colère. (*Loc. cit.*)

Obs. 16. — J'ai vu une demoiselle qui, après quelques contrariétés domestiques, devint triste, morose, mélancolique : elle fuyait la société, restait enfermée dans sa chambre, parlait peu et toujours des choses tristes; elle éprouvait en même temps des céphalalgies très-intenses qui revenaient régulièrement toutes les 48 heures. A la suite d'une de ces céphalalgies plus intense qu'à l'ordinaire, elle s'imagina que les moineaux avaient niché dans sa tête ; elle les *entendait* chanter, battre des ailes; elle les *sentait* marcher et becqueter son cerveau. Le médecin qui lui donnait ses soins prit le parti d'inciser le cuir chevelu, et laissa échapper en même temps trois de ces oiseaux qu'il avait dans sa poche. La jeune fille guérit ; mais, quelque temps après, une de ses amies lui ayant parlé de ses anciennes folies et du stratagème qu'on avait employé, elle eut plusieurs accès de manie furieuse, et peu à peu finit par tomber dans la démence.

Il arrive parfois que les hallucinations et les illusions relatives aux sensations viscérales sont compliquées de la lésion des organes auxquels elles se rapportent. Cette complication ne saurait avoir une très-grande importance; car les hallucinations, aussi bien que les illusions viscérales, ne consistent pas en sensations anormales qui ont, dans l'économie, une source matérielle, mais en sensations qui se changent en véritables folies lorsque les malades y appliquent leurs conceptions. Voici un exemple qui, sous ce rapport, présente un très-haut intérêt. Je l'emprunte à Esquirol.

Obs. 17. — Chez une malade, il existe une tension considérable des muscles de l'abdomen qui, lui-même, est très-sensible au toucher. Le diable, dit-elle, a placé une corde depuis le pubis jusqu'au sternum, ce qui l'em-

pêche de rester debout ; le démon est dans son corps ,
la *brûle*, la *pince*, lui *mord* le cœur, etc. Parmi les lésions
notées à l'ouverture du cadavre , on remarque : sérosité
dans le péricarde , avec lequel adhèrent l'oreillette droite
et la pointe du cœur ; épiploon atrophié et parsemé de
points noirs, ainsi que le péritoine. Tous les viscères abdo-
minaux adhérant fortement entre eux, ne forment qu'une
masse d'un aspect brunâtre , etc.

HALLUCINATIONS DE TOUS LES SENS. — Les hallucinations
de tous les sens sont peu communes : c'est à peine si,
parmi toutes les observations d'hallucinations qui ont été
publiées jusqu'ici par les auteurs , j'ai pu en réunir neuf.
Je n'ai jamais eu l'occasion d'en observer : aussi je ne
veux en dire qu'un mot.

En lisant les observations d'hallucinations générales qui
ont été publiées dans les différents ouvrages , j'ai remarqué
que, dans toutes, les hallucinations d'un seul sens, de
l'ouïe ordinairement, prédominent presque toujours ; celles
des autres sens ne sont, pour ainsi dire, que secondaires :
on dirait que le point de départ de tous les désordres
intellectuels est là , et que les hallucinations de l'ouïe, à
elles seules, entretiennent le délire ; car, quoique la folie
sensoriale commence très-souvent par un autre sens que
celui de l'ouïe, elle n'atteint jamais son plus haut développement avant l'apparition des hallucinations de l'ouïe.
Cette particularité est la meilleure preuve, ce me semble,
de l'influence de ces hallucinations qui. quoique moins
fréquentes que celles de la vue, paraissent jouer un rôle
des plus importants dans toutes les formes de l'aliénation
mentale (1).

---

(1) Les lecteurs curieux de ce genre de questions , liront avec

Voilà les formes et les symptômes caractéristiques des hallucinations qui se rapportent soit à un seul sens (hallucinations partielles), soit à tous les sens (hallucinations générales). Dans cette étude, j'ai réuni les caractères des hallucinations proprement dites et des illusions des sens : c'est la marche qui a été suivie par plusieurs auteurs. Il ne me reste plus, pour terminer ce paragraphe, que de dire un mot de la classification des hallucinations.

Plusieurs classifications ont été proposées pour coordonner cette étude; elles sont plus ou moins complètes, plus ou moins méthodiques. J'avoue qu'il est beaucoup plus facile de critiquer les classifications qui ont été proposées par des hommes du plus grand mérite, que d'en proposer une nouvelle. L'étude des hallucinations a cela d'extraordinaire qu'on rencontre d'autant plus de difficultés qu'on cherche plus à l'approfondir ; et l'on sait que, dans toutes les sciences, il y a de ces difficultés que ni le temps — ce grand conseiller — ni le travail — ce puissant levier avec lequel on parvient à tout — ne sauraient vaincre...... La psychologie en est une. Mais revenons.

Esquirol n'admet que des hallucinations mentales, cérébrales ou idiopathiques.

M. Leuret a divisé les hallucinations en celles qui ont lieu pendant la veille, et en celles qui ont lieu pendant le sommeil.

M. Aubanel a divisé les hallucinations en deux classes :

---

intérêt les observations rapportées par **M. de Boismont.** (*Loc. cit.* , pag. 80 106.) L'observation 32, recueillie par cet auteur , est un des exemples les plus concluants de ce que je viens de dire de l'importance des hallucinations de l'ouïe.

1° hallucinations isolées ; 2° hallucinations compliquant l'aliénation mentale. Les hallucinations isolées se rapportent aux trois catégories : — *a.* Les hallucinés ont pleine conscience des phénomènes qu'ils éprouvent ; ils les attribuent eux-mêmes à un jeu de l'esprit, à leur imagination malade ; l'intelligence est parfaitement intacte, quelquefois même plus développée. — *b.* Les hallucinés ne reconnaissent pas que leurs fausses sensations puissent se former sans l'intervention des organes des sens ; toutefois ils se gardent bien de subordonner leurs actes aux phénomènes qui les affectent. — *c.* Les hallucinés croient à l'intervention de leurs sens et à la réalité des impressions extérieures qui leur arrivent. Les hallucinations compliquant l'aliénation mentale forment deux variétés : la *monomanie sensoriale* et la *manie sensoriale.* Dans la monomanie sensoriale, les hallucinations se rapportent toujours à une série régulière d'idées, et n'ont, dans leur manifestation, ni le désordre, ni l'incohérence qu'on trouve chez les fous. Dans la manie sensoriale, les hallucinations sont, au contraire, nombreuses et variées, et ayant toutes pour caractère commun d'être *folles par elles-mêmes*, c'est-à-dire incohérentes et désordonnées comme sont les actes et les paroles dans la manie.

M. Brière de Boismont vient de proposer une classification nouvelle, la plus complète qui ait été publiée en France ; elle se compose de dix sections dont quelques-unes, à raison de leur importance, forment d'autres subdivisions.

1re *Section.* — Hallucinations compatibles avec la raison : 1° rectifiées par l'entendement ; 2° non rectifiées.

2me *Section.* — Hallucinations simples, folles par elles-mêmes, mais sans complication de monomanie, de manie, de démence, etc.

3ᵐᵉ *Section*. — Hallucinations dans leurs rapports avec les illusions.

4ᵐᵉ *Section*. — Hallucinations composées, folles par elles-mêmes, existant : 1º avec la monomanie ; 2º avec la stupidité ; 3º avec la manie ; 4º avec la démence ; 5º avec l'imbécillité.

5ᵐᵉ *Section*. — Hallucinations avec le *delirium tremens*, l'ivresse et les substances narcotiques, vénéneuses.

6ᵐᵉ *Section*. — Hallucinations avec les maladies nerveuses les plus fréquentes, mais sans complication de monomanie, de manie, de démence : 1º avec la catalepsie ; 2º avec l'épilepsie ; 3º avec l'hystérie ; 4º avec l'hypocondrie ; 5º avec la rage.

7ᵐᵉ *Section*. — Hallucinations avec le cauchemar et les rêves.

8ᵐᵉ *Section*. — Hallucinations avec l'extase.

9ᵐᵉ *Section*. — Hallucinations avec les maladies fébriles, inflammatoires, aiguës, chroniques et autres affections, avec certains états atmosphériques.

10ᵐᵉ *et dernière Section*. — Hallucinations épidémiques.

La classification que j'adopte est basée : 1º sur l'état de simplicité des hallucinations et de leur complication ; 2º sur l'état des facultés intellectuelles et morales. J'établis ainsi une chaîne dont les anneaux se lient naturellement. Je commence par les hallucinations simples se manifestant dans l'état de raison, et je termine par les hallucinations compliquées existant avec les diverses variétés de l'aliénation mentale. Si cette classification est moins complète que quelques-unes de celles qui ont été proposées, j'ai lieu de croire qu'elle est, *peut-être*, plus méthodique. La voici :

PREMIÈRE CLASSE. — *Hallucinations simples.*

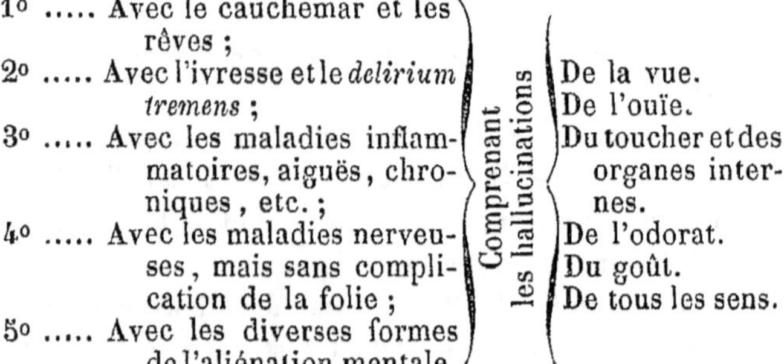

1° Hallucinations simples reconnues, se manifestant dans l'état de raison ;
2° Hallucinations simples non reconnues, se manifestant chez des individus qui ne donnent aucune autre marque de folie;
3° Hallucinat⁵ simples des aliénés.

Comprenant les hallucinations :
De la vue.
De l'ouïe.
Du toucher et des organes internes.
De l'odorat.
Du goût.
De tous les sens.

DEUXIÈME CLASSE. — *Hallucinations compliquées.*

Hallucinations compliquées existant :
1° ..... Avec le cauchemar et les rêves ;
2° ..... Avec l'ivresse et le *delirium tremens* ;
3° ..... Avec les maladies inflammatoires, aiguës, chroniques, etc. ;
4° ..... Avec les maladies nerveuses, mais sans complication de la folie ;
5° ..... Avec les diverses formes de l'aliénation mentale.

Comprenant les hallucinations :
De la vue.
De l'ouïe.
Du toucher et des organes internes.
De l'odorat.
Du goût.
De tous les sens.

§ III. — *Hallucinations simples.*

La grande fréquence d'hallucinations dans l'aliénation mentale a été signalée depuis long-temps par les médecins; mais ce n'est que dans ces derniers temps qu'on est parvenu à les bien étudier dans tous leurs rapports avec la folie. Cette étude, basée sur l'observation minutieuse et surtout exacte, à laquelle se sont livrés beaucoup de médecins *spéciaux*, a fourni des résultats d'un très-haut intérêt, résultats que personne aujourd'hui ne saurait contester : c'est que l'hallucination est le phénomène le plus commun, le plus caractéristique de presque toutes les variétés de l'aliénation mentale; c'est qu'elle est le point de départ le plus ordinaire des différentes formes du délire; c'est enfin que presque toutes les paroles, presque toutes les actions folles ne se produisent, le plus souvent, qu'en conséquences d'une hallucination. Il est à regretter seulement que ces recherches, qui ont jeté de si grandes lumières sur plusieurs questions très-épineuses de la pathologie mentale, aient servi de point de départ, de base à des conclusions dont les conséquences sont en désaccord flagrant avec toutes les données de saine philosophie, sur laquelle pourtant tout le monde paraît vouloir s'appuyer, ou du moins devrait le faire. Je veux parler de cette philosophie qui veut l'homme intelligent et libre, moral et social, et qui, *dans aucun cas, dans aucune circonstance, ne sait sacrifier la beauté et la dignité de sa vie.* Maintenant, je le demande, tous ceux qui se sont occupés des hallucinations qui, comme on le sait, touchent aux questions les plus élevées de la religion, de la morale et de l'histoire, ont-ils toujours suivi les préceptes de cette philosophie dont je viens de parler? Je ne le crois pas, et voici pourquoi :

Quelques-unes de nos notabilités médicales, frappées du rôle immense que les hallucinations jouent dans les différentes formes du délire, par les paroles, par les gestes, par les actions, en ont fait, comme je viens de le dire, une étude spéciale. Malheureusement, ne considérant ce phénomène qu'au point de vue de leur spécialité, s'enfermant, pour ainsi dire, dans le cercle d'observations que leur fournissent les malheureux qui peuplent les grands établissements destinés aux aliénés ; n'observant que des hallucinations *morbides*, et, par cela seul, ne croyant pas à l'existence des hallucinations *physiologiques*, ils ont posé ce principe : *l'hallucination, à quelque degré, sous quelque forme que ce soit, est le premier symptôme du dérangement de l'intelligence*, et en ont tiré cette conséquence ; *donc, les hommes qui ont eu des hallucinations sont des fous hallucinés*..... Principe faux ; conséquence erronée et immorale ! Principe faux, en ce qu'il ne représente qu'une partie des faits, celle qui se rattache réellement à l'aliénation mentale ; conséquence erronée et immorale, en ce qu'elle imprime le sceau dégradant de la folie sur le front des plus belles existences. L'intelligence humaine est si vive, si belle, si vaste ; elle s'élève parfois à des conceptions si hardies, si *éloignées* de nos idées habituelles ; l'homme de génie a des allures si particulières, des modes de manifestation si différents de ce qu'on observe dans la vie commune, que notre raison étroite, préoccupée, irréfléchie, est toujours portée à juger les autres d'après elle-même. Aujourd'hui, je suis heureux de le constater, une réaction favorable commence à se faire dans tous les bons esprits, pour repousser ces fatales tendances ; on commence à comprendre que les hallucinations de tant d'hommes célèbres n'étaient pas des hallucinations de la folie, mais plutôt, suivant la belle expression de M. de Boismont, des *hallucinations de la raison*..... : c'est-à-dire que ces intelligences sublimes, dominées puissamment et exclusivement par un sentiment, par une idée sous l'empire de pensées concentrées trop long-temps et trop fortement sur un même sujet, etc., avaient pu présenter un désaccord purement passager et accidentel, survenu entre

les perceptions et les réalités du monde extérieur, sans
entraîner aucune conséquence mentale. Ne sait-on pas,
du reste, que beaucoup d'individus, à la suite de circonstances appréciables, telles que la surexcitation nerveuse, la fatigue cérébrale, des chagrins prolongés, l'exaltation morale, etc., peuvent éprouver des hallucinations
passagères, accidentelles, sans qu'il soit permis de les
taxer de folie, sans que personne ait seulement l'*idée* de
les regarder comme tels? C'est que leurs pensées, leurs
discours, leurs actions, prouvent à chaque instant qu'ils
jouissent de toute leur raison : pourquoi donc n'en serait-il
pas de même pour ces hommes célèbres si injustement
flétris? Aussi M. le docteur Cerise, en parlant du livre de
M. de Boismont, qui, un des premiers, s'est élevé avec
force contre cette manière d'apprécier les hommes et les
choses de l'histoire, dit : « En admettant les hallucinations
de certains personnages célèbres comme étant vraies,
s'ensuit-il qu'elles soient une preuve de folie? Pour répondre à cette question, il faut se placer sur le théâtre
de la raison humaine, et prendre son point de départ dans
les traditions historiques. C'est ce que ne font pas les
médecins qui se placent sur le théâtre de l'aliénation mentale, et qui, comme le leur reproche Müller, relativement
aux hallucinations, prennent pour point de départ le délire de leurs malades. Leur position spéciale exerce sur
eux une irrésistible influence qui les tyrannise et sub-
jugue leur jugement. » (*Annales médico-psychologiques.*
Septembre 1845.)

D'après ce que je viens de dire, on comprend que j'ad-
mets l'hallucination *physiologique* et l'hallucination *morbide*.
La première, peu fréquente, à la vérité, peut surgir et
demeurer quelque temps dans l'intelligence qui la juge et

l'apprécie ; la seconde, très-fréquente, au contraire, est un des phénomènes les plus caractéristiques du dérangement de la raison. Je sais bien que le passage de l'une à l'autre est très-facile ; que la ligne de démarcation qui les sépare est très-difficile à établir ; mais, quoi qu'il en soit, je ne pense pas que ces considérations puissent détruire le principe. L'existence des hallucinations physiologiques est un fait acquis à la science.

1° Hallucinations simples reconnues se manifestant dans l'état de raison.

Aujourd'hui, il est si facile de citer de nombreuses observations d'hallucinations *reconnues* comme telles par ceux même qui les éprouvent, qu'il est presque inutile d'insister sur ce point. Néanmoins, comme il peut y avoir des personnes qui, par habitude ou par principe, nient tout ce qu'elles ne connaissent pas, n'ajoutent foi qu'à ce qu'elles voient, je crois utile d'en dire quelques mots, et citer quelques exemples à l'appui de cette manière de voir.

Les hallucinations physiologiques sont *peut-être* plus fréquentes qu'on ne saurait le supposer ; je crois même qu'il n'y a personne qui, dans sa vie, n'ait éprouvé ce phénomène plus ou moins prononcé. Combien de fois, en effet, ne croit-on pas entendre des paroles que nul ne prononce, et qui pourtant entraînent un commencement d'actes correspondants ? Combien de fois ne répond-on pas à des questions que personne n'adresse et qu'on est surpris d'avoir entendues ? Combien de fois ne perçoit-on pas des bruits qui font regarder d'un côté et d'autre pour en connaître la cause ? Combien de fois aussi ne croit-on pas voir des objets qui n'agissent point actuellement sur les sens, ne porte-t-on pas la main sur les différentes parties du corps, pour s'assurer des sensations tactiles qu'on croit éprouver, etc. ? Des causes nombreuses et variées peuvent donner lieu à ces phénomènes ; et ces causes, qui passent presque toujours inaperçues, pourraient être parfaitement analysées, si les phénomènes auxquels elles donnent naissance étaient moins passagers, et surtout moins *familiers*, s'il est permis de les appeler ainsi. Voilà le degré le plus faible, le moins marqué des hallucinations simples, qui correspond parfaitement à ce que, dans le monde, on est convenu d'appeler de la *distraction*, de l'*illusion*.

Dans d'autres cas, sous l'influence de causes plus actives, ces phénomènes mieux dessinés, plus distincts, empruntant pour ainsi dire tous les caractères des sensations réelles, pourraient en imposer pour quelques instants, si la raison, ou bien le seul fait de l'attention ou de la comparaison n'en faisaient reconnaître la fausseté. Ces hallucinations, dont la science possède aujourd'hui de nombreux exemples, sont rapportées, par ceux même qui les éprouvent, à l'action de causes presque toujours appréciables, telles qu'une disposition maladive du corps, une association d'idées, soit naturelles, soit accidentelles, soit arbitraires ; une forte préoccupation de l'esprit, une impression vive, la peur, les chagrins violents, la passion et l'imagination puissamment et exclusivement dominées par un sentiment, etc., etc. Quelquefois, pourtant, ces hallucinations peuvent se montrer d'une manière si instantanée, si imprévue, qu'il est difficile de les rapporter à une cause bien caractérisée. Je crois néanmoins que, si l'on faisait bien attention, on pourrait peut-être en découvrir toujours une : celles qui dépendent d'une association d'idées qui reproduit un fait oublié dans la mémoire, appartiennent presque toutes à cette catégorie.

Obs. 18. — M. B...., aujourd'hui curé à A...., eut, à l'âge de 18 ans, l'hallucination suivante, qui a donné lieu à beaucoup de commentaires dans le pays. Je m'empresse de la citer ici, d'autant mieux qu'elle vient à l'appui de ce que je viens de dire. Je dois faire observer seulement qu'elle est arrivée dans une maison qui a joui pendant long-temps, dans ce pays, de là réputation d'être hantée par les esprits. Pour la donner avec toutes les garanties possibles, je vais copier la note qu'il a eu la bonté d'écrire lui-même ; la voici :

« Étant allé passer mes vacances chez un de mes oncles qui exploitait un domaine nommé *Joug*, aux environs de Milhau (Aveyron), voici ce que j'ai cru voir et entendre.

» Un jour, laissé seul dans la cuisine, je me mis à lire les œuvres de Virgile : pendant la lecture, je sens une espèce de frisson ; je lève les yeux, et j'aperçois devant moi un homme d'une figure assez rubiconde, vêtu d'un habit gris, et coiffé d'un chapeau à grandes ailes. Je n'ai pas le courage de lui adresser la parole ; saisi d'effroi, je me lève ; cet homme fait deux pas en arrière comme pour me laisser passer (je dois faire observer que toutes les portes étaient fermées) ; je vais à la chambre voisine, me disant : c'est la peur qui t'a fait voir un homme là où il n'y en avait pas... Je continue ma lecture ; mais quelques minutes après, je lève les yeux, et je vois de nouveau le même homme..... Cette fois je me lève brusquement et prends le chemin de la porte ; je m'arrête cependant dans la basse-cour, me disant : avoir peur d'un homme ! Je voulais rentrer dans la maison, lorsque j'entends tout à coup, dans l'écurie des chevaux, qui étaient alors aux champs, un bruit semblable à celui que fait un homme qui se sert d'une pêle. Je reviens alors de ma frayeur, pensant que c'était quelque domestique qui était revenu des champs pour nettoyer l'écurie; je me dirige en toute hâte vers ce lieu; mais, à ma grande surprise, je n'y trouve personne. Je me dispose de nouveau à fuir, lorsqu'au même instant j'entends quelqu'un piocher dans un jardin qui est à côté de la basse-cour; j'y vais, mais je n'y trouve personne, pas même la moindre trace de terre remuée. Là je voulus me faire un raisonnement : il faut, me dis-je, qu'un sens corrige l'autre; rentre dans la maison, et, si tu revois cet homme, tu lui parleras, tu le toucheras. Je rentre donc dans la cour pour aller à la cuisine; mais en passant devant la cave, j'entends quelqu'un qui frappe à coups redoublés sur une cuve renversée. Je veux faire preuve de courage; je vais à la porte : elle est fermée; je mets alors la tête dans un soupirail : les coups redoublent et encore plus fort..... Cette fois je m'enfuis à toutes jambes, abandonnant la maison qu'on m'avait recommandé de ne pas quitter. J'allai trouver les domestiques qui labouraient, et à qui je racontai ce qui m'était arrivé. Mon récit ne les étonna point; chacun avait entendu du bruit dans le domaine, surtout le dimanche, lorsqu'on restait pour veiller à la garde du domaine pendant les offices du jour. Voilà ce que j'ai vu et entendu; j'assure que je ne dormais pas, et que c'était à une heure de l'après-midi. »

Je puis rapprocher de l'observation précédente celle qui a été publiée par Mathey.

Obs. 19. — Un homme de moyen âge, bien mis, étranger à Édimbourg, mourut subitement dans un omnibus. Le corps fut exposé dans le bureau de police jusqu'à ce qu'il fût réclamé par ses amis. Le lendemain, on chargea un médecin de faire un rapport sur la cause de la mort.

En entrant dans la pièce où se trouvait le corps, le rapporteur, auquel on avait raconté l'événement, fut frappé de l'air ouvert et intelligent, de l'expression fort agréable de la figure du mort. Il avait complètement oublié cet épisode lorsqu'il fut rappelé de la manière suivante : en levant les yeux, après un travail assidu de plusieurs jours sur un sujet médical, il aperçut en face de lui l'étranger aussi distinctement qu'il l'avait vu la première fois sur la table du bureau de police ; la seule différence, c'est qu'il avait son chapeau sur la tête. Il regarda fixement pendant quelques instants le médecin avec l'expression de bonté que celui-ci avait autrefois remarquée, et disparut en quelques minutes. (*Loc. cit.*, pag. 258.)

La première de ces deux hallucinations ne saurait être expliquée que par une association d'idées qui a reproduit dans la mémoire un fait qui paraissait oublié actuellement ; un passage de Virgile a pu remettre en mémoire le souvenir des apparitions qui avaient eu lieu dans cette même maison. Ce frisson que M. B..... a éprouvé, et qui lui a fait lever les yeux, en est une preuve convaincante. Les hallucinations de l'ouïe qui ont succédé à celles de la vue me paraissent être consécutives à l'impression de frayeur produite par la vue de cet *homme*. Quant à la seconde, elle a eu pour cause une forte contention d'esprit, à la suite de laquelle une association d'idées, qu'il n'est pas possible de saisir, reproduisit un fait oublié dans la mémoire, et lui donna toute la vivacité d'un tableau extérieur.

Dans un grand nombre de cas, les hallucinations peuvent se rattacher aussi à une disposition maladive, à un état de faiblesse ou de syncope, en un mot à une indisposition quelconque.

Obs. 20. — M. Leuret, dans ses fragments psychologiques sur la folie, rapporte un fait d'hallucination de l'ouïe qui lui est arrivé durant une faiblesse qu'il éprouva à la suite d'une saignée. Mais un des faits les plus intéressants en ce genre, est celui qui est arrivé au libraire Nicolaï, de Berlin. Il a été rapporté par John Ferriar (*An essay towards of apparitions*, pag. 40), et en dernier lieu par M. de Boismont. (*Loc. cit.*, pag. 37.)

Pendant les derniers dix mois de 1790, raconte cet académicien, j'avais eu des chagrins qui m'avaient profondément affecté. Le docteur Selle, qui avait coutume de me tirer deux fois du sang par année, avait jugé convenable de ne pratiquer cette fois qu'une seule émission sanguine. Le 24 Février 1791, à la suite d'une vive altercation, j'aperçus tout à coup, à la distance de dix pas, une figure de mort : je demandai à ma femme si elle ne la voyait pas. Ma question l'alarma beaucoup, et elle s'empressa d'envoyer chercher un médecin. L'apparition dura huit minutes. A quatre heures de l'après-midi, la même vision se reproduisit : j'étais seul alors. Tourmenté de cet accident, je me rendis à l'appartement de ma femme : la vision m'y suivit. A six heures, je distinguai plusieurs figures qui n'avaient point de rapport avec la première.

Lorsque la première émotion fut passée, je contemplai les fantômes, les prenant pour ce qu'ils étaient réellement, les conséquences d'une indisposition. Pénétré de cette idée, je les observai avec le plus grand soin, cherchant par quelle association d'idées ces formes se présentaient à mon imagination : je ne pus cependant leur trouver de liaison avec mes occupations, mes pensées et mes travaux. Le lendemain, la figure de mort disparut, mais elle fut remplacée par un grand nombre d'autres figures représentant quelquefois des amis, le plus ordinairement des étrangers. J'essayai de reproduire à volonté les personnes de ma connaissance par une objectivité intense de leur image ; mais quoique je visse distinctement dans mon esprit deux ou trois d'entre elles, je ne pus réussir à rendre extérieure l'image intérieure, quoique auparavant je les eusse vues involontairement de cette manière, et que je les aperçusse de nouveau quelque temps après, lorsque je n'y pensais plus. Ma disposition d'esprit me permettait de ne pas confondre ces fausses perceptions avec la réalité.

Ces visions étaient aussi claires et aussi distinctes dans la solitude qu'en compagnie, le jour que la nuit, dans la rue que dans ma maison ; elles étaient seulement moins fréquentes chez les autres. Quand je fermais les yeux, elles disparaissaient quelquefois, quoiqu'il y eût des cas où elles fussent visibles ; mais dès que je les ouvrais, elles reparaissaient aussitôt. En général ces figures, qui appartenaient aux deux sexes, semblaient faire fort peu d'attention les unes aux autres, et marchaient d'un air affairé comme dans un marché ; par moments, cependant, on aurait dit qu'elles faisaient des affaires ensemble. A différentes reprises, je vis des gens à cheval, des chiens, des oiseaux. Il n'y avait rien de particulier dans leurs regards, leur taille, leurs habillements ; ces figures paraissaient seulement un peu plus pâles que dans l'état naturel.

Environ quatre semaines après, le nombre de ces apparitions augmenta ; je commençai à les entendre parler :

quelquefois elles conversaient entre elles; le plus ordinairement elles m'adressaient la parole; leurs discours étaient courts et généralement agréables. A différentes époques, je les pris pour des amis tendres et sensibles qui cherchaient à adoucir mes chagrins.

Quoique mon esprit et mon corps fussent, à cette époque, en assez bon état, et que ces spectres me fussent devenus si familiers qu'ils ne me causaient plus la moindre inquiétude, je cherchais cependant à m'en débarrasser par des remèdes convenables. Il fut décidé qu'une application de sangsues me serait faite, ce qui eut effectivement lieu le 20 Avril 1791, à onze heures du matin. Le chirurgien était seul avec moi. Durant l'opération, ma chambre se remplit de figures humaines de toute espèce. Cette hallucination continua sans interruption jusqu'à quatre heures et demie, époque à laquelle ma digestion commençait. Je m'aperçus que les mouvements de ces fantômes devenaient plus lents. Bientôt après, ils commencèrent à pâlir, et, à sept heures, ils avaient pris une teinte blanche; leurs mouvements étaient très-peu rapides, quoique leurs formes fussent aussi distinctes qu'auparavant. Peu à peu ils devinrent plus vaporeux, parurent se confondre avec l'air, tandis que quelques parties restèrent encore visibles pendant un temps considérable. A environ huit heures, la chambre fut entièrement débarrassée de ces visiteurs fantastiques. Depuis cette époque, j'ai cru deux ou trois fois que ces visions allaient se montrer, mais rien de semblable n'a eu lieu.

Il me serait facile de citer plusieurs autres exemples d'hallucinations compatibles avec la raison; mais je n'en vois pas la nécessité. Il me semble que les faits que je viens de rapporter sont plus que suffisants pour prouver que les hallucinations ne sont pas *toujours* une preuve de folie, et même qu'elles peuvent avoir lieu chez un individu, sans que son intelligence subisse la moindre atteinte. Quelle en est la raison ? La voici : c'est que ceux dont l'intelligence est saine, dont le jugement est bon, dont l'esprit présente une certaine force, ne croient *jamais* à la réalité de ces visions, auditions, etc.; ils reconnaissent eux-mêmes que ces étonnants phénomènes ne sont qu'un jeu de leur cerveau, et les rapportent à une cause appréciable : ainsi, par exemple, le libraire de Berlin, dont je viens de parler, a eu soin de faire remarquer que les hallucinations qu'il éprouvait ne pouvaient s'expliquer que par l'influence des chagrins et par le trouble de la circulation cérébrale qui en fut la suite. Mais, pourrait-on me dire encore, pourquoi n'y croyaient-ils pas, tandis que les aliénés y croient entièrement ? A cela je répondrai : tous les aliénés n'y croient pas non plus; il y en a quelques-uns qui disent, quand on leur en fait l'observation : *c'est un travail qui se fait dans ma tête*..... Je sais bien que le phénomène d'hallucination, chez un homme sain d'esprit aussi bien que chez l'aliéné, se distingue surtout par la *sensation spontanée* si nette, si précise, si *profonde* qu'elle paraît, dans l'un comme dans l'autre cas, intimement liée au témoignage des sens; mais chez l'homme sain d'esprit, la rectitude du jugement, la comparaison, l'attention, et au besoin le secours des autres sens, démontrent facilement la fausseté de ces sensations, tandis que l'aliéné, privé de plusieurs facultés de l'esprit, ne peut qu'en subir les funestes conséquences.

2º Hallucinations simples non reconnues, se manifestant chez des individus qui ne donnent aucune autre marque de folie.

Les idées de l'époque, les croyances religieuses mal appréciées, la superstition, l'amour du merveilleux, l'éducation mal dirigée, et enfin une tendance ou une disposition particulière de l'esprit à expliquer certains faits d'une manière surnaturelle, voilà les causes ordinaires du phénomène que je vais étudier. Un individu éprouve une hallucination qu'il regarde comme la réalité ; il ne reconnaît pas qu'elle puisse se former sans l'intervention des sens ; il la trouve étrange, insolite ; il en convient ; il en donne même une explication plus ou moins plausible ; il la regarde comme un *fait à part*, un événement extraordinaire, un présage quelconque, un avertissement de la providence, etc. ; mais sa raison n'en est aucunement influencée : ses discours, ses actes, sa conduite, ne s'écartent point de la vie commune. Telle est l'hallucination *non reconnue* compatible avec la raison. Mais, me dira-t-on peut-être, le passage de l'hallucination non reconnue à l'hallucination de la folie n'est-il pas facile ? La distinction de l'une et de l'autre ne peut-elle quelquefois devenir délicate et difficile ? Sans doute ; mais toutes les fois que l'individu qui éprouve ce phénomène ne s'écarte en rien de la vie commune, que l'hallucination n'a aucune influence fâcheuse sur la conduite, on aurait tort de la regarder comme un signe manifeste d'un désordre dans l'intelligence ; car, pour beaucoup de gens, les bornes de l'impossible sont inconnues....., sans qu'il soit permis, pour ce seul motif, de les taxer de folie.

Combien d'hommes, en effet, qui vivent et meurent sous l'empire d'idées qui paraissent *ridicules* à ceux qui se *glorifient* de ne croire à rien...! Et pourtant ces hommes, qui subissent et *cultivent* pour ainsi dire ces *prétendues* erreurs, parce qu'elles ne blessent en rien leurs habitudes, parce qu'elles sont, au contraire, en harmonie parfaite avec leurs croyances, parviennent bien souvent à acquérir, parmi leurs semblables, une haute réputation de vertu, de capacité et de sagesse. On dirait que M. Leuret voulait parler de ces sortes d'hallucinations quand il dit :

« Il n'est pas rare qu'un halluciné ait le raisonnement meilleur que les autres hommes, meilleur qu'il ne l'avait lui-même avant son hallucination. Il éprouve des sensations nouvelles ; il sait que ces sensations sont jugées fausses, et que ceux qui en parlent passent pour fous. Il est en garde sur lui-même ; il s'observe continuellement ; il veille à ce qu'il ne lui échappe aucune parole, aucune action que l'on puisse interpréter contre lui. Quelquefois il va jusqu'à se taire sur ce qu'on appelle sa folie : si *on lui fait voir* des objets propres à flatter son amour-propre, il les éloigne par modestie ; si *on lui dit des injures*, il les pardonne ; si *on le provoque par des outrages*, il se montre patient et résigné. L'hallucination devient pour lui une épreuve qui fait grandir sa raison et ses qualités morales. » (*Loc. cit.*, pag. 140.)

Cependant il n'en est pas toujours ainsi ; bien des fois on a pu entrevoir le passage de ce genre d'hallucination à l'hallucination de la folie : c'est dans les cas de cette nature qu'on peut dire avec M. Lélut : « la folie est encore de la raison, comme la raison est déjà de la folie. » En voici un exemple.

Obs. 21. — Le 15 Janvier 1816, sur les deux heures

et demie après midi, un petit laboureur du pays de Gallardon, à quatre lieues de Chartres, nommé Thomas-Ignace Martin, âgé de 33 ans, était dans son champ, occupé à étendre du fumier, en pays plat et terrain uni, quand, sans avoir vu arriver personne, se présente devant lui un homme de cinq pieds un ou deux pouces, mince de corps, le visage effilé, délicat et très-blanc, vêtu d'une lévite ou redingote de couleur blonde, totalement fermée et pendante jusqu'aux pieds, ayant des souliers attachés avec des cordons, et sur la tête un chapeau rond à haute forme. Cet homme dit à Martin : « il faut que vous alliez trouver le roi, que vous lui disiez que sa personne est en danger, ainsi que celle des princes; que de mauvaises gens tentent encore de renverser le gouvernement ; que plusieurs écrits ou lettres ont déjà circulé dans quelques provinces de ses états à ce sujet; qu'il faut qu'il fasse faire une police exacte et générale dans ses états........, sinon toutes ces choses, la France tombera dans de grands malheurs. »

Le personnage qui s'adressait à Martin semblait, en lui parlant, rester à la même place; mais il faisait des gestes analogues à ses paroles. Martin, un peu surpris d'une apparition si subite, lui répondit d'abord dans son langage : mais vous pouvez bien en aller trouver d'autres que moi, pour faire une commission comme ça. — Non, lui répliqua l'inconnu, c'est vous qui irez. — Mais, reprit Martin, puisque vous en savez si long, vous pouvez bien aller trouver vous-même le roi, et lui dire tout cela: pourquoi vous adressez-vous à un pauvre homme comme moi, qui ne sait pas s'expliquer? — Ce n'est pas moi qui irai, lui dit l'inconnu, ce sera vous; faites attention à ce que je vous dis, et vous ferez tout ce que je vous commande. — Après ces paroles, Martin le vit disparaître à peu près de cette sorte : ses pieds parurent s'élever de terre, sa tête s'abaisser, et son corps, se rapetissant, finit par s'évanouir à la hauteur de la ceinture, comme s'il eût fondu en l'air. Le 2 Mai de la même année, Martin conférait des affaires de l'état avec le roi Louis XVIII (1). (*Relation des événements arrivés à Thomas-Ignace Martin, 2ᵉ édition.*)

Beaucoup de grands hommes ont cru à l'existence d'un génie protecteur qui les aidait dans les grandes entreprises, les avertissait des événements qui devaient avoir lieu, et même leur prédisait la mort : aussi les apparitions merveilleuses ne les ont-elles pas toujours trouvés incrédules, sans que personne songeât à les regarder comme fous.

Obs. 22. — Brutus, à la veille de la bataille de Philippes, voit entrer dans sa tente, et se tenir debout près de son lit, un fantôme qui lui dit : « Brutus, je suis ton mauvais génie, et tu me verras bientôt dans les plaines de Philippes; » et Brutus lui répond sans se troubler : « eh bien ! nous t'y verrons ! » Est-ce là la réponse d'un fou?

Obs. 23. — On lit les curieux détails qui suivent dans une biographie de Charles-Jean Bernadotte, publiée par un journal de Pau, ville où naquit le feu roi de Suède.

« .... Comme tous les hommes qui trouvent en eux une force qui les pousse à la fortune, ou leur fait tirer parti des circonstances favorablement enchaînées, Ber-

---

(1) On trouve une grande similitude entre cette histoire et les visions de Kotter, qui firent tant de bruit en Allemagne, dans le XVIIᵉ siècle (1619 et 1620).

nadotte croyait à une destinée particulière, indépendante, à une sorte de divinité tutélaire qui distingue dans la foule ceux qu'elle préfère, et s'attache à eux pour les protéger. Peut-être les vieilles traditions merveilleuses qui entourèrent son berceau n'étaient-elles pas étrangères à ce fond de superstition semi-païenne dont il ne se défit jamais. On raconte une ancienne chronique de sa famille de laquelle il résulterait qu'une fée, qui avait été la femme d'un de ses ancêtres, aurait prédit qu'un roi illustrerait sa postérité. Jadis, dans nos campagnes, chaque famille avait son bon génie qui veillait sur elle. Bernadotte n'oublia jamais la légende dont on avait bercé ses premières années, et peut-être ne fut-elle pas sans influence sur la destinée glorieuse de ce grand homme.

» Voici un fait que l'on a mystérieusement raconté, et qui prouve combien le merveilleux avait conservé d'empire sur l'esprit du roi de Suède. Voulant trancher par le sabre les difficultés que la Norwége lui opposait, et envoyer son fils Oscar à la tête d'une armée pour réduire les rebelles et les soumettre au baptême de la gloire, le Conseil d'état lui fit une vive opposition. Un jour qu'il venait d'avoir une discussion animée sur ce sujet, il monte à cheval et s'éloigne de la capitale au grand galop : après avoir franchi un long espace, il arrive sur les limites d'une sombre forêt. Tout à coup se présente à ses yeux une veille femme bizarrement vêtue et les cheveux en désordre: « que voulez-vous? » lui demanda brusquement le roi. Cette espèce de sorcière lui répond sans se déconcerter : « si Oscar combat en cette guerre que tu médites, il ne donnera pas les premiers coups, mais il les recevra. » Bernadotte, frappé de cette apparition et de ces paroles, regagne son palais. Le lendemain, portant encore sur son visage les traces d'une longue veille remplie d'agitation, il se présente au Conseil : « j'ai changé d'avis, dit-il; nous négocierons la paix, mais je la veux à des conditions honorables. » Ceux qui connaissaient le côté faible de l'esprit du grand homme avaient-ils voulu en tirer parti pour servir la cause de la justice, de la raison ou de l'humanité? ou bien n'est-il pas plus probable que la pensée qui le préoccupait, s'illuminant dans son cerveau, comme il arrive à chaque instant dans les songes, dans les veilles même, vînt s'objectiver devant lui, et l'opération mentale fut acceptée comme un fait réel? Cette explication nous paraît tout aussi admissible que celle d'une vieille apostée pour se trouver tout exprès à l'endroit où le caprice du roi le conduisait. » (*Journal la Presse*, 14 *Mai* 1844; de Boismont, *loc. cit.*, pag. 55.)

Comme on vient de le voir, les hallucinations non reconnues peuvent avoir lieu chez des individus qui ne donnent aucune marque de folie; c'est-à-dire que ces hallucinations, quoique acceptées comme *réelles*, n'ont aucune influence fâcheuse sur la raison. Mais ce qui démontre surtout que ces individus ne sauraient être regardés comme aliénés, c'est que leurs hallucinations trouvent une explication naturelle, raisonnable dans leurs croyances, leurs habitudes, leur éducation, ainsi que dans beaucoup d'autres circonstances de leur vie sociale et intellectuelle; néanmoins, je suis forcé d'en convenir, la différence qui distingue ces hallucinations des hallucinations de la folie ne saurait être aussi tranchée que celle des hallucinations reconnues; mais cette considération ne détruit point le principe.

3° *Hallucinations simples des aliénés.*

Nous venons de voir les hallucinations reconnues se manifestant dans l'état de raison qui les juge et les apprécie, nous venons de voir aussi les hallucinations non reconnues, ayant lieu chez des individus ne donnant aucune autre marque de folie : leurs discours, leurs actes, leur conduite, ne s'écartent point de la vie commune; il nous reste encore à nous occuper des *hallucinations simples des aliénés.* Les trois degrés d'hallucinations simples que j'ai établis sont donc basés, comme on vient de le voir, sur l'état des facultés intellectuelles : dans le premier, la raison intacte les juge et les explique naturellement; dans le second, elle faiblit un peu, puisqu'elle ne reconnaît plus que ce phénomène puisse se former sans l'intervention des sens; dans le troisième, enfin, que je vais étudier, la raison va faire place à l'erreur, la conviction profonde va remplacer le doute du second degré, et entraîner avec elle la folie. Ces hallucinations, quelle que soit leur cause, quel que soit leur point de départ, qu'elles soient folles à leur début, ou qu'elles le deviennent après avoir rendu nuls tous les efforts du malheureux qui les considérait au commencement comme un jeu de son esprit; ces hallucinations, dis-je, entraînent *toujours* avec elle une conviction profonde à laquelle le malade est soumis en esclave, et dont il suit avec emportement et opiniâtreté toutes les inspirations.

Les hallucinations simples des aliénés, constituant à elles seules toute la maladie, sans qu'il soit possible de découvrir qu'elles soient mêlées à aucun autre trouble des facultés, sont assez fréquentes. MM. Aubanel et Thore, dans leur

statistique de Bicêtre, disent que, sur 66 cas de monomanie qu'ils ont constatés dans une année, 14 fois sur 35
les hallucinations qui existaient chez ces malades étaient
isolées et constituaient à elles seules toute la maladie.

Voici une observation de *folie purement sensoriale*; elle
a été rapportée par M. Lélut (*loc. cit.*, pag. 270). Je la
choisis entre beaucoup d'autres, parce qu'elle me parait
réunir tous les caractères de ces sortes d'hallucinations.

Obs. 24. — G... est un vieillard de 65 ans, de physionomie et de mœurs douces, d'une intelligence ordinaire,
exerçant le métier de cordonnier. Il a été admis dans la
division des aliénés le 1ᵉʳ Mai 1828. Il a eu la petite vérole
à l'âge de 11 ans ; il en fut aveugle, dit-il, pendant quatre
mois, et en a conservé une ophthalmie chronique, caractérisée encore par de la rougeur au bord libre des paupières. Il s'est marié à l'âge de 21 ans, et, à 32, il a
servi comme volontaire, de 1793 à 1794. Il a rapporté
du service militaire des *fraîcheurs* qui immédiatement l'ont
rendu très-malade, et dont il lui reste un *lumbago* qui le
fait marcher courbé et comme ployé en deux. Il y a 18
ans, la misère rendit sa femme folle, et elle est restée
en cette qualité à l'hospice de la Salpêtrière.

En 1820, G... revenait de Montsouris : il était, dit-il,
bien portant, n'avait pas bu. Il *voit* huit ou dix hommes
qui le suivaient; il les *entend* chanter, et se range pour
les laisser passer. Il tombe, et se retrouve dans un corps-
de-garde avec une plaie profonde au-dessus du sourcil
gauche, et dont on voit encore la cicatrice. On le trans-
porte chez lui. Quelques jours après, on lui dit qu'il a
indubitablement été frappé par les hommes qu'il a vus
suivre dans la plaine de Montsouris. Il le croit d'autant
mieux, qu'un de ses amis et sa femme ont été dernière-

ment attaqués et blessés, mais dans un autre lieu. Actuellement encore, G... est persuadé qu'il a été suivi et frappé par des individus faisant partie d'une bande de voleurs, dont un grand nombre d'actions semblables sont restées impunies. A la suite de sa chute et de sa blessure, il a conservé long-temps une douleur dans le côté droit de la tête. Il ajoute que, depuis deux ou trois ans, il lui arrivait souvent de *voir les bords des ruisseaux* près desquels il passait, *verts ou rouges*, et que cela coïncidait avec de *violents étourdissements.*

Au mois d'Août 1827, en entrant chez lui un soir, il commence *brusquement et pour la première fois à entendre du bruit, des voix* qui le menacent de malheur, et l'effraient au point qu'il appelle un voisin, l'engage à faire avec lui une perquisition dans les greniers pour y chercher les individus qu'il croit avoir entendus. La perquisition est infructueuse. G.... engage son compagnon à se coucher avec lui. Pendant la nuit, il *entend encore les mêmes voix;* mais son compagnon n'entend rien. Les jours, les nuits suivantes, G... fut en proie aux mêmes perceptions. Cela dura ainsi pendant quatre mois. Au bout de ce temps, non-seulement il *entendit des voix*, mais il *vit*, soit en tout, soit en partie, les individus qui lui parlaient.

Depuis qu'il est à Bicêtre, les perceptions sont de plus en plus fortes ; elles sont continuelles et ont lieu la nuit comme le jour. La lassitude seule procure du sommeil à G...; mais l'habitude a presque fait cesser la crainte que ces perceptions lui inspiraient jadis. Pendant la nuit, les *voix* le menacent de malheur, lui parlent de tout ce qu'il a fait, de ce qu'il fera; elles le défient de se délivrer d'elles. Ces perceptions relatives à l'ouïe s'accompagnent de perceptions relatives à la vue : G... *voit* en totalité ou en partie les personnes dont il croit entendre la voix. Une d'elles lui a, dit-il, un jour, montré seulement deux doigts. Ces personnes sont très-légères, comme faites de carton et remplies de vent, et peut-être est-ce là leur nature. Aussi, rien de plus facile que de les *repousser* du pied ou de la main. Dans une lutte semblable avec une d'elles, il y a huit jours, G... s'est laissé choir de son lit, et s'est blessé à la main droite. Il voit ces personnes se vêtir des habillements des malades qui couchent dans la même salle que lui, et venir le trouver dans ce costume. A ces perceptions de l'ouïe et de la vue, se joignent des perceptions légères du *tact* : G... *sent* ses persécuteurs le *toucher*, le *pousser*. Il s'y joint aussi de perception de l'*odorat* et du *goût* : l'*haleine* de ces personnes *sent* réellement *mauvais*; elle lui *infecte le nez et la bouche*, et il est obligé de se rincer cette dernière cavité tous les matins en se levant.

Pendant le jour, G... a presque exclusivement les perceptions de l'ouïe ; cependant celles de la vue ont quelquefois lieu aussi, mais d'une manière vague, fugitive, incomplète, car G... souvent ne voit alors que le visage ou une partie du corps de ses persécuteurs. Les perceptions de l'ouïe, au contraire, ont lieu continuellement, même pendant que vous parlez à G... sur le sujet même de ses peines, c'est-à-dire de ces hallucinations. Ainsi il vous dit : tenez, dans ce moment même, la voix me dit telle chose ; la personne à laquelle elle appartient peut être à telle distance, là-bas, sous ces combles, et elle a dû passer par ce petit trou pour y entrer. Depuis onze mois, G... n'a pas cessé un seul jour, une seule nuit, un seul instant, excepté ceux du sommeil, qui sont rares et fort courts, sans être tourmenté de ses perceptions. Il y croit fermement, bien qu'il soit tenté de regarder les êtres qui le persécutent ainsi comme d'une nature autre que la sienne, et ayant, entre autres facultés, celle de se transporter, sans être vus et avec la rapidité de l'éclair, d'un lieu dans un autre. Il croit qu'on peut le délivrer d'un semblable état, et m'en fait la demande formelle.

Depuis plusieurs jours, je ne cesse de lui faire entendre que je m'occupe des moyens de le délivrer des importuns qui le tourmentent, et il a en moi la plus grande confiance à cet égard. Aussi, ses perceptions de l'ouïe se rapportent-elles à nos conversations sur ce sujet. Ses persécuteurs lui disent, même dans le moment où je lui parle, que j'aurai beau faire, que je ne viendrai pas à bout de mon dessein, qu'il faudra qu'il vienne avec eux se ranger à l'obéissance du *diable*. Quelquefois cependant, durant nos conversations, les voix ne se font pas entendre à G... Les êtres auxquels elles appartiennent croient, dit-il, au Très-Haut; mais ils ne croient pas à la divinité de Jésus-Christ; et telle paraît être aussi, en effet, la croyance de G...

Il est sujet à une légère céphalalgie, surtout à droite; le bord libre des paupières est rouge et injecté; les yeux sont larmoyants. Il n'y a pas de bluettes; la vue est fort bonne; les pupilles sont contractées. G... lit et travaille très-bien sans lunettes; il perçoit fort bien, et telles qu'elles sont pour tout le monde, les odeurs et les saveurs. Il n'y a ni tintements ni bourdonnements d'oreilles; l'appétit est très-bon, la langue naturelle, les digestions faciles. G... ne se plaint que de ses persécuteurs. Ils lui disent, entre autres choses, que, si je parviens à le débarrasser d'eux, ils seront anéantis, brûlés, ainsi que leur grand maître, le secrétaire du diable, qu'ils redoutent beaucoup. Ce secrétaire du diable , que G... ne connaît pas autrement, demeure tout près de l'hôpital de la Pitié. G... étant dans cet hôpital , a été transporté chez lui par les *diablotins* qui le tourmentent , et qui , dans un trajet très-court, *lui ont fait voir toutes sortes d'objets , tels que foréts, vallées* , etc. Arrivé chez ce suppôt du démon, G... a été sollicité par lui de s'enrôler dans la bande de ses *diablotins* ; mais il a opiniâtrement refusé , et alors des infirmiers de l'hôpital sont venus le chercher et l'ont reconduit à son lit. Il croit fermement à tous les faits que je viens de raconter d'après lui, et tels qu'il me les a racontés lui-même. Cet état se continue sans aucun changement pendant les deux derniers mois de 1828, et pendant toute l'année 1829. Dans les premiers jours de Janvier 1830 , G... est pris d'une pleuro-pneumonie aiguë , à laquelle il succombe le 11 du même mois.

Dans l'observation qu'on vient de lire , c'est à peine si l'invasion brusque des hallucinations a été précédée de quelques légers prodrômes , tels qu'une chute , due probablement à une congestion cérébrale , et précédée de fausses perceptions de la vue et de l'ouïe , et d'étourdissements , avec coloration fausse de certains objets. La folie, purement sensoriale , a conservé pendant près de trois ans ce caractère , sans qu'il s'y mêlât aucun délire maniaque proprement dit , au point que le malheureux qui en était atteint était quelquefois tenté de regarder ces hallucinations comme une incommodité dont la médecine pouvait le délivrer. Les organes des sens étaient d'ailleurs dans un état d'intégrité complète. La vue même était meilleure qu'elle ne l'est d'ordinaire chez beaucoup de vieillards de l'âge de G... Cette observation est donc des plus curieuses.

§ IV. — *Hallucinations compliquées.*

Si l'hallucination eût été un fait simple , son étude n'aurait pas présenté de grandes difficultés ; mais il s'en faut de beaucoup qu'il en soit ainsi. Ce phénomène physique se présente , comme j'ai eu l'occasion de le dire ailleurs, sous une multitude d'aspects différents : il peut être simple ou compliqué ; il peut se combiner de différentes manières avec beaucoup d'états morbides , les accompagner, n'en être que le symptôme ; il peut , enfin , constituer toute la maladie.

Dans son état de simplicité, il peut, comme nous l'avons déjà vu , exister avec la raison ; il peut aussi constituer une variété de folie.

Dans son état de complication, il peut être consécutif à d'autres troubles cérébraux, en être la conséquence , ou bien il peut ouvrir la scène, être le fait primitif et central autour duquel viennent se grouper tous les désordres subséquents. Il concourt à la production du cauchemar ; il se combine avec les rêves, avec lesquels il présente de grandes analogies ; on l'observe aussi dans l'ivresse et le *delirium tremens.* Il n'est pas rare dans plusieurs affections aiguës et chroniques qu'il peut précéder, accompagner ou suivre : la production de ce phénomène est due alors à l'action morbide des systèmes nerveux et circulatoire cérébraux. Il complique beaucoup de maladies nerveuses, telles que l'épilepsie, l'hystérie, la rage , etc. Il accompagne, enfin , presque toujours les diverses variétés de l'aliénation mentale dont il n'est alors qu'un symptôme. Dans l'étude de ces différentes complications, nous verrons que les impressions produites par les hallucinations qui appartiennent à cette catégorie , comme celles qui reconnaissent pour cause les hallucinations simples , peuvent être partagées en trois degrés : dans l'un, la raison est intacte ; dans l'autre , elle est ébranlée ; dans le troisième, elle est perdue. Ces considérations nous fourniront une preuve de plus en faveur de l'opinion que je soutiens , savoir : que le phénomène d'hallucination , qu'il soit simple ou compliqué, primitif ou consécutif , ne saurait être *toujours* une preuve convaincante du dérangement de la raison.

1° Des hallucinations dans les rêves et le cauchemar.

Les rêves ont été considérés pendant long-temps comme des actes surnaturels , comme des avertissements célestes....; aussi attachait-on une importance extrême à se les rappeler nettement et à les expliquer. Mais comme tout le monde ne pouvait avoir l'esprit assez inventif ou assez rusé pour expliquer les songes obscurs , et que pourtant tout le monde y avait une grande confiance , on a été obligé d'avoir recours aux hommes spéciaux (devins, interprètes des songes), qui finirent par créer un art nommé des grecs *onéirocritique*. Quelques-uns de ces devins ou interprètes des songes eurent une grande célébrité. Amphiraüs, devin de profession , eut, après sa mort , des temples où il rendait des oracles. Il fallait se laver et se purifier avant d'approcher de ses autels ; on lui immolait ensuite un bélier sur la peau duquel on passait la nuit couché dans le temple , pour avoir des songes dont les prêtres attachés à son service donnaient l'explication. Ensuite vint Artémidore, un des plus fameux onéirocritiques ou juges des songes qui ait existé; ses ouvrages sont passés jusqu'à nous. Lucien a donné une description toute poétique d'une *île des songes* dont le sommeil est le roi , et la nuit la divinité. Il y avait des dieux qui rendaient leurs oracles en songes , comme Hercule, Amphiraüs, Sérapis , Faunus. Les magistrats de Sparte couchaient dans le temple de Pasiphaë, pour être instruits en songe de ce qui concernait le bien public , pour deviner l'avenir, etc. , etc. Et, de nos jours encore , ne voyons-nous pas des gens superstitieux ou crédules aller demander l'explication de leurs rêves à quelque célèbre pythonisse , qui, par ses mensongères divagations, trouve toujours le moyen de deviner juste.... les pièces d'or que lui vaudra sa nécromancienne séance? Mais ce n'est pas là mon sujet : si je suis obligé d'étudier les rêves dans les divers aspects sous lesquels ils se présentent à notre observation , c'est qu'ils ont une grande analogie avec les hallucinations de la veille , c'est que cette analogie devient surtout très-frappante quand il s'agit d'étudier les rêves dans leurs rapports avec les hallucinations du sommeil. Dans le premier cas, les éléments constitutifs et le mode de production paraissent être les mêmes ; dans le second , cette analogie, comme je viens de le dire, devient parfois si parfaite, qu'on est tenté de ne regarder les hallucinations du sommeil que comme une simple modification des rêves ordinaires. Mais avant de commencer cette étude , je crois utile de dire un mot sur l'état particulier de l'organisme durant lequel ils ont lieu : je veux parler du sommeil.

Comme les fonctions dites animales, actions sensoriales, mouvements volontaires , ne peuvent être en jeu d'une manière interrompue , la nature les suspend irrésistiblement elle-même d'intervalle en intervalle, pour donner le temps de réparer leurs pertes et recouvrer leur aptitude à agir : la suspension *obligée* de ces fonctions constitue ce qu'on appelle le *sommeil* (1).

Le sommeil est *complet* ou *incomplet* : le premier est celui dans lequel il y a suspension de toutes les fonctions animales, et la perte absolue de toute conscience et du *moi*; le second, au contraire, est celui dans lequel il y a persistance de quelques fonctions animales.

Au moment de l'établissement du sommeil, les divers organes des fonctions animales ne perdent leur activité que dans un certain ordre qui, pour cette étude, est fort important à connaître. Ce sont d'abord les *actions musculaires volontaires* qui s'engourdissent; viennent après les *actions des sens* dans l'ordre suivant : la vue, le goût, l'odorat, l'ouïe, et enfin le tact, quoique, à proprement parler, la peau ne puisse être sans contact ; enfin, les *actes intellectuels* et *affectifs* disparaissent les derniers. Le passage du sommeil à la veille se fait dans un ordre

-----

(1) Le sommeil est-il un état purement négatif du système nerveux, et la réparation qui le suit est-elle le fait seul du repos de ce système, de la cessation de son action ? ou bien, au contraire, dans le sommeil y a-t-il une action spéciale du système nerveux par laquelle il se répare ? La réponse, dans l'état actuel de la science, est difficile ; néanmoins, je ne serais pas éloigné de croire que le sommeil est une action plutôt qu'un état du système nerveux. Ce système est l'agent de la veille ; il est aussi celui du sommeil. Dans le premier cas, il agit ; dans le second, il se répare pour agir de nouveau ; et comme cette réparation ne saurait avoir lieu qu'en vertu d'une combinaison qui s'établit entre le tissu nerveux et le sang artériel, le sommeil ne saurait être un état purement négatif du système nerveux ; la réparation qui le suit ne saurait être le fait seul de son repos, mais une action spéciale qui exige, pour se produire, une suspension plus ou moins complète des phénomènes d'impressionnabilité et d'innervation.

inverse de celui dans lequel s'était établi le sommeil : ainsi ce sont les *facultés intellectuelles* et *affectives* qui reprennent les premières leur service, recouvrent les premières leur aptitude à agir ; viennent après les *actions sensoriales* dans l'ordre suivant : le tact, l'ouïe, l'odorat, le goût, la vue ; enfin, la volonté reprend son empire sur les *actions musculaires*. Mais c'est surtout l'état des facultés intellectuelles et affectives, au moment de l'établissement du sommeil et du passage du sommeil à la veille, qui mérite de fixer notre attention. Dans le premier cas, lorsque l'influence de la volonté sur les actes qu'elle régit s'affaiblit et devient nulle, les idées peuvent se former encore, mais elles sont confuses, bizarrement associées, et constituent une sorte de délire vague dans lequel la pensée erre involontairement, et souvent bien qu'elle veuille le contraire, sur une foule de sujets qui n'ont aucun rapport entre eux ; dans le second, on observe encore les mêmes phénomènes : on a quelques perceptions, mais confuses, irrégulières, extravagantes, sans aucun enchaînement, ou associées de la manière la plus bizarre ; en un mot, on est dans le même délire vague qui a précédé le sommeil, jusqu'à ce que la volonté reprend son empire sur ces opérations, les dirige et les soumet au contrôle de la raison. Ceci nous explique en partie pourquoi le passage de la veille au sommeil et du sommeil à la veille a une influence si positive sur la production des hallucinations.

Le sommeil, considéré dans ses caractères extérieurs, si je puis les appeler ainsi, caractères que chacun peut facilement étudier sur lui-même, paraît être, de prime-abord, une condition défavorable à la production des hallucinations : en effet, l'interruption de tout travail de l'esprit , la cessation de toute sensation par cause externe , la perte plus ou moins absolue de toute conscience et du moi , etc., sembleraient devoir s'opposer à la manifestation de tous les actes intellectuels. Mais si , dans le sommeil , on paraît être à l'abri de tous les excitants extérieurs , de tout ce qui agit du dehors sur les sens (quoique assez souvent il puisse y avoir persistance de quelques fonctions animales) , il n'en est pas de même des excitants intérieurs , des sensations internes , des douleurs physiques , des réactions exercées sur le cerveau par le système ganglionnaire , des excitations spéciales du cerveau consécutivement à une passion , à un chagrin , à une idée quelconque qui nous préoccupe , etc., qui peuvent donner naissance aux actes intellectuels fort curieux à étudier : les plus remarquables sont les *rêves*, le *cauchemar* et les *hallucinations du sommeil*. Voyons quels sont les caractères qui les distinguent.

Les *rêves* sont des actes intellectuels non réglés par la volonté du cerveau ; les sens qui paraissent y agir ne le font pas ; et le travail irrégulier du cerveau , en vertu duquel les idées se forment et s'associent comme au hasard , est la seule cause d'étranges incohérences , de bizarres assemblages qu'on y remarque. .

Le *cauchemar* est un mode de délire qui n'éclate et n'a d'existence que pendant la nuit , et qui paraît devoir son origine, soit aux hallucinations, soit aux fausses sensations.

L'*hallucination du sommeil* est un phénomène cérébral, s'accomplissant indépendamment des sens, et consistant en des sensations externes que l'individu croit éprouver pendant le sommeil.

Je vais examiner les hallucinations du sommeil sous le

rapport des rêves : je rechercherai leurs analogies et leurs dissemblances, qui, une fois discutées, me permettront d'établir les différences des hallucinations du jour de celles de la nuit; je passerai ensuite à l'étude de ces hallucinations dans le cauchemar.

Entre les hallucinations du sommeil et les rêves, il y a tant de similitude, elle est quelquefois si réelle et si complète, qu'il est difficile d'y trouver une différence bien essentielle. Dans l'un comme dans l'autre cas, le moment le plus favorable à leur manifestation, c'est le moment de s'endormir, et le matin, quand le sommeil devient incomplet. Dans l'un comme dans l'autre cas, le mode de production est le même; les mêmes éléments concourent aussi à leur formation; en un mot, l'analogie entre ces deux phénomènes est si parfaite, qu'on est bien souvent à se demander : y a-t-il rêve ou hallucination ? M. Leuret prétend que les hallucinations qui ont lieu pendant le sommeil diffèrent des rêves ordinaires, en ce qu'elles font sur l'esprit une impression profonde, et restent clairement gravées dans la mémoire : « elles ont, en effet, dit-il, une si grande netteté, qu'elles sont prises pour des sensations véritables, et que l'homme habitué à des rêves ordinaires trouve une si grande différence entre les deux phénomènes, qu'il ne peut les attribuer à une cause identique. » (*Frag. psych. sur la folie*, p. 226.) Mais quelle est la cause de cette intensité plus grande dans les sensations qui constituent les hallucinations du sommeil ? M. Leuret ne nous la fait pas connaître; il se contente de dire que la cause de ces deux phénomènes ne saurait être identique. Quant à moi, je crois : 1º que la cause de ces deux phénomènes est la même, au degré près; 2º que l'intensité des sensations dans les hallucinations qui ont lieu pendant le sommeil, que les impressions qu'elles font sur l'esprit, et que les rêves ordinaires ne sauraient produire, dépendent de la nature intime de ces deux phénomènes. Je m'explique :

Un acte quelconque de l'esprit est toujours lié à une sensation qui le précède ; car, pourquoi un tel acte se serait-il développé plutôt qu'un autre, s'il n'avait pas été déterminé par une sensation ? Le rêve, comme l'hallucination, commence toujours par une sensation : voilà où ces deux phénomènes se touchent ; mais le rêve commence par une sensation, et se *continue par une suite d'actes d'imagination*, tandis que l'hallucination *est une suite non interrompue des sensations* : voilà en quoi ces deux phénomènes diffèrent l'un de l'autre. On comprend alors que, chaque fois qu'une sensation est suivie seulement d'actes d'imagination, comme cela a lieu dans les rêves, sans qu'ils soient portés à un assez haut degré pour devenir équivalents de sensations, l'impression ne saurait jamais être aussi nette, aussi profonde que dans l'hallucination qui est une suite non interrompue des sensations ; mais que les actes d'imagination qui suivent la sensation primitive d'un rêve acquièrent, comme cela arrive si souvent, l'activité des pensées qui produisent les hallucinations de la veille, les erreurs de l'imagination seront prises pour des sensations véritables, le rêve deviendra hallucination. Ainsi donc, entre les rêves et les hallucinations du sommeil, il n'y a d'autre différence que plus ou moins de netteté dans les impressions qu'elles font sur l'esprit, c'est-à-dire plus ou moins d'intensité dans les sensations qu'on croit éprouver.

Voici maintenant un autre fait d'une haute importance : c'est celui du mode suivant lequel les rêves et les hallucinations se suivent et se combinent. Tout le monde sait

que le degré de clarté auquel parviennent les rêves, nous
en procure la connaissance ; tout le monde sait aussi qu'il
y a un degré où ils commencent à être perceptibles ,
comme dans les objets de la vue et de l'ouïe il y a un
terme fixe d'où nous commençons de voir et d'entendre :
ce degré existant une fois, on commence à rêver, c'est-
à-dire à percevoir les rêves ; et à mesure que, sous l'influence d'autres stimulants communiqués aux idées affaiblies pendant le sommeil, de nouveaux degrés de clarté
surviennent, les rêves sont plus marqués , on éprouve des
sensations comme si les excitants extérieurs agissaient
réellement sur les sens, on voit des objets, on se trans-
porte dans les lieux, on s'entretient avec les personnes, etc.;
en un mot, les rêves deviennent hallucinations.

Maintenant, comparons les rêves avec les hallucinations
de la veille, et voyons quelles sont leurs analogies et leurs
différences.

Quelques auteurs ont été si frappés de l'analogie qui
existe entre les rêves et les hallucinations de la veille,
qu'ils ont cherché, ainsi que l'a fait M. Bottos, de Lyon,
à expliquer ces dernières en les comparant aux songes par
la spontanéité d'action du cerveau et la faculté qu'il possède d'entrer en activité par des moyens qui paraissent
agir immédiatement sur lui. Cette analogie est surtout
frappante, si l'on compare, sous le rapport des illusions,
les rêves avec les hallucinations de la folie : ainsi, une
personne endormie entend un bruit qui n'est pas suffisant
pour l'éveiller tout-à-fait, elle perçoit un attouchement
accidentel ; ainsi, un aliéné voit un arbre, un nuage,
entend un bruit quelconque , etc. Eh bien ! dans l'un
comme dans l'autre cas, l'imagination, avec une rapidité
extraordinaire , en donne une explication si complète,

suivant l'enchaînement des rêves, suivant le cours des idées qui préoccupent l'aliéné, que ces impressions font à l'instant même partie des rêves de l'un, ou s'adaptent parfaitement à la teneur des idées qui préoccupent l'autre. Par exemple, si l'on rêve des voleurs, et qu'un son bruyant et lugubre frappe l'oreille, le carnage, les décharges d'armes à feu, et d'autres scènes tragiques, s'offrent à l'instant même à l'esprit; si les idées qui préoccupent un aliéné sont celles d'une armée qui combat, un arbre deviendra pour lui un guerrier, un nuage un corps de cavalerie, le moindre bruit une décharge d'artillerie, etc.

Mais si ces deux phénomènes présentent beaucoup d'analogie, ils présentent aussi quelques différences qu'il est bon de signaler. Les hallucinations du jour diffèrent de celles de la nuit :

1° *Dans l'intensité.* — Quoique dans les hallucinations nocturnes les sensations qu'on croit éprouver puissent être très-intenses, quoique ces sensations puissent, dans quelques cas particuliers, acquérir une telle vivacité qu'elles mettent les passions auxquelles elles se rapportent dans un état peu différent de la veille, il est évident que, dans la grande majorité des cas, les sensations du sommeil sont plus faibles que celles de la veille. « Pour que les hallucinations se produisent dans le jour, dit M. de Boismont, l'activité des pensées doit être portée à un très-haut degré. Durant le sommeil, au contraire, le plus léger stimulant communiqué aux idées affaiblies suffit pour produire ce phénomène. Ainsi les hallucinations de l'homme éveillé diffèrent de celles qui surgissent dans les rêves par une vivacité plus grande. » (*Loc. cit.*, p. 213.)

2° *Dans les éléments constitutifs.* — Nous avons déjà vu que la mémoire et l'imagination jouent un rôle important

dans les hallucinations de la veille ; dans les hallucinations
des rêves, il en est de même, mais avec quelques différences
essentielles à connaître. Le rôle de la mémoire dans la
production des hallucinations du jour, est de rappeler les
objets qui ont pu impressionner dans un temps plus ou
moins éloigné, de produire la persuasion de leur existence
passée, mais non de créer une existence, et de lui donner
une actualité; tandis que, dans les hallucinations des rêves,
elle entraîne la croyance que ces objets agissent actuellement sur les sens, c'est-à-dire que les souvenirs de sensations évoqués par elle, ont la même valeur que les
sensations actuelles. Le rôle de l'imagination, dans la production des hallucinations de la veille, consiste à combiner
les impressions pour en créer des objets de sensations,
mais sans entraîner avec elle aucune croyance de l'existence ou de non existence de l'objet qu'elle a créé;
tandis que, dans les hallucinations des rêves, les réminiscences, les souvenirs de sensations évoqués par la mémoire et associés par l'imagination, sont toujours acceptés
comme des choses réelles, se passant actuellement, et
cette croyance n'est point rectifiée, comme dans la veille,
par la comparaison avec les objets extérieurs.

3° *Dans le mode suivant lequel les idées et les images se
suivent.* — Pendant la veille, nous pouvons varier à l'infini les combinaisons de la pensée, en rompre l'enchaînement, en changer la direction; au lieu que, dans le sommeil, nous ne pouvons ni continuer les illusions agréables,
ni mettre en fuite les fantômes hideux. L'imagination de
la veille, comme disaient nos ancêtres, est une république policée où la voix du magistrat remet tout en ordre;
l'imagination des songes est la même république dans
l'état d'anarchie : encore les passions font-elles de fré-

quents attentats contre l'autorité du législateur, pendant le temps même où ses droits sont en vigueur.

Voilà les analogies et les différences qui existent, soit entre les hallucinations du sommeil et les rêves, soit entre ces derniers et les hallucinations de la veille. Cet aperçu, je le sais, est fort incomplet ; mais ceux qui s'occupent des hallucinations, ceux qui s'en sont occupés, savent qu'il est difficile, pour ne pas dire impossible, de décrire les différents caractères que revêtent ces divers phéno-mènes et les conditions organiques et psychiques d'où ils dépendent, tant ces caractères sont variés, et tant ces conditions se prêtent difficilement à l'observation. Mais revenons, et voyons quelles sont les particularités des hal-lucinations des rêves qu'il importe le plus de connaître.

Très-souvent les hallucinations des rêves ont, par leur nature, quelques rapports avec la cause qui *oblige* le cer-veau à les produire : c'est ainsi qu'elles se rapportent souvent aux travaux, aux passions qui ont occupé pen-dant la veille, parce qu'ils ont laissé dans l'organe une susceptibilité à les faire naître ; c'est ainsi que les ac-tions, les impressions les plus récentes étant les plus aisées à se renouveler, ces hallucinations ne sont très-souvent qu'une reproduction de ce qui s'est passé les jours précédents, et cela d'autant plus facilement, que ces actions, que ces impressions ont agi plus fortement sur l'esprit.

Obs. 25. — Sauvages cite l'exemple d'une femme qui, ayant vu massacrer son mari et laissée elle-même pour morte, resta plusieurs mois sans pouvoir goûter un in-stant de sommeil. Dès que, vaincue par le besoin de dormir, elle fermait les yeux, elle *voyait* tous les détails de la scène horrible dont elle avait été témoin et vic-

time. Glacée de terreur , et en proie à une agitation fébrile , elle repoussait le sommeil dans la crainte de voir
reparaître ces funestes images. (Nosologie méthodique)
Willis, au rapport de Sauvages , rapporte des cas semblables.

Chez certains individus, au contraire, ces hallucinations sont quelquefois le résultat d'associations d'idées ou
de réminiscences qui se rapportent à une période de la
vie déjà éloignée.

Obs. 26. — Suivant M. Prévost, qui a publié, dans la
Bibliothèque universelle de Genève (1834, t. I), des observations psychologiques intéressantes sur le sommeil ,
le célèbre Huber , qui était aveugle depuis l'âge de 18
ans, se représentait encore dans ses rêves , à 66 ans ,
les objets visibles ; mais il était reporté au temps où il
jouissait de la vue.

Obs. 27. — Un de mes amis , dit Abercrombie, employé dans une des principales banques de Glascow en
qualité de caissier, était à son bureau , lorsqu'un individu se présenta réclamant le paiement d'une somme de
six livres. Il y avait plusieurs personnes avant lui qui
attendaient leur tour; mais il était si impatient, si bruyant,
et surtout si insupportable par son bégaiement , qu'un
des assistants pria le caissier de le payer pour qu'on en fût
débarrassé. Celui-ci fit droit à la demande avec un geste
d'impatience et sans prendre note de cette affaire. A la
fin de l'année, qui eut lieu huit ou neuf mois après , la
balance des livres ne put être établie, il s'y trouvait
toujours une erreur de six livres. Mon ami passa inutilement plusieurs nuits et plusieurs jours à chercher ce dé-
ficit : vaincu par la fatigue , il revint chez lui , se mit
au lit et rêva qu'il était à son bureau , que le bègue se

présentait , et bientôt tous les détails de cette affaire se retracèrent fidèlement à son esprit. Il se réveille la pensée pleine de son rêve , et avec l'espérance qu'il allait découvrir ce qu'il cherchait si inutilement. Après avoir examiné ses livres , il reconnut , en effet , que cette somme n'avait point été portée sur son journal, et qu'elle répondait exactement à l'erreur. (*Loco cit.* , p. 280.)

Quelquefois aussi ces hallucinations sont produites spontanément par des excitations internes du cerveau , sans qu'il soit possible de découvrir aucune liaison entre le fait produit et la cause qui lui a donné naissance. Mais ce qu'il y a surtout de plus surprenant , c'est qu'on cite quelques exemples où ce phénomène , soit par une coïncidence singulière , soit par une association d'idées fort extraordinaires, soit par une faculté plus grande de perception , soit par des rapports encore inconnus du moral et du physique , soit, enfin, par une cause *inconnue* que je ne me charge pas d'expliquer, a été l'annonce des événements imprévus qui se sont réalisés : c'est ce qu'on appelle vulgairement un *pressentiment* , une *prévision*. Je sais parfaitement que, dans ce siècle, tout ce qui ne saurait être compris ou expliqué est relégué parmi les contes de bonne-femme , et peu digne, comme on le dit, d'occuper un homme sérieux..... Je le sais ; aussi je ne veux entrer ici dans aucune discussion à cet égard : je ne fais que constater un fait , et j'en laisse l'explication à tous ceux qui voudront la chercher suivant leurs croyances et leur manière de voir. Mais, sans être taxé d'un penchant au merveilleux , ne peut-on pas dire qu'il y a des événements qui semblent sortir des lois communes? Du reste, je suis assuré qu'il y a peu de personnes qui , dans leur vie , n'aient éprouvé ce phénomène plus ou moins caractérisé. Il convient sans doute de se tenir dans une réserve prudente chaque fois qu'on examine ces faits ; mais quand ils sont rapportés par des hommes instruits et dignes de foi , le doute, comme le dit M. de Boismont , n'est plus possible , la divergence est dans l'explication.

Il y a des rêves authentiques qui ont fait connaître un événement qui se passait au moment même ou quelque temps après. L'auteur que je viens de citer en rapporte plusieurs exemples fort curieux.

Obs. 28. — Le jour de la mort de St-Martin , à Tours (an 400), St-Ambroise en fut averti dans l'église de Milan , au moment où il célébrait la messe. Il était d'usage que le lecteur vînt se présenter au célébrant avec le livre, et ne lût la leçon que lorsqu'il en avait reçu l'ordre du célébrant. Or, il arriva que le dimanche dont il s'agit , pendant que celui qui devait lire l'épître de St-Paul était debout devant l'autel, St-Ambroise, qui était à célébrer la messe , s'endormit lui-même sur l'autel. Deux ou trois heures se passèrent sans qu'on osât le réveiller. Enfin , on l'avertit du long temps que le peuple attendait : ne soyez pas troublés , répondit-il , ç'a été pour moi un grand bonheur de m'endormir, puisque Dieu a voulu me montrer un si grand miracle ; car , sachez que l'évêque Martin , mon frère , vient de mourir. J'ai assisté à ses funérailles , et, après le service ordinaire , il ne restait plus à dire que le capitule , lorsque vous m'avez réveillé. Les assistants furent dans une grande surprise. On nota le jour et l'heure, et il fut reconnu que l'instant du trépas du bienheureux confesseur avait été précisément celui où l'évêque Ambroise disait avoir assisté à ses funérailles. (Grégoire de Tours. *De miraculis St-Martini , lib. I, cap. 5.*)

Obs. 29. — Deux amis arrivent à Mégare, et vont se loger séparément. A peine l'un des deux est-il endormi, qu'il voit devant lui son ami qui, d'un air triste, lui dit que son hôte a formé le projet de l'assassiner, et qu'il vienne le plus vite possible à son secours. L'autre se réveille ; mais, persuadé qu'il a été abusé par un songe, il ne tarde pas à se rendormir. Son ami lui apparaît de nouveau, et le conjure de se hâter, parce que les meurtriers vont entrer dans sa chambre. Plus troublé, il s'étonne de la persévérance de ce rêve, et se dispose à aller trouver son ami ; mais le raisonnement, la fatigue finissent par triompher ; il se recouche. Alors son ami lui apparaît pour la troisième fois, pâle, sanglant, défiguré : malheureux, lui dit-il, tu n'es point venu lorsque je t'implorais ! c'en est fait ; maintenant venge-moi ! Au lever du soleil, tu rencontreras à la porte de la ville un charriot plein de fumier ; arrête-le, et ordonne qu'on le décharge ; tu trouveras mon corps caché au milieu : fais-moi rendre les honneurs de la sépulture, et poursuis mes meurtriers. Une tenacité si grande, des détails si suivis ne permettent plus l'hésitation ; l'ami se lève, court à la porte indiquée, y trouve le char, arrête le conducteur, qui se trouble, et, dès les premières recherches, le corps de son ami est découvert. (Cicero, *De divin.*, *lib. 1*, § *XXVII*, p. 77.)

L'exemple de personnes qui ont composé dans les rêves n'est point rare. « Quelquefois, pendant le sommeil, dit M. Adelon, se reproduisent de véritables travaux intellectuels, et que la volonté semble diriger. Il n'est personne qui, en dormant, n'ait travaillé les divers objets de ses études : Condillac dit qu'il a mûri ainsi les diverses questions de sa métaphysique. Souvent on résout alors tout à coup, avec promptitude, des difficultés de mémoire, de jugement , d'imagination qu'on n'avait pu vaincre pendant la veille, et on est souvent étonné de la fécondité de ses idées , et de la facilité avec laquelle on les exprime alors..... » (*Répert. génér. des scien. méd.*, t. XXVIII, pag. 408.) M. Moreau, de la Sarthe , rapporte un des faits les plus remarquables sous ce point de vue : c'est celui auquel on est redevable de la fameuse sonate de Tartini , connue dans le monde musical sous le nom de *sonate du diable.*

Obs. 30. — Tartini, célèbre compositeur, s'était endormi après avoir essayé en vain de terminer une sonate ; cette préoccupation le suivit dans le sommeil : au moment où il se croyait dans un rêve, livré de nouveau à son travail, et, désespéré de composer avec si peu de verve et de succès, il voit tout à coup le diable lui apparaître et lui proposer d'achever sa sonate, s'il veut lui abandonner son âme. Entièrement subjugué par cette hallucination , il continue son rêve, accepte le marché proposé par le diable, et l'entend alors très-distinctement exécuter sur le violon cette sonate tant désirée avec un charme inexprimable d'exécution ; il se réveille alors, dans le transport de son plaisir, court à son bureau, et écrit de mémoire le morceau qu'il avait terminé en croyant l'entendre. (*Mélanges de littérature.*)

Ce sont encore les hallucinations des rêves qui nous aident à comprendre toutes les histoires des sorciers et leurs visions diaboliques. « On appelait *sorciers* , dit M. Leuret, des hommes qui se donnaient au diable moyennant une certaine rétribution, soit en argent, soit en quelques secours surnaturels. Dès cette vie, les sorciers allaient au sabbat, où ils se livraient à toutes sortes de débauches ; ils pouvaient rendre malades ceux qu'ils voulaient , et

7

même envoyer un ou plusieurs diables dans le corps d'une personne : les vents, les orages, le tonnerre, étaient à leur disposition ; s'ils le commandaient, ils faisaient naître des nuées d'insectes pour ravager les récoltes ; après leur mort, ils appartenaient de droit à celui qui jusqu'alors avait été leur esclave ; ils allaient droit en enfer.... » (*Loc. cit.*, p. 239.)

De tout temps on reconnaissait bien à Satan le pouvoir de s'emparer des hommes et de les tourmenter ; mais on n'admettait pas *généralement* que les hommes pussent lui commander, et les sorciers étaient plutôt dans la tradition que dans l'actualité. Mais ce qu'on peut appeler le beau temps des sorciers ne semble arriver que vers le XVIe et surtout le XVIIe siècle : c'est alors, en effet, qu'une ignoble sorcellerie où le grotesque était mêlé au terrible, où le bizarre l'emportait sur l'effrayant, se répandit dans toute l'Europe. Les sanglantes exécutions commencèrent ; c'était un déplorable moyen qui fut sans résultat pour arrêter cet effroyable débordement de sorciers et de sorcières de toute espèce : quelle en a été la cause ? Au lieu de la chercher dans les disputes religieuses que suscita la réforme, disputes qui ébranlèrent toute la société ; au lieu de la chercher dans ces décrets terribles et ces exécutions sanglantes qui ont décuplé le nombre par l'effet ordinaire que produit la persécution, on aima mieux se jeter dans les suppositions absurdes. Un juge au Parlement de Bordeaux, Pierre de Lancre, à l'exemple des Germains, des Goths, des Scandinaves, qui donnaient le nom de sorciers aux restes malheureux des peuples qu'ils avaient vaincus, et qu'une sanglante persécution forçait à chercher un asile dans les lieux reculés, prétendait que, pendant long-temps, les sorciers n'avaient pas osé habiter les lieux peuplés, qu'ils s'étaient tenus dans les montagnes et les déserts, mais que peu à peu ils finirent par envahir beaucoup de pays. « Il faut confesser, dit-il, que comme les sorciers n'étoient jadis en tel nombre qu'aujourd'hui, et se tenoient séparés aux montagnes et déserts, et retirés ès pays de Noruegue, Danemarc, Suède, Gothie, Hislande, Livonie et autres pays du septentrion, leurs idolâtries et maléfices n'étoient si avant cognus, et tenoit-on pour fable et conte de vieille ce que l'on en disoit. Mais, depuis qu'ils ont pris place partout, habité les lieux les plus peuplés, on a commencé à les rechercher plus exactement, et on n'est plus au temps où St Augustin disoit : *hæc vel falsa sunt, vel ita rara, ut meritò non credantur.* Les inquisiteurs et les juges qui ont travaillé puis cent ans en telles procédures, ont plus esclaircy cette matière que tous autres. Les sorciers et sorcières viennent à douzaines en ce Parlement, tenant même langage par leurs confessions, et annonçant les œuvres de leur maître Satan. J'oserai dire qu'il y a plus de deux mille enfants, en labour, qui vont chaque nuit au sabbat.... » (*De l'inconstance des mauvais anges*, etc.)

L'homme de sens par excellence, Montaigne, avec sa sagacité pénétrante, ne put méconnaître un fait regardé de nos jours comme hors de doute : il vit donc des malades exaltés dans les sorciers de son temps, et il affirme « qu'en conscience, il leur eût donné plutôt de l'*ellébore* que de la *ciguë* (1). »

L'explication donnée par Mallebranche de la manière

---

(1) Tout le monde sait que, pendant long-temps, on regardait l'ellébore comme un médicament très-utile dans le traitement de la folie.

dont s'accréditent et se propagent de pareilles *folies*, me paraît juste. « Un pâtre , dit-il , raconte après souper , à sa femme et à ses enfants , les aventures du sabbat. Comme son imagination est un peu échauffée par les vapeurs du vin , et qu'il croit avoir assisté plusieurs fois à cette assemblée imaginaire, il ne manque pas d'en parler d'une manière forte et vive. Il n'est pas douteux que les enfants et la femme ne demeurent tout effrayés, pénétrés et convaincus de tout ce qu'ils viennent d'entendre. C'est un mari, c'est un père qui parle de ce qu'il a vu, de ce qu'il a fait; on l'aime et on le respecte : pourquoi ne le croirait-on pas? Ces récits se gravent profondément dans leur mémoire, ils s'y accumulent ; les frayeurs passent , la conviction demeure ; enfin la curiosité les prend d'y aller. Ils se frottent , ils se couchent ; les songes leur présentent les cérémonies du sabbat. Ils se lèvent; ils s'entre-demandent et s'entre-disent ce qu'ils ont vu ; ils se fortifient dans cette croyance , et celui qui a l'imagination la plus forte, persuadant mieux les autres , ne manque pas de régler en peu de nuits l'histoire imaginaire du sabbat. Voilà donc des sorciers achevés que le pâtre a faits ; et ils en feront un jour beaucoup d'autres, si , ayant l'imagination forte et vive , la crainte ne les empêche pas de conter de pareilles histoires...... » (*De la recherche de la vérité*, tom. I, liv. II.)

Tous les jours on observe des aliénés qui, en plein jour aussi bien que pendant le sommeil , se sentent emportés dans l'air. Les sorciers croyaient aussi aller au sabbat sur un bâton, sur un nuage, sur un bouc , sur une poule noire , sur un chat, sur les épaules d'un homme velu , armé de cornes : ils *percevaient* le mouvement du transport, à ne pas douter de sa réalité. Baluz affirme que des femmes abominables, séduites par les promesses du démon, s'en vont la nuit avec la déesse Diane, et beaucoup d'autres femmes, emportées en l'air sur des animaux, faisant en peu d'heures beaucoup de chemin. Des prévenus ont confessé devant leurs juges que, certains jours, les danses du sabbat étaient purement aériennes, et que le gazon n'était point foulé par la joyeuse assemblée (Calmeil).

Less orciers, pour être transportés au sabbat, faisaient généralement usage, avant de s'endormir, d'*opiats* qu'ils prenaient en certaine quantité ; ou bien ils se frottaient avec une *pommade* qui était composée de substances reconnues comme étant propres à donner des visions : c'étaient la ciguë, la mandragore, la jusquiame, le *datura,* le *solanum furiosum ,* etc. , qui ont encore aujourd'hui les mêmes propriétés lorsqu'on en fait usage à hautes doses. Le fait des opiats et des pommades narcotiques a été parfaitement établi. On parla à St Augustin d'un prêtre qui prétendait aller toutes les nuits au sabbat ; il voulut savoir ce qu'il en devait penser. Il vit ce prêtre, après une friction faite avec un certain onguent , tomber à terre sans connaissance et comme si le corps eût été sans âme ; puis, au bout d'un certain temps, revenir à lui , et il lui entendit raconter beaucoup de choses étranges et merveilleuses du sabbat. (*De civitate Dei*, liv. 14, ch. 24.) Rien enfin ne peut être allégué contre l'expérience de Gassendi relative aux effets des opiats narcotiques. Voulant étudier de près un berger qui passait pour sorcier , ce philosophe pria ce malheureux de l'initier dans la pratique des moyens secrets auxquels il convenait d'avoir recours pour être admis aux assemblées infernales. Le berger lui ayant proposé de partager avec lui une sorte de bol narcotique qu'il tenait d'un ami, affirma qu'après l'avoir avalé et s'être couchés, vers le minuit, vis-à-vis la cheminée, le diable, sous la forme d'un puissant chat noir, viendrait les prendre et qu'il les déposerait au sabbat. Gassendi, d'accord avec le magicien, s'étend comme lui au moment indiqué sur la planche, en substituant toutefois un peu de confiture à la portion d'opiat qui lui a été concédée. A peine son compagnon a-t-il introduit dans l'estomac la drogue dont l'usage lui est familier, que d'abord il semble comme étourdi et comme ivre, et bientôt il est plongé dans une sorte de sommeil narcotique, parlant haut, adressant la parole aux démons, à des camarades qu'il croit comme lui figurer au sabbat. Cet état dure plusieurs heures. Au réveil, le prétendu sorcier félicite Gassendi des honneurs qu'il a reçus du bouc qui présidait le sabbat, et il raconte dans les plus grands détails toutes les hallucinations de son sommeil comme autant d'impressions positives qui l'ont frappé dans l'assemblée nocturne.

Certaines hallucinations du sommeil prennent quelquefois leur source dans les impressions extérieures au cerveau; dans ce cas, elles se comportent en tout comme les autres illusions. Quelquefois pourtant, au lieu de faire partie des rêves et s'adapter à la teneur des idées qui les constituent, ce sont elles, c'est la nature des sensations qu'elles provoquent qui en déterminent l'espèce. Ainsi, si c'est un rayon de lumière qui, s'insinuant entre les paupières, a affecté l'œil, l'hallucination sera relative à des objets visibles, lumineux; si c'est un son bruyant et lugubre qui a frappé l'oreille, les voleurs, le carnage et d'autres scènes tragiques se présentent à l'instant même à l'esprit.

Les hallucinations des rêves s'effacent presque toujours

au réveil ; néanmoins, lorsqu'elles sont bien nettes, bien liées, et qu'elles n'ont trait qu'aux choses possibles, de la nature de celles qu'on éprouve étant bien éveillé, on est souvent en suspens sur leur réalité ; on aurait du penchant, pendant les premiers moments qui suivent le réveil, à croire que les choses se sont effectivement passées ainsi ; mais la comparaison, l'attention et la réflexion dissipent bien vite cette erreur.

Les hallucinations des rêves ne sauraient avoir aucune influence fâcheuse sur la conduite de ceux qui ont l'esprit parfaitement sain ; mais lorsqu'elles sont les avant-coureurs de l'aliénation mentale, ou qu'elles se manifestent chez les aliénés, elles peuvent rester profondément gravées dans la mémoire, entretenir le délire, et influer d'une manière fâcheuse sur la conduite. Voici une observation qui, sous ce rapport, présente un très-haut intérêt ; je l'emprunte à M. Calmeil :

Obs. 31. — Nous avons à Charenton, dit-il, le plus extraordinaire des visionnaires. Aussitôt que ce monomaniaque commence à dormir, le cerveau entre en travail : tantôt des hommes d'une adresse incroyable descendent silencieusement sur les nuages ou sur un ballon, se placent vis-à-vis de sa fenêtre, et le canonnent à bout-portant ; tantôt ces malfaiteurs entrent dans sa cellule pour lui voûter le dos, lui attirer les yeux hors de l'orbite, lui amputer les parties sexuelles. Ce malade est persuadé que sa tête a été complètement amputée et recollée plus de vingt fois. Pendant long-temps l'on ne se contentait pas de s'introduire dans sa chambre, on le conduisait encore sous terre, dans de vastes salles décorées magnifiquement, et encombrées comme les salles de l'opéra un jour de grande fête. Là, les femmes les plus voluptueuses excitaient ses désirs par un perfide étalage de charmes qui lui étaient sans cesse ironiquement offerts, sans jamais en réalité contribuer à son bonheur. Cet aliéné cite l'heure où vous êtes entré dans la galerie, indique votre costume, et désigne par leur nom tous les personnages qui ont pris part à ces nocturnes saturnales. Un jour, un vigoureux coup de pot d'étain, dirigé sur ma tête, faillit me faire repentir du prétendu rôle que j'avais joué sous terre la nuit précédente. (*Loc. cit.*, p. 523.)

L'étude des hallucinations dans les rêves me conduit naturellement à celles qui ont lieu dans le cauchemar.

La meilleure définition de cet état pathologique qui intéresse la psychologie autant que la médecine, a été donnée par M. Calmeil : « Le cauchemar, dit-il, est un mode de délire qui n'éclate et n'a d'existence que pendant le sommeil, et qui paraît devoir son origine, tantôt à une série de sensations anormales (*hallucinations*) nées au sein même de l'encéphale, tantôt à des sensations nées dans cet organe, sous l'influence d'impressions éloignées, et qui émanent des appareils des sens, ou de quelque organe profondément situé (*fausses sensations*). Dans le premier cas, comme dans beaucoup de rêves, tout se passe dans l'encéphale ; dans le second, les nerfs communiquent incessamment au cerveau des ébranlements plus ou moins pénibles, et qui le forcent de continuer les plus bizarres associations. » (*Loco cit.*, t. VII, p. 26.)

Les sensations que l'on peut éprouver dans le cauchemar présentent des caractères si variés, qu'il est impossible de les décrire toutes, et surtout de les classer avec méthode ; je crois néanmoins qu'elles peuvent être ramenées à deux genres principaux : les sensations qui *émanent* de quelque organe plus ou moins profondément placé, plus ou moins éloigné de l'encéphale, appartiennent à l'un; les sensations qui *naissent* au sein même de l'encéphale appartiennent à l'autre.

Dans le premier cas, l'épigastre, le foie, le cœur et les gros vaisseaux, les poumons, etc., peuvent devenir autant de foyers d'impressions qui, perçues par le cerveau et bizarrement associées, constituent le cauchemar sous la forme suivante : un individu croit voir dans son sommeil un monstre, un gros chat, un chien, un singe, un cheval monstrueux, etc., posés sur sa poitrine, son estomac ou son ventre, et l'empêchant de respirer. Pendant tout le temps que dure cet état, qui est en général fort court, la respiration est tremblante, plaintive, étouffée, imitant parfaitement les efforts pour crier; mouvements presque convulsifs; sorte de lutte; palpitations; pouls accéléré; sueur, etc.; enfin, le réveil arrive accompagné tantôt d'anxiété, de frayeurs, de sanglots et une fatigue générale, tantôt sans aucune sensation pénible. Plusieurs causes peuvent donner lieu à ce phénomène : il y a des personnes qui l'éprouvent chaque fois qu'elles prennent leur repas un peu trop tard, ou une trop grande quantité d'aliments; il y en a d'autres chez lesquelles une gêne réelle de la respiration, produite par une maladie du cœur, l'asthme, l'hydrothorax, l'hydropéricardite, etc., ou bien une lésion organique du foie, de l'estomac, etc., déterminent ce phénomène (1); chez d'autres, enfin, il est impossible de

─────────

(1) La plupart des vieillards asthmatiques, dit M. Calmeil, sont sujets à des réveils en sursaut, et ressentent en dormant des sensations inexprimables vers la poitrine. Un sujet que nous avons souvent exploré, et dont le foie est volumineux, éprouve constamment les angoisses du plus violent cauchemar chaque fois qu'il se couche sur le côté gauche. (*Loco cit.*, p. 29.)

décider d'une manière positive si cet état résulte d'une cause inhérente à l'encéphale, ou d'une action sympathique provenant d'un autre organe; mais en général le cerveau percevant douloureusement l'état de malaise des organes affectés, et cette sensation n'étant pas assez forte pour causer le réveil subit, le force de continuer une association des idées les plus bizarres et les plus fantastiques.

Dans le second cas, une grande irritabilité du système nerveux, les excès de veilles, les terreurs religieuses, les chagrins profonds, les émotions vives, les contes fantastiques avec lesquels on effraie les enfants, etc., peuvent, par une action directe sur l'encéphale, concourir immédiatement à la production des hallucinations de la veille. Les sensations anormales qui constituent cette espèce de cauchemar, et les formes les plus ordinaires de ce phénomène, sont très-curieuses à étudier. Voici celles qui, de l'avis de tous les auteurs, sont observées le plus souvent : le sujet rêve qu'il s'est endormi sur le bord d'un précipice, que le feu a pris à son lit, que les voleurs se sont introduits dans son appartement, qu'il est condamné à mort, etc. ; il *voit* le précipice dans lequel il va tomber, il *voit* le feu et en *sent* la chaleur, il *entend* les voleurs combiner leurs plans, il *assiste* à tous les préparatifs du supplice, etc., et rien ne peut l'arracher au péril !..... L'imminence du danger le jette dans une cruelle perplexité; car il ne peut ni bouger, ni crier, ni fuir : s'il veut crier, il sent que sa voix est étranglée dans son gosier; s'il veut fuir, ses pieds semblent avoir pris racine au sol; s'il veut bouger, une puissance irrésistible le cloue sur place; enfin, il s'éveille baigné de sueur, plein d'agitation et de terreur, jusqu'à ce que les sensations réelles lui fassent apprécier à leur juste valeur ces impressions bizarres et ces frayeurs imaginaires.

M. Brière-de-Boismont a observé deux autres variétés de cauchemar fort curieuses : la première consiste dans la sensation de voltiger dans les airs ; la seconde de voler ras de terre.

Obs. 32. — Un écrivain distingué croyait voltiger dans les airs. Nous l'avons vu dans ses accès , dit cet auteur, poussant des cris inarticulés , les cheveux hérissés , les traits étendus , la figure peignant l'effroi. Lorsqu'il commençait à parler, il disait : quelle chose étonnante ! je vole comme le vent ; je rase les précipices, les montagnes.... Et, plusieurs secondes après son réveil, il s'imaginait encore planer dans l'espace. (De Boismont , *loco cit.*, p. 205.)

Une espèce de cauchemar que nous avons assez souvent observée, ajoute plus loin le même auteur, consiste dans la sensation de voler ras de terre ; on se sent emporté avec une rapidité extrême ; mais l'ennemi ou le danger qu'on fuit à tire-d'aile vous poursuit avec la même vitesse , toujours prêt à vous atteindre. L'inquiétude vous réveille , et vous vous trouvez fatigué comme si vous veniez de faire une longue course. (*Loco cit.*)

Le songe vénérien , ὀνειρώσσειν (Hippocrate) , ὀνειρογονός (Cœlius-Aurelianus), complique très-souvent le cauchemar ; les auteurs en rapportent plusieurs cas très-bien caractérisés. En voici un que j'ai eu l'occasion d'observer.

Obs. 33. — J'ai traité un jeune homme, sujet à des pertes nocturnes si fréquentes, qu'elles l'avaient jeté dans le marasme. Comme je savais positivement, par un de ses amis, qu'il s'était livré à l'onanisme, je lui en fis l'observation ; il me répondit qu'il y avait déjà plus de quinze mois qu'il avait perdu cette pernicieuse habitude , et qu'actuellement ces pollutions étaient involontaires. Enfin , en le questionnant , j'appris que ces pertes se liaient presque toujours à des hallucinations du sommeil qui prenaient parfois le caractère du cauchemar : il *voyait* une femme , il l'*entendait* s'approcher de son lit , il la *sentait* s'appuyer sur sa poitrine......., et, quelques secondes après, les organes de la génération se trouvant excités par la présence de cet être imaginaire , la perte amenait la fin du sommeil.

Ce sont encore les hallucinations dans le cauchemar qui nous expliquent tout ce qui est relatif aux *vampires*, et surtout aux *incubes* et aux *succubes*, dont la superstition et l'ignorance ont raconté tant de faits merveilleux : les chroniques de beaucoup de peuples, l'histoire de presque toutes les religions ont enregistré quelques-unes de ces hallucinations qui ont servi de grands sujets d'étude livrés aux savants par les fous. Les médecins des siècles les plus reculés ont toujours cherché à les expliquer naturellement; mais comme ils n'osaient pas l'affirmer publiquement, de peur de tomber entre les mains de *jugeurs de sorciers*, ces croyances étaient devenues pour ainsi dire un acte de foi. Bodin , ce fameux persécuteur de sorciers, se fâchait fort contre les médecins de son temps, et disait : « les médecins disent que les incubes et succubes sont *éphialtes* et *hyphialtes* ou enflures de rate , et, par ce moyen, ils démentent la loi de Dieu , et tiennent les hommes en aveuglissement et ignorance , et sont cause de l'impunité des plus grandes méchancetés du monde...... » (*Démon des sorciers*, p. 214.) Aujourd'hui , ces sortes d'hallucinations deviennent tous les jours plus rares ; néanmoins on peut en observer encore quelques exemples curieux chez les aliénés, exemples qui sont en tout semblables à ceux décrits par les démonographes, et qui nous font voir que tous ces faits jadis surnaturels ne sont que des hallucinations du toucher interne et externe, compliquées parfois de celles de la vue et de l'ouïe.

Personne n'ignore le scandale que causèrent en peu de temps les *vampires* en Suède, Russie, Pologne, Bohème, Hongrie, etc. Beaucoup d'individus qui en furent atteints *voyaient* dans leur sommeil s'avancer sur eux l'ombre de quelque proche nouvellement enterré, le sentaient s'appuyer sur leur poitrine et sucer leur sang. De nos jours, on en observe quelques exemples : en voici un qui a été rapporté par M. Calmeil.

Obs. 34. — Une religieuse déjà âgée fait sentinelle une partie de la nuit, enfermée dans ses rideaux qu'elle secoue cent fois par heure pour effrayer un prétendu vampire. S'endort-elle? cet être affamé s'empare de ses mamelons, et épuise le plus pur sang qui coule dans ses veines. Tandis qu'elle veille, elle l'aperçoit encore sucer le sang et la vie de quelques malheureux enfants. (*Loco cit.*, art. *hallucination*, p. 530.)

Incube, nom que les démonographes donnent au démon quand il emprunte la figure d'un homme pour avoir commerce avec une femme, et *succube*, qui prend la figure d'une femme séduisante, et qui, dans cet état, livre ses charmes à des hommes qui lui sont vendus, ont eu aussi leur dégoûtante célébrité. « Partout, dans l'histoire, dit M. Leuret, on les trouve établis. Chez les Juifs, ils s'appellent Asmodée, Haza, Lilith, prince des ténèbres. Chez les Grecs et les peuples d'Orient, ce sont les sirènes, les nymphes, les oréades, les dryades, les néréides, les satyres, les sylvains, les faunes. Lors de la découverte de l'Amérique, il y avait, dans cette nouvelle partie du monde, un incube très-célèbre et très-redouté : c'était le dieu Cocoto. Pour les Chrétiens, c'est le diable sous mille formes diverses, qui se plaît surtout, au dire de St Antoiñe, à tourmenter les religieux et les vierges consacrées à Dieu. Zacchias ajoute que cet esprit immonde ne tourmente pas moins les femmes difformes et laides, ce qui se conçoit parfaitement. » (*Loco cit.*, p. 258.) Boguet, dans son *discours des sorciers*, dit que Jacquema Saget a avoué qu'elle a eu commerce avec le diable ; qu'il était alors sous la forme d'un mouton, portant des cornes, etc. F. Sécretain a reçu les faveurs du diable sous la forme d'une poule, d'un chat, d'un chien, etc., etc. Les inquisiteurs de Sardaigne livrèrent aux flammes une jeune fille qui servait d'épouse à Satan, et qui fut convaincue jusqu'à la mort que cet amant la sauverait du bûcher. Le même tribunal a fait mourir aussi des individus qui se disaient unis conjugalement, depuis 40, 50 ans, avec des succubes (Pic de la Mirandole). Sprenger a vu un malheureux qui, même auprès de sa femme, se croyait uni à un diable succube, que personne autre que lui ne pouvait apercevoir, et qui, en présence de tout le monde, exécutait les mouvements du coït : l'état des organes génitaux prouvait que l'illusion était complète. Bodin (*loco cit.*) raconte qu'il y eut à Rome, en une seule année, 82 personnes possédées par l'incube : ce démon était envoyé par les Juifs que le pape régnant à cette époque haïssait à mort. Cœlius-Aurelianus (*chronic. morb.*, *lib. 1*, *cap. III, de incubone*; Lyon) parle également de l'épidémie d'incubes qui affligea la ville sainte. De nos jours, plusieurs aliénés se plaignent, le matin, d'être épuisés par des femmes abominables qui viennent la nuit partager leur lit, et provoquer des pertes irréparables. Quant aux cohabitations avec le démon, elles sont on ne peut plus rares; cependant M. Macario, dans ses *études cliniques sur la démonomanie*, en a rapporté plusieurs exemples; en voici un :

Obs. 35. — Marguerite G... est une grande femme âgée de 59 ans, maigre et sèche, d'une figure riante. Elle a toujours été très-dévote et très-pieuse, et, lorsqu'elle avait quelques instants libres, elle les passait à l'église ou au cimetière, à prier Dieu pour le repos des trépassés. Elle est entrée à Maréville, le 7 Avril 1842.

Cette pauvre femme, lors de la suppression des règles à son retour d'âge, a perdu la tête. Elle prit en haine ses parents, s'imaginant que ceux-ci voulaient la faire périr par le poison; heureusement que, pour déjouer leur coupable projet, trois curés, aussi purs que le soleil, ont établi leur demeure au-dessous d'elle pour veiller à sa sûreté. Lorsque la nourriture qu'on lui présentait était empoisonnée, ils l'avertissaient de n'en pas manger. Ces trois curés la veillaient de leur personne à tour de rôle. Ses parents, voyant que le poison ne leur réussissait pas à cause de la vigilance des curés, se sont adressés à l'enfer, et ont suscité contre elle les démons; depuis lors, les diables la poursuivent et la tourmentent nuit et jour.

La nuit, à peine le sommeil appesantit ses paupières, qu'ils viennent la réveiller en sursaut, la menacent, lui tiennent des propos obscènes, grimpent sur elle, portent leurs mains sur les parties les plus secrètes de son corps. La chair est faible : elle cède et se livre avec eux aux jouissances de l'amour; elle en est épuisée et anéantie de fatigue. Ces démons fornicateurs lui paraissent tantôt sous forme d'éclairs, tantôt sous forme de jolis garçons, étalent à ses yeux toutes leurs nudités, et lui poussent leurs excréments à la figure.

Pendant le jour, elle est plus calme et plus tranquille : aussi dans la nuit appelle-t-elle de tous ses vœux les rayons du soleil ; alors elle s'assoupit, et, dans son sommeil, Dieu et la bienheureuse vierge Marie lui apparaissent en songe, la consolent, l'exhortent à la patience, et lui inspirent du courage. (*Annales médico-psychologiques;* Mai 1843.)

Le cauchemar est ordinairement sporadique ; mais il est positif (ainsi que le prouvent plusieurs épidémies de vampires, sorciers, incubes, succubes, etc., qui ravagèrent les différents pays) qu'il peut, sous l'influence d'une cause morale puissante, attaquer à la fois un grand nombre de personnes. L'observation suivante, communiquée par M. le docteur Parent, en est un des plus curieux exemples.

Obs. 36. — Le premier bataillon du régiment de Latour-d'Auvergne, dont j'étais chirurgien-major, dit le docteur Parent, se trouvant en garnison à Palmi, en Calabre, reçut l'ordre de partir à minuit de cette résidence pour se rendre en toute diligence à Tropea, afin de s'opposer au débarquement d'une flottille ennemie qui menaçait ces parages. Comme le bataillon était venu du point le plus éloigné, et était arrivé le dernier, on lui assigna la plus mauvaise caserne, et 800 hommes furent placés dans un local qui, dans les temps ordinaires, n'en aurait logé que la moitié. C'était une vieille abbaye abandonnée. Les habitants nous prévinrent que le bataillon ne pourrait rester dans ce logement, parce que toutes les nuits il y revenait des esprits, et que déjà d'autres régiments en avaient fait le malheureux essai. Nous ne fîmes que rire de leur crédulité ; mais quelle fut notre surprise d'entendre, à minuit, des cris épouvantables retentir en même temps dans tous les coins de la caserne, et de voir tous les soldats se précipiter dehors et fuir épouvantés ! Je les interrogeai sur le sujet de leur terreur, et tous me répondirent que le diable habitait dans l'abbaye ; qu'ils l'avaient vu entrer par une ouverture de la porte de leur chambre, sous la forme d'un très-gros chien à longs poils noirs qui s'était élancé sur eux, leur avait passé sur la poitrine avec la rapidité de l'éclair, et avait disparu par le côté opposé à celui par lequel il s'était introduit.

Nous séjournâmes tout le jour à Tropea, et, la ville étant pleine de troupes, nous fûmes forcés de conserver le même logement ; mais nous ne pûmes y faire coucher les soldats qu'en leur promettant de passer la nuit avec eux. Je m'y rendis, en effet, à 11 heures et demie du soir avec le chef de bataillon ; les officiers s'étaient, par curiosité, dispersés dans chaque chambrée. Nous ne pensions guère voir se renouveler la scène de la veille ; les soldats, rassurés par la présence de leurs officiers qui veillaient, s'étaient livrés au sommeil, lorsque, vers une heure du matin et dans toutes les chambres à la fois, les mêmes cris de la veille se renouvelèrent, et les hommes qui avaient vu le même chien leur sauter sur la poitrine, craignant d'être étouffés, sortirent de la caserne pour n'y plus rentrer. Nous étions debout, bien éveillés et aux aguets pour observer ce qui arriverait, et, comme il est facile de le supposer, nous ne vîmes rien paraître. (*Grand dictionnaire des sciences médicales*, art. *incube.*)

Les hallucinations déterminées par le cauchemar, chez des personnes douées d'un esprit sain, n'entraînent ordinairement aucun résultat fâcheux : elles cessent avec le réveil. Mais il peut arriver quelquefois qu'elles laissent dans le cerveau les traces les plus funestes , se continuent dans l'état de veille , et sont prises pour des réalités. En voici un remarquable exemple.

Obs. 37. — L'individu qui fait le sujet de cette observation éprouve d'abord, pendant la nuit, tous les symptômes du cauchemar : ils cessent ; mais pendant un, deux ou trois des jours suivants , à l'instant où il fixe une personne , ou bien pendant qu'il mange, il *voit*, au lieu de cette personne , l'*être* fantastique dont l'image l'a tourmenté pendant la nuit ; il éprouve un sentiment de malaise qui se peint sur ses traits profondément décomposés; sa respiration s'accélère et devient gênée; il exécute des mouvements de déglutition , comme lorsqu'on éprouve un sentiment de strangulation par la présence d'un corps étranger dans l'œsophage. S'il parlait au moment où la *vision* lui apparaît , il se tait ou parle avec difficulté , avec distraction, comme un homme frappé subitement d'un souvenir effrayant ou de la vue d'un objet qui inspire la crainte. (Boisseau , *dictionn. abrégé des sciences médicales* , art. *cauchemar*.)

Dans d'autres cas , d'après les observations de beaucoup de médecins d'aliénés , et notamment de M. Calmeil (*loc. cit.*, art. *cauchemar*), il n'est pas rare de voir le délire monomaniaque emprunter au cauchemar ses principaux éléments. Pendant le jour , il n'existe aucune lésion des sens ; mais le malade raconte avec effroi tout ce qu'il a souffert pendant la nuit , et l'interprétation qu'il donne aux sensations pénibles qui l'obsèdent pendant son sommeil, l'entraînent dans de continuelles divagations, et à des actes qu'il faut parfois soigneusement réprimer.

2° Des hallucinations dans l'ivresse et le delirium tremens.

On donne le nom d'*ivresse* aux phénomènes variés que détermine l'ingestion des boissons fermentées et alcooliques, des narcotiques et de quelques poisons, à partir du moment où leur action commence à ébranler la volonté, jusqu'à celui où elle amène le délire le plus prononcé, un sommeil involontaire, et même la mort.

Les boissons fermentées et alcooliques sont devenues, par l'habitude, des besoins de première nécessité pour la plupart des peuples. Prises en quantité modérée; elles ont pour effet habituel d'activer la circulation générale, d'augmenter la chaleur de la peau et les forces du corps, et enfin de procurer un bien-être général qui se manifeste par de la gaîté, par la tournure plus facile et plus variée des idées, par l'oubli des passions tristes, etc.; mais, bues jusqu'à l'excès, elles amènent tous les phénomènes de l'ivresse : l'agitation physique et morale, la loquacité, le délire, et enfin l'accablement. un sommeil irrésistible, et quelquefois un coma profond qui peut conduire à la mort.

Les opinions des physiologistes varient sur le mode d'action de ces boissons. Les uns croient que les phénomènes de l'ivresse doivent être attribués à l'impression que transmettent au cerveau les extrémités des nerfs en contact avec les boissons enivrantes (Brodie, Broussais); ils s'appuient principalement sur les effets de ces boissons, dont l'action est si instantanée, qu'il est difficile d'admettre que l'absorption en ait été effectuée. Mais les dernières expériences de MM. Magendie, Segalas, Fodera, Müller, Emmert, Rapp, etc., ont fait voir avec quelle incroyable rapidité les substances déposées sur une surface sont absorbées et portées sur des organes éloignés ; aussi démontrent-ils que les boissons enivrantes sont absorbées et portées par la circulation sur les centres nerveux dont elles modifient l'action. D'autres, enfin, avec raison, ce me semble, attribuent les effets de ces boissons à leur action locale et à l'absorption : c'est même sur cette double action que s'appuie M. Orfila pour expliquer la différence qu'il signale entre les phénomènes de l'empoisonnement par l'opium qui n'enflamme pas l'estomac, et ceux de l'empoisonnement par l'alcool.

L'action des boissons enivrantes sur l'organisme de l'homme est trop connue pour que j'y insiste ; je ne veux que dire quelques mots des effets de ces boissons sur le système nerveux.

Il faut distinguer dans l'ivresse produite, soit par les boissons fermentées, soit par les boissons alcooliques, trois degrés : cette division est indispensable pour cette étude. Le premier degré est caractérisé par la vivacité plus grande dans l'exercice des facultés intellectuelles et affectives ; le second degré est caractérisé par le trouble de l'intelligence, par le délire plus ou moins prononcé qui prouve que l'homme n'est plus guidé par sa raison ; le troisième, enfin, est caractérisé par l'accablement, le sommeil irrésistible, l'occlusion complète de toutes les facultés, et un coma qui, d'après de nombreux exemples, peut se terminer par la mort. Tous ces phénomènes, bien qu'en général ils aient une physionomie analogue, peuvent pourtant différer entre eux suivant les individus et suivant la nature de la boisson enivrante. Mais, quoi qu'il en soit, lorsqu'on est parvenu au second degré de l'ivresse, alors que l'excitation portée au cerveau, excitation qui semble animer toutes les images qui s'y trouvaient déposées, se manifeste par le trouble de l'intelligence, l'homme commence de vivre dans un monde fantastique : il entend des paroles que personne ne prononce ; il palpe des corps qui n'existent pas ; son goût et son odorat le trompent aussi. Le second degré de l'ivresse est seul propice aux hallucinations et aux illusions des sens ; l'activité cérébrale très-grande mais mal coordonnée, en donne la raison. Le premier degré ne peut donner lieu qu'à quelques illusions très-passagères ; la raison les juge encore et les apprécie. Quant au troisième, il est peu favorable à la production d'actes intellectuels, quelle que soit leur nature ; le cauchemar est peut-être le seul qui vient, vers la fin du sommeil, s'ajouter au malaise qui suit l'ivresse complète.

Les illusions des sens sont beaucoup plus fréquentes dans l'ivresse que les hallucinations proprement dites. Dans l'ivresse, les objets paraissent doubles ; on juge mal les distances ; on veut saisir ce qui est éloigné ; on méconnaît ses amis, ses parents, on les prend pour des spectres, des monstres ; on se trompe facilement sur la nature des boissons et des aliments auxquels on attribue le goût et l'odorat qu'ils n'ont pas, etc.

Les hallucinations qu'on observe dans l'ivresse paraissent être plus fréquentes pour les sens de la vue et de l'ouïe que pour les autres ; elles sont même plus persistantes que les illusions. J'ai vu deux exemples d'hallucinations dans l'ivresse, tous les deux de la vue et de l'ouïe ; les individus qui les ont éprouvées ont cru à leur réalité pendant quelques jours. Je vais rapporter celui qui me paraît le plus curieux.

Obs. 38. — En 1842, on est venu me prier d'aller voir un jeune homme des environs, malade depuis 24 heures, après une longue séance au cabaret. Voici ce qu'il ma dit, avec une conviction parfaite, de la cause de sa maladie : « J'étais, avec deux de mes amis, à boire, le dos tourné vers l'âtre d'une cheminée ; nous étions à notre septième ou huitième bouteille de vin, lorsqu'en me retournant, j'ai *aperçu une main* qui me mettait quelque chose dans le verre. J'en ai fait l'observation à mes camarades qui m'ont assuré que je m'étais trompé ; mais au moment où je vidais le verre, j'ai *entendu rire dans la cheminée*, et quoique je n'aie pas pu voir la personne qui riait, je l'ai reconnue pour L.... qui est mon ennemi, et qui est venu me jeter du tabac dans le verre ; aussi, depuis, je ne fais que vomir, etc.» Les parents du malade m'ont assuré que L.... était absent depuis huit jours. La diète, le repos de trois jours, et un purgatif, ont suffi à la guérison du malade ; mais il a persisté, pendant plusieurs jours, à croire à la réalité de sa vision.

Les narcotiques, et principalement l'opium et les préparations enivrantes des Orientaux, ont des effets qui se rapprochent des boissons que je viens d'étudier ; ils produisent également une surexcitation, l'ivresse et le coma. La seule différence qui les distingue des boissons enivrantes des Européens, c'est qu'ils ont pour effet principal un état particulier d'extase qui les fait avidement rechercher par ces peuples.

Lorsque l'*opium* est pris habituellement à haute dose, il provoque une sorte d'ivresse qui est mêlée, dit-on, de beaucoup de charmes : l'augmentation de la chaleur, l'exaltation des sens, les sensations les plus agréables, les songes voluptueux, le réveil des désirs vénériens (1), et

---

(1) On sait qu'un des effets de l'opium à haute dose, est la conges-

une sorte d'excitation cérébrale que cette substance ne
manque jamais de produire, font la base de toutes les fé-
licités si avidement recherchées par les Orientaux. Mais
si l'usage habituel ou prolongé de l'opium peut déterminer les hallucinations les plus variées, il est des cas
particuliers où cette substance produit les mêmes effets
sans que les personnes en eussent fait un long emploi, et
quelquefois même à la première fois qu'elles en prennent.
Tous les médecins connaissent ces effets ; tous ont dû les
avoir observés chez des malades auxquels on fait prendre•
des doses notables de ce médicament. Les personnes,
d'ailleurs bien portantes, qui prennent cette substance,
soit pour combattre l'insomnie qui suit les travaux intellectuels prolongés, soit pour prévenir quelque souffrance
physique, peuvent aussi éprouver ce phénomène de la
première dose. En voici un exemple :

OBS. 39. — Le docteur Grégory était allé, par mer, dans
le nord de l'Angleterre, rendre visite à une dame de ses
parentes à laquelle il portait un vif intérêt, et qui était
dans un état avancé de consomption. En revenant, il prit
une dose modérée de laudanum pour prévenir le mal de
mer. Il était couché dans la cabine, lorsque la figure de sa
parente se présenta à lui si distinctement, qu'on aurait cru
qu'elle était vivante. Il était tout-à-fait éveillé, et convaincu que l'hallucination était produite par l'opium ; mais
pendant long-temps il ne put la bannir de ses yeux. (Abercrombie, *loc. cit.*, p. 390.)

---

tion cutanée, une sorte de fluxion capillaire bien manifeste : cette
congestion se remarque surtout aux lèvres, aux mamelons ; et
vraisemblablement l'érection du pénis, qu'on observe sur plusieurs
individus, est une des causes des rêves voluptueux si recherchés
par les Orientaux.

La belladone, la mandragore, le *datura*, et presque toutes les autres plantes de la famille des *solanées*, jouissent aussi de la propriété de donner des hallucinations. Je vais en dire quelques mots.

La *belladone*, portée à une dose toxique, donne lieu à un groupe de symptômes parmi lesquels les hallucinations se font remarquer par leur nombre et leur variété. Ce groupe de symptômes, à en juger par les descriptions des démonographes, ressemble beaucoup à celui qu'éprouvaient les sorciers lorsqu'ils croyaient aller au sabbat, ainsi que tous ceux qui avaient pris de l'*herbe*, comme on le disait alors. Aujourd'hui comme alors, les mêmes causes produisent les mêmes effets ; et, si l'on veut juger par quelques observations d'empoisonnement que possède la science, on comprendra facilement toutes les histoires du XVIe et du XVIIe siècles, racontées avec tant de bonne foi, et acceptées avec tant de naïveté. Les toxicologistes ont été plus heureux que les *jugeurs de sorciers* ; aussi, aujourd'hui, l'usage de ces végétaux ne sort guère du domaine médical.

D'après les faits observés par M. Gauthier (*Journ. gén. de méd.*, t. XLVIII, p. 329), relatifs aux 150 soldats français qui s'empoisonnèrent avec des baies de belladone, et une observation de M. Sarlandrière (*Journ. univ. des sc. méd.*, t. XXII, p. 328), relative à l'empoisonnement, chez deux individus, par la décoction de belladone, de jusquiame et de pavot, donnée en lavement, les symptômes qui se sont manifestés sont les suivants : nausées, sécheresse et constriction du gosier et de la bouche, embarras de la tête, céphalalgie, vertiges, éblouissements et confusion de la vue, tuméfaction et rougeur de la face ; globe de l'œil injecté et saillant regard fixe, hébété ou hagard, quelquefois ardent et furieux ; *hallucinations diverses* ; délire léger d'abord, puis plus intense, ordinairement gai ou marqué par des extravagances, des ris immodérés, des gesticulations ridicules et nombreuses, ou une loquacité intarissable. La plupart des soldats observés par M. Gauthier, *cherchaient continuellement à saisir quelque chose d'imaginaire sur les habits de leurs camarades ou des assistants.* Chez l'un des malades de M. Sarlandrière, le délire eut quelque chose de singulier : ce fut un véritable état de somnambulisme. Pendant 24 heures, cet homme fut insensible à tous les objets extérieurs, occupé uniquement à faire tous les gestes de son état de tailleur, comme s'il eût travaillé réellement; plus tard, il eut des *hallucinations, parlant comme s'il eût suivi une conversation avec un interlocuteur.*

La *mandragore*, autrefois fameuse parce qu'elle était employée, par les magiciens et les sorciers, pour donner des hallucinations bizarres et troubler la raison, se range à côté de la belladone pour ses propriétés toxiques ; elle est toutefois moins active que cette dernière.

Le *datura-stramonium*, dont l'usage s'accompagne toujours d'hallucinations singulières, de visions fantastiques, a été nommé jadis *herbe aux sorciers, herbe au diable.* C'est avec une espèce de *datura* que les Indiens, sous le nom de *bangues*, les Arabes et les Turcs, sous le nom de *maslac*, préparent des philtres amoureux; c'est encore de cette même plante que se servaient les sorciers pour faire assister les pauvres patients aux bacchanales du sabbat ; c'est par le même moyen que les enchanteurs procuraient aux amants des jouissances imaginaires.

Le *datura* est, de toute la famille des solanées, celle qui provoque les hallucinations avec le plus de promptitude et d'énergie. M. Moreau, de Tours (*Mém. sur le trait. des hal. par le datura*), a voulu profiter de cette action pour le traitement des hallucinations primitives ; mais cette méthode *substitutive* n'a trouvé, à ce que je crois, que bien peu de prôneurs ; le *datura* ne saurait avoir la vertu de cette arme des anciens temps, qui guérissait les blessures qu'elle avait faites.

Les autres solanées ont des propriétés analogues à celles que je viens d'étudier ; leur influence dans la production des hallucinations est peut-être moins marquée que celle de la belladone, de la mandragore, et surtout du *datura* : cette étude serait donc sans intérêt. Il me reste encore à dire quelques mots d'une substance en grand usage en Orient, substance sur laquelle l'attention a été appelée depuis quelques années, et qui a été, il y a peu de temps, expérimentée à Paris : je veux parler du *hachisch*.

Le *hachisch* est un extrait de la fleur de chanvre (*canabis indica*), que l'on fait cuire avec du beurre, des pistaches, des amandes et du miel, de manière à former une espèce de confiture assez ressemblante à la pâte d'abricots, et d'un goût, dit-on, qui n'est pas désagréable (1). Cette

---

(1) M. Louradour, pharmacien à Paris, a présenté dernièrement (Juillet 1847), à la Société de pharmacie, trois préparations de *hachisch* : 1° *Poudre de hachisch*, composée tout simplement des feuilles et des fleurs de la plante, desséchées et broyées le plus finement possible. Cette poudre est très-active quand elle est récente, et c'est la forme sous laquelle on la fume en Orient ; 2° *Extrait gras du hachisch*, qui se prépare en faisant bouillir les feuilles et les fleurs de la plante fraîche avec de l'eau à laquelle on ajoute une certaine quantité de beurre frais. Le tout étant réduit par évaporation à la consistance d'un sirop, on passe à travers un linge. On obtient ainsi le beurre chargé du principe actif, et for-

substance, d'après les recherches de MM. Lenglès, Michaud, de Sacy, Aubert-Roche, etc., paraît avoir joué un rôle fort important dans le moyen âge. Il est aujourd'hui parfaitement démontré que c'était du *haschisch* dont se servait un prince du Liban, connu dans l'histoire sous le nom de *Vieux de la montagne*, pour enivrer ses seïdes et les attacher à lui en leur faisant éprouver toutes sortes de jouissances. Quelques étymologistes prétendent que c'est de là que vient le mot assassin, — *hachaschin* (mangeur de *hachisch*).

M. le docteur Moreau, de Tours, a fait, en 1837, un voyage en Orient, et là, ayant remarqué que les mangeurs de *hachisch* avaient des hallucinations toutes particulières, il l'a expérimenté sur lui-même. Voici le résumé de ses expériences :

1° Il ne se développe de symptômes physiques appréciables qu'autant que la dose du *hachisch* a été très-élevée. Une dose modérée modifie profondément les facultés morales, sans que l'éveil soit, pour ainsi dire, donné à la sensibilité organique.

2° L'action du *hachisch* s'exerce sur toutes les facultés à la fois. Elle se signale par un surcroît d'énergie intellectuelle, la vivacité des souvenirs, une conception plus rapide, etc. Insensiblement elle arrive à produire, dans la

---

tement coloré en vert. Cet extrait exhale, à l'état frais, une odeur nauséabonde *sui generis*, que les Orientaux masquent en aromatisant avec forte essence de rose ou de jasmin. Cet extrait se prend à la dose de 3 ou 4 grammes dans une tasse de café noir.

3° *Dawamesk* qui est composé d'une certaine quantité d'extrait gras mélangé intimement avec des pistaches, de la farine d'amandes douces et du sucre. Le *dawamesk*, assez agréable au goût, se prend à la dose de 30 grammes, soit dissous dans une tasse de café à l'eau, soit en nature et sans aucune préparation.

volonté, dans les instincts, un tel relâchement, que l'on devient le jouet des impressions les plus diverses ; de telle sorte qu'il dépendra entièrement des circonstances dans lesquelles on se trouve placé, des objets qui frappent les yeux, des paroles qui arrivent à l'oreille, etc., de faire naître les plus vifs sentiments de gaîté ou de tristesse.

3° Au commencement de l'intoxication, tout en conservant la conscience la plus parfaite de soi-même, le pouvoir d'analyser jusqu'à la moindre sensation, on se sent comme emporté dans une rêvasserie pleine de charmes, et à laquelle on aime à s'abandonner. Une nouvelle existence nous pénètre pour ainsi dire, nous enveloppe de toutes parts ; les rêves des fantômes de l'imagination nous arrachent à nous-même ; nous sentons que nous passons du monde réel dans un monde fictif, imaginaire.

4° C'est à cette disposition d'esprit, autant qu'à l'extrême rapidité avec laquelle se succèdent les idées, les sensations, les désirs, etc., que l'on doit attribuer, selon M. Moreau, l'impossibilité où l'on est bientôt de mesurer le temps qui nous semble se traîner avec une lenteur désespérante.

5° A cette période de l'intoxication, alors qu'une effervescence incroyable s'empare de toutes les facultés morales, un phénomène psychique se manifeste, le plus curieux de tous peut-être, et qu'il est difficile de caractériser convenablement : c'est un sentiment de bien-être physique et moral, de contentement intérieur, de joie intime ; bien-être, contentement, joie indéfinissable que l'on cherche vainement à comprendre, à analyser, dont on ne peut saisir la cause. On se sent heureux, on le dit, on le proclame avec exaltation ; on cherche à l'exprimer par tous les moyens que l'on a en son pouvoir ; on le répète à satiété ; mais pour dire comment, en quoi l'on est heureux, les mots manquent pour l'exprimer et pour s'en rendre compte à soi-même.

6° La sensibilité générale, les sens de la vue, de l'ouïe, du toucher, etc., acquièrent une énergie inaccoutumée, et qui peut devenir la source d'illusions et même d'hallucinations multipliées. La musique la plus grossière, les simples vibrations des cordes d'une harpe, vous exaltent jusqu'au délire, ou vous plongent dans une douce mélancolie.

Tels sont les effets immédiats des boissons spiritueuses; fermentées ou narcotiques, ainsi que de quelques substances employées en Orient. Mais, dans beaucoup de circonstances, les modifications réitérées que leur abus imprime au système nerveux, finissent par amener des lésions graves dans les fonctions de l'intelligence et du mouvement : je veux parler du *delirium tremens*.

, Le *delirium tremens*, tel que je le comprends, et qui offre pour principaux caractères le délire plus ou moins prononcé, le tremblement des membres, de la langue et des lèvres, l'incertitude de la voix, le défaut plus ou moins complet de sommeil, etc., est toujours provoqué par l'abus, soit des boissons spiritueuses et fermentées, soit des breuvages opiacés et narcotiques si usités en Orient. Les autres espèces de délire que quelques auteurs ont voulu comprendre sous une même dénomination de *delirium tremens*, ne sauraient lui appartenir tout autant, à cause de leur origine que de leurs principaux symptômes. Ainsi, le délire nerveux des amputés, le tremblement mercuriel, etc., reconnaissent une cause particulière, et présentent une physionomie propre qui ne permettent pas de les rapprocher du *delirium tremens* ; ce dernier se rapproche plutôt de la folie que de toute autre maladie.

Le *delirium tremens*, produit par l'abus prolongé des boissons alcooliques et fermentées, me paraît présenter une analogie parfaite avec celui qui reconnaît pour cause l'abus de l'opium, des plantes narcotiques, du *hachisch*, etc. C'est la raison par laquelle j'ai cru pouvoir les réunir sous la même dénomination, contrairement à l'avis des auteurs pour lesquels le *delirium tremens* ne saurait être produit que par l'alcool ou le vin. Nous avons vu que le mode d'action de ces boissons sur le cerveau était le même dans les deux cas ; leurs effets, ainsi que le fait remarquer M. Calmeil, présentent aussi beaucoup d'analogie. « Nous croyons, dit cet auteur, devoir faire ressortir l'analogie qui nous paraît exister entre le mode d'action de l'alcool sur l'encéphale de l'homme, et le mode d'action qu'exercent sur cet organe un certain nombre de produits appartenant aux végétaux. Les opiophages éprouvent d'abord une gaîté vive et turbulente, une excitation dans les idées, des rêveries extatiques, des illusions sans nombre. Bientôt éclatent la fureur des combats, une mobilité désordonnée ; absence de sommeil, sorte de trémulation : enfin, un sommeil qui tient de l'apoplexie, met un terme à cette espèce d'enivrement.... » (*Loc. cit.*, art. *delirium tremens.*)

Le *delirium tremens* est presque toujours compliqué d'hallucinations et d'illusions, ou, pour mieux dire, les hallucinations et les illusions sont un des principaux phénomènes de ce délire. « Les malades voient les objets doubles : tout chancelle autour d'eux ; ils aperçoivent des ombres, des spectres ; ils entendent des éclats de voix, des bruits insolites ; ils sont persuadés que leurs aliments

ont le goût de poison; ils respirent des odeurs fétides...»
(De Boismont, *loc. cit.*, p. 182.) Mais c'est principalement au fort de l'accès, pendant deux, trois, et quelques
fois quatre jours, alors que le malade est absolument
privé de repos la nuit comme le jour, qu'il est en proie
à un violent délire, que les hallucinations et les illusions
les plus nombreuses et les plus fantastiques se succèdent
avec rapidité et sans relâche. En voici un remarquable
exemple :

Obs. 40. — Un homme d'un esprit autrefois cultivé, très-
versé dans la connaissance des langues, contracte .dans
le nord l'habitude de boire de l'eau-de-vie. Insensiblement ce défaut, dont le malade cherche à se justifier
par le besoin de s'étourdir sur sa mauvaise fortune, devient tellement impérieux, que près d'un litre d'eau-de-
vie est consommé par lui en 24 ou 30 heures. Chaque
année les accès de *delirium tremens* deviennent plus fréquents et plus longs : ce malheureux, qui a terminé sa vie
par un suicide, est tourmenté par les hallucinations les
plus cruelles; tantôt il aperçoit ses amis qui mettent en
pièces, dans l'accès d'une joie féroce, les enfants qu'ils
chérissaient autrefois le plus ; tantôt il voit les flots de la
mer qui se précipitent pour l'engloutir; l'air qu'il respire
contient des miasmes fétides autant que délétères, et il
fait de violents efforts pour l'expulser de sa bouche et de
sa poitrine : chants, cris, vociférations, tentatives pour
s'échapper du lit et de la salle où il se figure que ses jours
courent le plus grand danger. (Calmeil, *loc. cit.*, p. 33.)

Il y a des individus qui consomment habituellement une
quantité énorme d'alcool ou de vin, sans que cet abus
paraisse produire chez eux d'autre symptôme morbide
qu'un léger tremblement des mains : du reste, l'intelli-

gence est libre, les mouvements normaux ; on dirait que leur système nerveux est habitué à ces excès, que c'est là une condition *sine quâ non* de son équilibre ; car, si ces individus cessent tout d'un coup leur habitude, ils éprouvent tous les symptômes du *delirium tremens* qui, dans ces cas, paraît être heureusement modifié par l'usage modéré des spiritueux. On sait que les opiophages, complètement abrutis par l'usage habituel de cette substance, ne peuvent sortir, même pour quelques heures, de leur torpeur intellectuelle et physique, qu'en prenant de nouvelles doses de ce poison : c'est là une analogie de plus entre les effets des spiritueux et des narcotiques. Le docteur J. Jackson (*the american journal*, Octobre 1838) a donné un court aperçu de cette variété de *delirium tremens*. Il a distingué le délire qui résulte de l'abus long-temps prolongé des alcooliques, qu'il a appelé *mania à potu continuo*, de celui qui est dû à la cessation subite de cette fâcheuse mais presque nécessaire habitude, qu'il a appelé *mania à potu intermissio*. J'ai eu l'occasion d'observer un cas de cette dernière variété ; le voici :

Obs. 41. — G...., âgée de 50 ans, d'un tempérament nervoso-sanguin, à la suite de quelques contrariétés domestiques, avait pris l'habitude de boire cinq ou six bouteilles de vin par jour pour s'*étourdir*, comme elle le disait. Ce genre de vie, qu'elle a mené pendant quatre ou cinq années, n'avait porté aucune influence fâcheuse sur sa santé physique, ni sur son intelligence; elle éprouvait seulement, le *matin à jeun*, un léger tremblement des mains qui se calmait après qu'elle avait bu trois ou quatre verres de vin. Pourtant, comme elle comprenait elle-même ce qu'il y avait de honteux dans une pareille habitude, elle a cherché plusieurs fois à s'en corriger; mais chaque fois qu'elle se privait de boire, son estomac, disait-elle, lui faisait mal; elle y éprouvait du malaise, des tiraillements qui se calmaient, comme par enchantement, sous l'influence d'une nouvelle dose de vin. Enfin, elle prit la ferme résolution de perdre entièrement cette funeste habitude. Il y avait déjà trois mois qu'elle n'avait pas goûté le vin, lorsqu'un soir, sans aucune cause apparente, elle fut prise du délire : *elle prétendait avoir vu un spectre hideux.* Cris mal articulés, agitation, yeux hagards, lèvres et langue tremblantes, marche mal assurée, secousses convulsives dans les membres, vomissement bilieux, peau sèche, pouls peu développé mais fréquent, insomnie complète depuis 36 heures, etc., tels étaient les symptômes que j'ai notés à ma première visite. Connaissant son habitude, j'ai diagnostiqué un *delirium tremens*, et lui ai prescrit un julep de 150 grammes avec 50 gouttes de laudanum de Sydenham, à prendre par cuillerée de 2 en 2 heures. Vingt-quatre heures après, même état; la malade *voit* sur ses couvertures des araignées qu'elle cherche à saisir. Elle demande à hauts cris un peu de vin; on lui en donne quelques cuillerées avec autant d'eau : elle paraît un peu plus calme. Surpris de ce résultat, j'engage les parents à lui en donner autant toutes les 2 heures, en y ajoutant cinq gouttes de laudanum chaque fois. Après la troisième prise, elle s'endort; ce sommeil dure 4 heures. On continue l'usage de ce mélange pendant 24 heures : le délire et les autres symptômes disparaissent, et la malade se rétablit dans quelques jours. Aujourd'hui elle se porte bien; elle boit toujours du vin, mais modérément.

L'usage prolongé de l'opium donne lieu, comme l'abus des boissons alcooliques et fermentées, à un état pathologique des facultés mentales fort singulier; il établit une sorte de *disposition chronique* à avoir des hallucinations sous l'influence des causes les plus légères. Tous ceux qui ont visité l'Orient, connaissent parfaitement cette particularité ; on trouve même dans un ouvrage étranger, l'*Anglais mangeur d'opium*, un récit fort bien fait de toutes les sensations les plus extraordinaires éprouvées par l'auteur, à la suite de l'usage prolongé de cette substance. Cette modification *sui generis* des facultés intellectuelles produite par l'opium est plus fréquente chez les Turcs et les Arabes qui le mangent, que chez les Chinois qui le fument : ces derniers sont moins exposés à tomber dans cette espèce de torpeur et d'hébétude qui finit tôt ou tard par s'emparer du mangeur d'opium. M. Émile Botta (*thèse*, Paris, 1839) a donné, sur la manière employée par les Chinois pour fumer l'opium, des détails intéressants : ils fument toujours couchés dans un endroit obscur ; ils emploient ordinairement 1 gramme d'extrait d'opium chaque fois, et ils fument plusieurs fois par jour ; de cette manière, l'opium, fumé doucement, les jette dans une sorte de langueur musculaire, avec ralentissement du pouls et exaltation des facultés intellectuelles, sans trouble de la raison ; et après cette exaltation, il survient un sommeil paisible accompagné de rêves agréables.

M. Moreau, de Tours, qui a expérimenté le *hachisch* sur lui-même, et dont il a observé les effets sur un grand nombre d'Orientaux, a été en même de se convaincre que cette substance, outre les effets immédiats et pour ainsi dire aigus que nous avons étudiés, peut donner lieu à d'autres qui, non moins curieux que les précédents, offrent de plus un intérêt psychologique immense. Ces phénomènes dont il s'agit constituent un état pathologique des facultés mentales tout-à-fait à part, une modification

intellectuelle dont on n'a pu avoir idée jusqu'ici, et qui
paraît ne se développer que par l'usage du *hachisch*. C'est
une disposition en quelque sorte chronique, permanente,
à avoir des hallucinations (sans que, du reste, l'intégrité
des facultés mentales soit autrement lésée), lorsque l'esprit se trouvera placé dans certaines conditions psychiques,
telles qu'une préoccupation forte, une foi vive, une
croyance enthousiaste, etc., etc.

Les Arabes, ceux d'Égypte principalement, sont très-
superstitieux. Ils croient à l'existence de certains êtres
qu'ils nomment *ginn* ou génies; les mauvais génies sont
connus sous le nom d'*effries*; ce nom s'applique également
aux âmes de défunts. Il y a peu de gens, même parmi les
plus instruits, qui soient parvenus à un certain âge sans
avoir vu un *ginn* ou un *effries* : ce sont en général les
mangeurs de *hachisch*. Sir William-Lane, dans son voyage
en Égypte (1835), en a rencontré plus d'un qui avait de
ces sortes d'hallucinations; entre autres exemples, il rapporte le suivant :

Obs. 42. — J'avais, dit sir William, à mon service un
cuisinier d'une humeur fort gaie, et adonné à l'usage du
hachisch. Un soir, je le trouvai sur l'escalier, l'air étonné, et
paraissant s'adresser à quelqu'un placé auprès de lui, Que
faites-vous donc là ainsi accroupi, disait-il avec force dé-
monstrations de politesse? Faites-moi l'honneur de descendre dans ma cuisine, j'aurai un grand plaisir de causer
un peu avec vous. Ne recevant pas de réponse, il répéta
plusieurs fois son invitation. Je lui demandai à qui il parlait ainsi. « C'est à l'*effries* d'un soldat turc qui est là assis
sur les escaliers, fumant sa pipe. Il est impossible de l'en
faire bouger. Il est sorti du puits qui est dans la cour.
Montez, je vous prie, et venez le voir. » L'ayant assuré

que je ne voyais personne : « cela se peut, dit-il, c'est qu'alors votre conscience est pure.... »

3° Des hallucinations dans les maladies inflammatoires, aiguës, chroniques, etc.

La production des hallucinations dans les maladies inflammatoires, aiguës, chroniques, etc., est due à l'action morbide des systèmes nerveux et circulatoire : c'est là une vérité que personne ne saurait contester. Dans les maladies inflammatoires, aiguës, comme dans les maladies chroniques, les cachexies, etc., le rapport qui doit exister entre le sang artériel et le tissu nerveux est rompu. Dans les unes, l'activité trop grande de la circulation, et surtout la prédominance des principes actifs dans le sang artériel, ne peuvent que surexciter le système nerveux, et le placer dans les conditions les plus favorables à la production des hallucinations; dans les autres, les principes actifs se trouvant en défaut dans le sang artériel, les opérations du système nerveux sont en souffrance et deviennent désordonnées par cela seul que, pour fournir la même quantité ou la même qualité de ces principes, il faut le concours d'un volume de sang disproportionné avec les conditions normales du tissu nerveux. Ainsi, dans les fièvres inflammatoires, éruptives, ataxiques, dans les maladies aiguës du cerveau ou de ses enveloppes, etc., aussi bien que dans la phthisie, la chlorose, les cachexies, etc., quoique présentant les conditions organiques différentes, le même phénomène — hallucination — peut se produire. Dans l'un comme dans l'autre cas, le rapport qui doit exister entre le sang artériel et le tissu nerveux est détruit : dans le premier, les principes actifs en excès dans le fluide artériel sont une stimulation toujours présente et sans cesse renouvelée du système nerveux ; dans le second, au contraire, les mêmes principes se trouvant en défaut, le système nerveux acquiert une impressionnabilité très-favorable à la production des hallucinations (1).

Les hallucinations et les illusions des sens peuvent compliquer toutes les maladies : les ouvrages de pathologie renferment beaucoup d'observations de ce genre. Néanmoins, d'après les nombreuses recherches auxquelles je me suis livré, je crois qu'il y en a quelques-unes dans lesquelles ces phénomènes s'observent plus souvent : ce sont celles dont les principaux symptômes, soit primitivement, soit consécutivement, ont leur siége dans le système nerveux, ou bien qui intéressent plus particulièrement le système circulatoire. Il serait très-long et surtout trop fastidieux de vouloir étudier toutes les maladies du cadre pathologique dans leurs liaisons, dans leurs rapports avec les hallucinations ou les illusions des sens : ce travail, d'ailleurs, m'obligerait à de continuelles et ennuyeuses répétitions. Aussi je ne veux m'occuper que des maladies dans lesquelles ces phénomènes s'observent le plus souvent, et surtout de celles qui m'ont présenté à moi-même des exemples de complication, soit des hallucinations, soit des illusions des sens.

---

(1) Dans le § I (pag. 23 et suivantes) , en parlant du mode de production des hallucinations, j'ai développé mes idées sur l'intervention du sang artériel et sa combinaison avec le tissu nerveux ; j'ai fait connaître en même temps le rapport qui doit exister entre ces deux éléments fondamentaux. C'est, du reste, le seul moyen, à ce que je crois, qui nous permet d'expliquer la production des hallucinations dans les maladies si différentes, dans les conditions organiques si opposées, et dans lesquelles, pourtant, se produit un phénomène semblable.

Tout le monde sait combien les hallucinations et les illusions des sens sont fréquentes dans la période grave et la convalescence si longue, si pénible des fièvres qu'on nomme *ataxiques*, *adynamiques*, *typhoïdes*, etc. En 1845, lors d'une épidémie meurtrière de *dothiénenterie* avec prédominance des symptômes ataxiques, qui a régné pendant près de quatre mois dans plusieurs localités de l'arrondissement de Millau (Aveyron), j'ai observé plusieurs exemples d'hallucinations de la vue et de l'ouïe. Une dame, entre autres, était tourmentée de voir autour d'elle une troupe de corbeaux dont les croassements la fatiguaient beaucoup ; une autre femme prétendait avoir vu le diable, dont elle faisait le portrait : ces deux femmes sont mortes, la première le 28e, la seconde le 19e jour de la maladie. Quant aux hallucinations de l'odorat, du goût, du toucher et des organes internes, elles sont, dans les maladies de cette gravité, excessivement difficiles à distinguer des illusions des sens : les aphthes dans la bouche et l'œsophage, la sécheresse et l'aridité de la muqueuse nasale, les douleurs névralgiques si fréquentes dans ces maladies, en imposent facilement.

Dans la *gastrite* et la *gastro-entérite* simples, les illusions du goût et de l'odorat sont très-fréquentes : les malades repoussent les boissons auxquelles ils attribuent la saveur et l'odeur qu'elles n'ont pas ; ils entendent aussi, dans quelques cas, des sons bizarres qui remontent sans cesse au cerveau, et deviennent pour lui des sensations internes toujours fausses ; il en est enfin qui ont des hallucinations parfaitement caractérisées. En voici un remarquable exemple.

Obs. 43. — M. V***, âgé de 75 ans, d'un tempérament bilioso-sanguin, à partir du 3e jour d'une gastro-entérite avec prédominance des symptômes bilieux d'une intensité moyenne, avait un peu de délire vague, mais si peu intense, qu'une simple question suffisait pour le faire cesser. Le 4e jour, vers le soir, et au moment même où le malade paraissait le plus tranquille, il *vit* entrer dans sa chambre plusieurs *inconnus* : l'un d'eux *dit* aux autres, en indiquant du doigt une montre suspendue à la cheminée : « Il dort....., nous allons la prendre..... » En même temps, celui qui était le plus près de la cheminée *allongea* le bras, et *mit* la montre dans sa poche : aussitôt il se mit à crier au voleur ! Sa garde, qui venait de sortir il y avait à peine quelques secondes, avait laissé le malade parfaitement éveillé; il venait de prendre un peu de tisane. A ma visite du soir, il me raconta cette hallucination, en me disant qu'il était sûr de son fait, et que ces inconnus devaient être cachés quelque part, puisqu'on ne les avait pas vus sortir de la maison. Il en était si convaincu, si assuré, qu'il me fallut lui expliquer ce phénomène dans tous ses détails pour l'en dissuader. Après sa guérison, il s'étonnait combien cette hallucination avait été précise, nette et déterminée; il se rappelait toujours les traits, les paroles et même les gestes de ces prétendus inconnus, comme s'il les voyait encore.

Les hallucinations et les illusions des sens se manifestent aussi dans les *fièvres exanthématiques*. Pendant la période d'invasion de la *variole*, et surtout lors de la fièvre secondaire appelée *fièvre de suppuration* (qui a lieu du huitième au dixième jour, et qui dure de 36 à 48 heures), alors que l'irritation gastrique se ranime, que le pouls devient fort et fréquent, que la chaleur de la tête et la céphalalgie augmentent, que l'agitation et l'insomnie fatiguent le plus, en un mot, alors que tout l'organisme se

trouve excité, que les hallucinations et les illusions nombreuses et variées assiégent le malade, il est tourmenté
par des visions fantastiques, il entend des bruits insolites,
il respire des odeurs fétides, etc. Dans l'*urticaire fébrile*
(fièvre ortiée), dans la *rougeole* et la *scarlatine*, les mêmes
phénomènes se produisent ordinairement peu d'instants
avant ou pendant l'éruption : la vue d'objets lumineux,
de globes étincelants, etc., est la forme sous laquelle,
dans ces maladies, les hallucinations se manifestent le
plus souvent.

Mais c'est surtout dans les maladies, soit aiguës, soit
chroniques, du cerveau et de ses enveloppes, qu'on
observe les hallucinations les plus nombreuses et les plus
variées.

Le *délire aigu*, qui, dans ces derniers temps, a été
séparé, par MM. Lélut et De Boismont, des inflammations
cérébrales, délire caractérisé principalement par une sorte
d'excitation maniaque, est presque toujours compliqué des
hallucinations et des illusions des sens. Les auteurs qui
se sont occupés de l'aliénation mentale, ont établi, par
les observations, que la plupart d'actes de fureur qu'on
remarque chez un certain nombre de ces malades, sont
déterminés par ces phénomènes.

Dans l'*apoplexie*, les malades éprouvent des vertiges,
tous les objets paraissent tourner, le sol semble se dérober
sous eux. Du côté des sens, il y a des éblouissements,
des bluettes, des étincelles qui passent devant les yeux ;
il y a aussi des bruits, des tintements, des bourdonnements
d'oreille, etc. M. Andral (*Clinique méd.*, t. V, p. 373),
qui a si bien décrit les lésions des fonctions des organes
des sens dans les maladies de l'encéphale, signale la
fréquence des hallucinations aux approches de l'apoplexie.

« Avant l'hémorrhagie, dit-il, plusieurs individus éprouvent,
du côté de la vue, des sensations bizarres, de véritables
hallucinations. Chez les uns, tous les objets paraissent
colorés en rouge ; il semble à d'autres qu'une ligne rouge
borde tous les corps : c'est une sensation semblable à celle
qu'on éprouve lorsque les yeux ont été pendant quelque,
temps exposés à l'impression d'une vive lumière. Il y a
des individus qui ne peuvent pas fixer un objet sans le
voir parsemé de points rouges ou noirs ; d'autres ont un
brouillard continuel interposé entre la vue et les corps
qu'ils regardent. Quelques-uns sont tourmentés par des
apparences de mouches qui, à ce qu'il leur semble, vol-
tigent sans cesse devant leurs yeux. »

Dans la *méningite*, soit aiguë, soit chronique, les hallucinations et les illusions des sens sont aussi très-fréquentes. Presque tous les auteurs qui ont écrit sur cette
maladie en citent de nombreux exemples. MM. Parent-
Duchâtelet et Martinet (*Traité de l'arachnitis*) rapportent
plusieurs cas d'inflammation de l'arachnoïde qui furent
compliqués d'hallucinations et d'illusions. M. Andral (*loc.
cit.*, *p.* 22) cite aussi un exemple de méningite aiguë qui
fut compliquée d'hallucinations. Le malade qui fait le sujet
de cette observation était, depuis douze heures, plongé
dans une espèce de torpeur. Il se leva tout à coup sur son
séant, et sortit de son lit brusquement en disant que *des
hommes qui lui voulaient beaucoup de mal le poursuivaient.*
Cette hallucination l'abandonna bientôt ; mais toute la
nuit il tint les propos les plus incohérents, qu'il inter-
rompait par intervalles pour pousser de suite plusieurs
cris perçants. Mais c'est surtout dans la *méningite cérébro-
spinale épidémique* que les hallucinations sont les plus nombreuses. M. Tourdes (*Hist. de l'épid. de méning. cérébro-*

spinale, etc. ; Strasbourg, 1843) a cité plusieurs cas dans lesquels il y avait des hallucinations remarquables. Ainsi un sujet croyait entendre ses parents lui parler ; un autre se plaignait de ce qu'on avait coupé son corps en deux parties ; trois autres se croyaient dans leur pays ; et, chose digne de remarque, chez deux sujets qui survécurent sur ces trois derniers, cette idée délirante a persisté huit et quinze jours après que toute autre idée erronée avait disparu.

Dans l'*encéphalite*, soit aiguë, soit chronique, les hallucinations et les illusions des sens sont aussi nombreuses que dans la méningite. Plusieurs malades éprouvent des étourdissements, des tintements d'oreille, des illusions d'optique avec coloration des objets en rouge ; chez d'autres, la sensibilité générale est si exaltée, que toutes les parties du corps sont douloureuses. Il en est qui répondent à des voix imaginaires, accusent des odeurs désagréables ; il en est d'autres, enfin, qui font des mouvements continuels comme pour saisir sur leur couverture quelque objet que l'on y aurait déposé, qui regardent autour du lit, où ils croient voir des personnes imaginaires, des fantômes, des serpents, les tableaux les plus effrayants.

Les hallucinations et les illusions des sens compliquent encore beaucoup d'autres maladies du cerveau et de ses membranes ; mais comme les unes ne me paraissent présenter rien de particulier au point de vue de cette étude, et comme je serai obligé de parler des autres à l'occasion de l'aliénation mentale, je crois inutile d'y insister. Dans les maladies cérébrales que je viens d'étudier, les hallucinations et les illusions sont très-fréquentes et très-variées ; cette fréquence et cette variété ne surprendront personne, si l'on veut se rappeler que la production de ces phénomènes doit être regardée comme ayant lieu dans le cerveau, dont toutes les fonctions, dans ces cas, sont exagérées, perverties ou annulées. Les maladies idiopathiques du cerveau nous fournissent donc une preuve des plus concluantes que le siége des hallucinations est dans le cerveau. Dans les autres maladies, ce phénomène, peu fréquent, est pour ainsi dire accidentel ; dans les maladies de cet organe, au contraire, il est très-fréquent et constitue un des troubles fonctionnels qui les caracté-risent le mieux : c'est la meilleure preuve du rôle du cer-veau dans la production des hallucinations. Mais quoique les impressions des hallucinés ne puissent revêtir le ca-ractère sensorial que dans le cerveau, il ne faut pas croire que toutes y prennent naissance ; il y a des impressions qui, comme je l'ai dit ailleurs, ont leur point de départ dans le système nerveux ganglionnaire, et qui, par leur association avec une idée ou une sensation, revêtent la forme intellectuelle ou sensoriale qui caractérise l'hallu-cination : c'est le mode de production de ce phénomène dans les maladies que je vais étudier.

Tous les médecins savent que les personnes atteintes d'une *maladie organique du cœur* ont le sommeil très-pé-nible et très-fatigant : elles se réveillent en sursaut, éprouvent tous les symptômes du cauchemar, voient des spectres, des fantômes, etc. « La nuit, à des heures fixes, dit M. Scipion Pinel, et par une influence de causes physiques qui ont jusqu'à présent échappé à l'observation, les malades atteints de maladies du cœur éprouvent des accès de palpitations, de violents battements, de la suffoca-tion et des angoisses qui interrompent le sommeil ou le rendent impossible : si l'accès n'est pas assez violent pour faire naître le réveil, c'est en songes effrayants et sinistres,

en apparitions de cercueils , de tombeaux et de sang ,
que le paroxysme réagit sur l'intelligence et la poursuit
encore de sa présence lugubre long-temps après le réveil
(*Physiol. de l'homme aliéné*, etc. , p. 154). » Souvent aussi
les hallucinations qui coïncident avec les maladies organiques du cœur se manifestent pendant le jour. En voici
un exemple rapporté par M. Saucerotte.

Obs. 44. — X***, sous-officier , atteint d'une hyper-
trophie du ventricule gauche, croyait apercevoir des fantômes blancs , à formes fantastiques et indéfinissables ,
qui se posaient devant lui d'un air menaçant. Honteux de
ses terreurs, reconnaissant lui-même qu'il était le jouet
d'une fantasmagorie , et craignant surtout les plaisanteries
de ses camarades , ce jeune homme n'osa avouer, tant
qu'il fut sous les drapeaux , de quelle bizarre affection il
était tourmenté. (*Ann. méd. psych.* , t. IV ; Septembre
1844 , p. 177.)

La *chlorose* , à part le cortége innombrable des symptômes les plus variés , présente un état nerveux des plus
curieux : les malades recherchent la solitude , s'y plaisent,
y restent des heures entières plongées dans une indéfinissable rêverie qui les rend plus tristes que d'ordinaire ;
elles peuvent même être assiégées d'idées sinistres , éprouver d'abord quelques illusions des sens , et, à la fin , de
véritables hallucinations.

Obs. 45. — J'ai donné des soins à une dame, aujour-
d'hui bien portante , qui , à l'âge de 20 ans , avait éprouvé
toutes les angoisses de cette maladie. Un jour qu'elle était
à se promener dans le jardin , plongée dans une indéfinissable rêverie , elle *crut entendre* marcher derrière elle ;
en se retournant , elle *vit* un homme qui courait sur
elle...... Elle en eut peur , et la vision disparut.

J'ai réuni quatre observations d'hallucinations coïncidant avec la *phthisie pulmonaire*. Une de ces observations, publiée par Esquirol, a été rapportée dans le cours de ce travail (*obs.* 14); deux autres appartiennent à MM. Parchappe et De Boismont ; j'ai observé la quatrième. Sur ces quatre observations, il y en a trois de l'odorat et une du toucher. Les trois observations d'hallucinations de l'odorat me paraissent présenter une particularité qui mérite d'être signalée : dans toutes, ce phénomène se rapporte à l'odeur du charbon. Est-ce là un fait de simple coïncidence, ou bien faut-il le rapporter à la nature de la lésion pulmonaire ? Il arrive fréquemment que les phthisiques se plaignent de la mauvaise odeur qu'exhale leur respiration ou les matières purulentes qu'ils expectorent. Cette odeur ne ressemblerait-elle pas à l'odeur du charbon, ou bien l'air qui est expulsé au dehors lors de l'expiration ne contiendrait-il pas une quantité anormale de gaz acide carbonique ? Dans l'état actuel de la science, il est impossible de décider cette question ; aussi je ne puis que signaler ce fait sans rien préjuger de sa valeur. Le malade que j'ai observé faisait remonter l'origine de sa maladie à une époque où il habitait un appartement chauffé avec du charbon ; il en fut incommodé...... Peu de temps après, la toux, l'hémoptysie et les autres symptômes se manifestèrent. L'odeur du charbon le suivait partout ; et quoiqu'il eût quitté cet appartement pour venir habiter une maison où l'on n'avait jamais brûlé du charbon, cette odeur l'a tourmenté jusqu'à la mort. L'observation de M. Parchappe est relative aux hallucinations du toucher ; la voici :

Obs. 46.— Une jeune fille de 24 ans se plaint d'éprouver les plus vives douleurs dans toutes les parties du corps.

Elle prétend qu'on lui cause ces douleurs par méchanceté. Elle en accuse tout le monde. Il n'y a rien de si bizarre qu'elle n'imagine pour convaincre le médecin de l'intensité de ces souffrances et de la réalité des êtres malfaisants qui les causent. Ainsi elle prétend un jour qu'on lui a arraché de la poitrine un os de mouton qu'elle a trouvé et qu'elle me montre à la visite. Après quelques mois, des symptômes de phthisie pulmonaire se manifestent. De plus, la parole s'embarrasse un peu, et les extrémités inférieures s'affaiblissent. La malade dépérit et s'alite jusqu'au moment de sa mort. (*Recherc. sur l'encéph.*, etc. ; 2e mém., p. 127.)

Il me serait facile de citer beaucoup d'autres maladies dans lesquelles ce phénomène peut être observé ; mais cette étude ne saurait offrir aucun intérêt. Les exemples que je viens de rapporter suffisent pour démontrer que les hallucinations et les illusions des sens peuvent compliquer toutes les maladies, qu'elles soient inflammatoires, aiguës ou chroniques : c'est tout ce que j'ai cherché à prouver.

4° Des hallucinations dans les maladies nerveuses.

Dans les maladies nerveuses, les hallucinations sont plus fréquentes, plus nombreuses et plus variées que dans les maladies inflammatoires, aiguës ou chroniques que nous venons d'étudier ; ce résultat est conforme à ce que nous apprennent l'observation et le raisonnement. Les hallucinations sont de nature nerveuse ; leur production doit donc être on ne peut plus facile, chaque fois que le système nerveux est atteint, que ces fonctions sont bouleversées ou exagérées. Dans les maladies inflammatoires, aiguës ou chroniques autres que celles de l'encéphale , les hallucinations sont le plus souvent sympathiques ; tandis que, dans les maladies nerveuses proprement dites , elles sont le plus souvent idiopathiques : leur fréquence, leur nombre et leur variété, dans ces cas, s'expliquent par la nature ou le siége des maladies dans lesquelles elles se manifestent.

Les hallucinations et les illusions des sens qu'on observe dans les maladies nerveuses méritent notre attention, sous quel point de vue qu'on veuille les étudier. Au point de vue médical, elles nous présentent un des caractères qui les rapprochent le plus de la folie; au point de vue psychique , elles nous initient à la connaissance des phénomènes qui , pendant de longs siècles, étaient regardés comme surnaturels; au point de vue philosophique et moral, elles nous mettent en même d'apprécier l'influence qu'elles exercent sur les croyances et les déterminations des hommes : cette étude est donc d'une très-haute importance. La migraine, la chorée , l'éclampsie, l'hystérie , la nymphomanie et le satyriasis, l'épilepsie, la catalepsie , l'extase, le somnambulisme , la rage et l'hypocondrie , voilà les maladies que nous allons étudier.

1° Migraine. — La manifestation des hallucinations et des illusions des sens dans la migraine a été notée par plusieurs auteurs. Les hallucinations et les illusions de la vue , et peut-être celles du toucher, sont les seules qui ont pu être observées. M. Valleix signale une espèce de frémissement dans le cuir chevelu , jointe à la sensation d'un liquide brûlant ou froid dans un côté du crâne qu'é-prouvent ces malades. (*Guide de méd. prat.* , t. IX , p. 806.) M. Calmeil parle des illusions visuelles qui prêtent aux objets extérieurs des formes bizarres, des teintes, des reflets lumineux extraordinaires qui font que les objets semblent doubles et paraissent tourner sur eux-mêmes (*loc. cit.*, art. *migraine*). M. Piorry a décrit une variété dans laquelle les troubles de la vision et même les hallucinations (arc lumineux) précèdent l'apparition de la migraine. (*Mém. sur la migraine.*) Toutes ces hallucinations et illusions visuelles qui attirent l'attention des praticiens, et qui les portent à admettre une migraine *irienne*, ne méritent pas l'importance qu'on leur accorde ; ces accidents sont purement cérébraux.

2º Chorée. — Au trouble de la motilité qui caractérise particulièrement cette névrose, se joint parfois un trouble de sensibilité morale ; il y a des malades qui sont très-susceptibles, capricieux, irascibles ; ils pleurent, poussent des cris, s'épouvantent aux moindres surprises ; ils peuvent aussi éprouver quelques illusions. Quant aux hallucinations, elles sont très-rares dans la chorée sans aucune complication ; l'absence du trouble intellectuel en donne facilement la raison. Mais chaque fois que cette névrose est compliquée d'un trouble quelconque de l'intelligence, les hallucinations les plus curieuses et les plus variées se produisent avec une facilité étonnante. Dans le cours de l'année 1841 à 1842, on observa, dans la partie centrale de la Suède, une maladie épidémique que M. le docteur Souden, de Stockolm, regarda comme une des formes de la *chorée du moyen âge*. (*Gazette méd.*, nº 33, t. XI, 1842.) Cette maladie, qui se propageait par contagion psychique ou imitation, était caractérisée par deux symptômes remarquables : l'un *physique*, consistant en une attaque spasmodique, des contractions involontaires, des contorsions, etc. ; l'autre *psychique*, caractérisé par les hallucinations de la vue et de l'ouïe relatives aux choses divines, surnaturelles, prophétiques, etc. : c'est l'histoire de tous les convulsionnaires passés et à venir.

3° ÉCLAMPSIE. — Les hallucinations et les illusions des sens sont très-difficiles à constater chez les enfants ; à cet âge, on rend difficilement compte des sensations qu'on éprouve. Néanmoins, M. Brachet (*sur les convuls. chez les enfants*), qui a donné la description la plus complète de l'éclampsie chez les enfants, signale, comme avant-coureurs des accès, les rêves effrayants qui réveillent les enfants en sursaut, donnent à leur figure l'expression de la terreur, et leur font pousser des cris d'effroi. Dans l'éclampsie qui a lieu vers la fin de la grossesse, pendant l'accouchement et après la délivrance, les hallucinations et les illusions sont fréquentes. Elles constituent un des symptômes précurseurs de l'accès ; on les observe aussi dans l'intervalle des accès ; mais je ne crois pas qu'elles puissent avoir lieu pendant la durée des accès : la perte absolue de sentiment et de connaissance est peu favorable à la production d'actes intellectuels.

4° HYSTÉRIE. — De l'avis de tous les auteurs, les hallucinations et les illusions sont très-nombreuses et excessivement variées dans l'hystérie. Celles de la vue, de l'ouïe, du toucher et de la sensibilité viscérale sont les plus communes ; celles du goût et de l'odorat sont assez rares. Toutes ces hallucinations s'observent particulièrement dans les accès convulsifs. Le plus souvent elles se produisent peu de temps avant les attaques ; elles peuvent aussi avoir lieu en même temps, lorsque les facultés sont en partie conservées ; on les observe de même à la fin et dans l'intervalle des attaques.

Prodrômes. — Rêves bizarres ou effrayants ; troubles de la vue, brouillards, bluettes ou lames de feu qui éblouissent les yeux, *visions* ; tintements d'oreille, son d'une clochette, bruit d'une roue qui tourne, explosion plus ou moins fréquente et redoublée d'une arme à feu, *dialogues* avec les êtres imaginaires.

Attaques. — Il semble aux unes que l'on comprime la tête avec une enclume ; à d'autres qu'on la brise à grands coups de marteau ; à quelques-unes que leur cervelle est en ébullition, qu'elle est en contact avec du feu ou de l'huile bouillante ; il en est qui entendent dans le crâne des bruits effroyables, des détonations, des sifflements (Georget) ; il en est d'autres, enfin, qui se plaignent des émanations fétides qu'elles respirent, des goûts détestables qu'elles ont dans la bouche. Je donne des soins à une fille hystérique qui, à chaque nouvel accès, se plaint qu'on lui jette des cendres chaudes sur la figure. M. Calmeil (*loc. cit.*, art. *hallucinations*) parle d'une jeune fille hystérique qui riait aux éclats, à la fin de ses accès convulsifs, en voyant tout le monde la tête en bas et les pieds en haut.

Intervalle des attaques. — Les sens acquièrent une finesse et un développement parfois si extraordinaire, qu'ils donnent lieu à une multitude d'illusions. C'est ainsi que les unes perçoivent les sons les plus faibles à une grande distance, qu'elles sont affectées péniblement par une douce lumière, qu'elles éprouvent des impressions douloureuses par le contact des corps les plus déliés ; c'est ainsi que les autres recherchent avec délices les odeurs les plus fétides, qu'elles appètent des substances non alimentaires, du charbon, de la craie, de la terre, etc.

Voilà les caractères les plus ordinaires des hallucinations et des illusions qu'on observe dans l'hystérie : ces phénomènes peu marqués disparaissent toujours avec la cause qui leur a donné naissance. Mais on observe très-souvent aussi des hallucinations *complètes*, si je puis les appeler ainsi, qui, présentant toutes les conditions de forme et d'actualité, peuvent être prises pour de la réalité : dans ce cas, elles ont pour objet le plus souvent les idées amoureuses ou les pensées religieuses, deux influences qui exercent tant d'empire sur la femme. Les hallucinations qui ont pour objet les idées et les sensations amoureuses ne laissent que bien peu d'impression sur l'esprit des malades : l'hystérie, dans ce cas, est rarement compliquée de folie. Les hallucinations qui empruntent la forme d'anges, de démons, etc., influent, au contraire, dans quelques cas, sur les déterminations et les actes correspondants : cette variété d'hystérie ne s'observe guère que chez les femmes aliénées. Voici deux exemples qui correspondent à ces deux variétés :

Obs. 47. — Une jeune fille de 17 ans, atteinte d'hystérie depuis deux ans, mais jouissant habituellement de l'intégrité de ses facultés morales, quelques instants avant ses accès, se voyait toujours environnée d'hommes nus, de soldats qui la provoquaient par des gestes obscènes, et lui tenaient les propos les plus licencieux. Elle s'agitait, répondait à leurs provocations....... Avec les accidents nerveux disparaissaient tous ces fantômes, et le calme rentrait dans l'âme de la jeune malade. (Moreau [de Tours], *loc. cit.*, pag. 11.)

Obs. 48. — Une femme de 25 ans, d'une constitution forte, et unie par le mariage à un homme faible et délicat, tomba dans des états hystériques très-violents, et fut sujette à des visions nocturnes les plus propres à l'alarmer. Elle était pleinement convaincue qu'un mendiant qu'elle avait un jour rebuté, et qui l'avait menacée d'un sortilége, avait exécuté ce dessein funeste. Elle s'imaginait être possédée du démon, qui, suivant elle, prenait des formes variées, et faisait entendre tantôt des chants d'oiseau, d'autres fois des sons lugubres, quelquefois des cris perçants qui la pénétraient de la plus vive frayeur. Elle resta plusieurs mois dans son lit, inaccessible à tous les avis qu'on pouvait lui donner, et à toutes les consolations de l'amitié. (Pinel, *Traité méd. phil. sur l'alién. ment.*, pag. 116.)

5º NYMPHOMANIE, SATYRIASIS. — Les hallucinations et les illusions les plus extraordinaires sont celles fournies par les organes génitaux ; ce sont elles qui ont fait croire aux *incubes* et aux *succubes*. Les femmes nymphomanes ont des rêves, des visions, des extases amoureuses ; elles se croient dans les bras d'un amant, d'un ravisseur, et éprouvent parfois toutes les sensations et tous les phénomènes de l'union des sexes. M. Calmeil parle d'une femme qui, dominée par des idées érotiques, prend toutes les jeunes filles pour de jeunes garçons dont elle sollicite les faveurs. M. Parchappe rapporte l'observation suivante :

OBS. 49. — Une femme âgée de 56 ans, célibataire, jouissant ordinairement d'une bonne santé, éprouve depuis quelque temps un désir immodéré du mariage. Depuis plusieurs mois, quelques actes d'extravagance érotique : provocations obscènes, abattement, pleurs, désespoir à propos de la non satisfaction de ses désirs ; la malade se dépouille de ses vêtements. Après 15 jours de traitement, le délire érotique se calme, la malade raisonne parfaitement ; elle travaille, elle compte sur une sortie prochaine. Au milieu de ce calme, elle a une hallucination nocturne ;

elle prétend avoir vu un homme dans sa chambre. Peu à peu le délire érotique va croissant ; la malade, à qui on ne peut faire garder ses vêtements, se livre au désespoir, et se pend. (*Recherches sur l'encéph.*, 2ᵉ part., pag. 116.)

Le satyriasis chez l'homme, comme la nymphomanie chez la femme, s'accompagne ordinairement des hallucinations et des illusions les plus bizarres, ayant toutes pour caractère essentiel les désirs vénériens. L'exemple rapporté par Buffon, d'un pauvre curé des environs de La Réole, que l'observance trop rigoureuse de ses vœux avait jeté dans cet état, est l'histoire la plus complète des hallucinations et des illusions les plus extraordinaires qu'on peut observer dans cette névrose.

6° Épilepsie. — Dans le plus grand nombre des cas, les hallucinations ont lieu avant les attaques : ce sont des bruits étranges, des sifflements horribles, des sons de cloche, des détonations, le bruit que fait une voiture en roulant, la vue d'objets lumineux, de fantômes effrayants ; il y en a qui sentent des odeurs fétides, des saveurs particulières, qui croient qu'on les frappe, qu'on les bat, qui ressentent une secousse, comme un coup dans la tête, dans le cœur, dans l'épigastre, etc.

Obs. 50. — Le docteur Grégory parle, dans ses leçons, d'un individu sujet à des attaques d'épilepsie, chez lequel le paroxysme était en général précédé de l'apparition d'une vieille femme en manteau rouge, aux traits méchants, à la figure hideuse, qui s'avançait vers lui et le frappait sur la tête avec sa canne. A peine avait-il reçu le coup, qu'il tombait sans connaissance, agité de convulsions. (Paterson, *loc. cit.*)

L'épilepsie est très-souvent compliquée de l'aliénation

mentale (1) : les hallucinations, dans ce cas, sont évidemment liées à la folie, et peuvent, comme dans l'épilepsie sans complication, se manifester avant ou après l'attaque. Néanmoins, je crois que, dans la complication de l'épilepsie et de la folie, les hallucinations se manifestent plus souvent après l'accès (2) ; tandis que, dans l'épilepsie sans dérangement marqué des facultés intellectuelles, ces phénomènes se produisent plus fréquemment avant. Les hallucinations qu'on observe dans l'épilepsie compliquée de manie, de mouomanie, de lympémanie, etc., ont parfois une grande influence sur les déterminations et les actes correspondants. Il est fort probable, comme l'observe M. De Boismont, que plusieurs des crimes commis par ces infortunés, et dont quelques-uns ont été très-sévèrement punis, n'étaient que le résultat de ces hallucinations. Voici un exemple rapporté par cet auteur.

Obs. 51. — Nous fûmes consulté, dit-il, il y a quelques années, par une jeune dame artiste dont le mari avait des attaques fort courtes d'épilepsie qui étaient immédiatement suivies d'un accès d'aliénation mentale. Il se croyait entouré de figures menaçantes, de flammes, voyait des âmes. Dans un de ces accès, il saisit sa femme à la gorge pour l'étrangler; elle n'eut que le temps de s'élancer hors de l'appartement. Dans une autre circon-

------

(1) Dans les relevés faits à la Salpêtrière, Esquirol trouva que, sur 300 malades épileptiques, plus de la moitié étaient aliénés.

(2) Sur 13 observations d'épilepsie compliquée de l'aliénation mentale que j'ai réunies, 8 fois les hallucinations ont eu lieu après, et 5 fois avant les attaques.

stance, il s'imagina être entouré par des ennemis, et demanda son poignard pour les tuer. (*Loc. cit*, p. 499.)

7° CATALEPSIE. — Les hallucinations paraissent être excessivement rares dans la catalepsie : la suspension plus ou moins complète des facultés intellectuelles en explique la raison. Les observations d'hallucinations dans cette singulière névrose, rapportées par quelques auteurs, appartiennent plutôt à l'extase cataleptique qu'à la catalepsie proprement dite : cette dernière ne se complique, dans quelques cas rares, que de songes ou de visions en rapport avec les objets qui peuvent avoir causé une vive impression.

8° EXTASE. — Quoiqu'il soit possible , au point de vue des symptômes physiques, d'établir une analogie entre la catalepsie et l'extase ; quoiqu'il soit constant que ces deux névroses puissent reconnaître les mêmes causes et se compliquer entre elles de différentes manières, il n'en est pas moins vrai qu'au point de vue psychique, elles présentent une grande différence. Dans la catalepsie, l'exercice de la pensée est anéanti, suspendu, comme voilé ; dans l'extase, au contraire, l'esprit se trouve fortement et exclusivement dirigé vers la contemplation d'un objet, entièrement absorbé par une idée, par des jouissances imaginaires, encore augmentées par l'exaltation de l'enthousiasme. Dans la catalepsie, comme je viens de le dire, les hallucinations sont excessivement rares : dans l'extase , au contraire, elles sont très-fréquentes. Les hallucinations de la vue, de l'ouïe et de l'odorat, sont celles qui s'observent le plus souvent : ce sont ces dernières qui ont fait supposer que les anges venaient embaumer l'air de leur appartement ; le diable, au contraire, ne manque jamais de répandre l'odeur de soufre.

L'extase comporte trois séries de phénomènes : délire des passions affectives, délire de la pensée et délire des sensations. Le premier se formule par le sentiment d'un bonheur inexprimable, d'une béatitude céleste, d'un amour poussé jusqu'à l'enivrement ; le second, par une succession de pensées d'un degré d'élévation peu fréquent dans la vie intellectuelle ordinaire, pensées relatives à la philosophie, aux sciences, à la morale, à la religion, etc. ; le troisième, enfin, par les hallucinations et les illusions de tous les sens, mais plus particulièrement par celles de la vue, de l'ouïe et de l'odorat. Ces trois séries de phénomènes existent rarement seules : en général, elles se confondent entre elles de différentes manières, et permettent ainsi d'admettre plusieurs variétés d'extase, telles que l'extase mystique, hystérique, etc.

L'extase mystique s'observe principalement sur des personnes adonnées au jeûne, à la prière, à une vie ascétique et contemplative. En voici un remarquable exemple :

Obs. 52. — Jeanne-des-Rochers, jeune femme de la cour de Louis XIV, s'étant retirée dans une solitude pour arriver à la perfection par les privations de toute espèce, a raconté, dans un ouvrage en trois volumes, l'histoire de son long martyre. « Je ne mange, dit-elle, qu'une fois le jour, et je repose seulement quatre heures.... J'entends du pied de mon crucifix tout ce qui plaît au Seigneur de me communiquer. Mes opérations intérieures (prières, éjaculations, etc.) durent quelquefois deux fois vingt-quatre heures, pendant lesquelles je ne bois ni ne mange. Le diable alors me combat de toutes les manières, et me fait voir des spectres horribles. J'ai été des mois entiers que les yeux ne me fermaient pas... Je me tuais pour vouloir élever mon esprit à Dieu... J'ai été plus de quinze jours que je marchais dans ma forêt comme une folle. sans prononcer d'oraison. Le dimanche des Rameaux, je vis, en prenant la discipline de fer, la forme d'un homme très-hideux qui semblait la prendre aussi ; et, à chaque coup qu'il se donnait, il jetait un cri effroyable, et disait chaque fois : c'est pour tel péché. Par moments j'éprouvais de grands ravissements, mais le plus souvent le démon me tentait......, etc., etc. »

L'extase a été connue de tous les temps. Dans les siècles d'ignorance, chez les peuples de l'antiquité comme de nos jours, elle conserve sa forme, son mode de manifestation, et reconnaît toujours les mêmes causes : la concentration exclusive de la pensée sur un seul objet, la faculté de s'occuper fortement et long-temps d'un sujet abstrait. Dans l'Inde, les bonzes, comme les pythonisses de l'antiquité, les illuminés, les trembleurs des Cévennes, les convulsionnaires de St-Médard, etc., n'ont qu'à mettre en usage certaines pratiques pour tomber en extase. Les exercices et les pratiques de dévotion recommandés aux païens de l'Indoustan, de la Chine, etc., par les enseignements mystiques, produisent les mêmes effets d'autant plus facilement que ces peuples s'y livrent avec une ardeur et une persévérance extraordinaires. L'abbé Dubois rapporte plusieurs exemples frappants qu'il a observés dans l'Indoustan : ces exemples prouvent assez la facilité avec laquelle ces malheureux savent se soumettre aux plus cruelles pratiques de dévotion, et font connaître en même temps les déplorables résultats qui en découlent. Je ne veux en citer qu'un seul, qui résume parfaitement tout ce que je viens de dire à ce sujet. Il s'agit d'un Indous qui raconte lui-même le danger qu'il a couru.

Obs. 53. — Je fus quatre mois novice sous un sannyasi (anachorète). Je passais une bonne partie de la nuit éveillé, m'appliquant à éloigner de mon esprit toute pensée quelconque. Je m'efforçais de retenir ma respiration aussi long-temps que possible. Un jour, je crus voir, en plein midi, une lune fort claire qui me paraissait s'agiter. Une autre fois je crus me trouver, en plein jour, au milieu de ténèbres épaisses. Mon directeur me félicita sur mes progrès, me prescrivit des pratiques plus pénibles; enfin, fatigué de ces laborieuses contorsions, j'abandonnai le sannyasi, et je repris mon premier état. (*Mœurs*, *cérémonies*, etc., *des peuples de l'Inde*, vol. II, p. 271.)

L'extase complique parfois la folie. M. Leuret (*loc. cit.*, pag. 344 et suiv.) a rapporté l'observation d'une folle hallucinée qui avait des extases dans lesquelles elle voyait Dieu; elle s'agenouillait devant le soleil, et sentait alors intérieurement une élévation, un plaisir extrêmes. Dieu lui parlait. Le plaisir qu'elle ressentait était surtout prononcé dans la poitrine et dans l'estomac. Dieu, disait-elle, peut donner le *ravissement* partout, dans tous les membres. Elle ne le voyait pas seulement quand elle regardait le soleil; mais elle le voyait au dortoir, à la promenade. Il suffisait, pour cela, qu'elle priât. Elle le voyait aussi pendant son sommeil, et même la nuit avant de s'endormir. Dieu était bon, aimable; il souriait; il avait des cheveux blonds, et était habillé, etc.

9º Somnambulisme. — Le somnambulisme est naturel au magnétique : ces deux états ne diffèrent que par la circonstance dans laquelle ils se produisent.

Le somnambulisme simple ou naturel n'est qu'un rêve réalisé, un rêve auquel on obéit par une faculté inexplicable, mais qui est constatée. C'est ordinairement peu de temps après s'être endormi que les phénomènes du somnambulisme se produisent. L'individu se lève, marche, agit, parle, fait des questions et des réponses comme dans une conversation suivie ; écrit, compose, exécute en un mot tous les actes de la vie ordinaire, et pourtant ses sens ne sont point impressionnés par les excitants extérieurs, car il est plongé dans un profond sommeil : tous ses actes, toutes ses démarches, toutes ses paroles ne sont qu'une conséquence des hallucinations. Il voit, il entend, il flaire, il goûte sans que les organes des sens paraissent agir (1) ; le cerveau seul est en activité, et, en vertu de l'action qui lui est propre, il donne aux souvenirs des objets dont l'image y a été déposée, la valeur des sensations actuelles : au réveil, on ne se souvient de rien, ou bien on croit avoir fait un rêve ordinaire.

Les hallucinations du somnambulisme simple ont beaucoup d'analogie avec celles des rêves ; elles n'en diffèrent que par le degré et par l'énergie plus grande de la volonté, et surtout de l'imagination qui, dans ce cas, représente les images avec beaucoup plus de clarté que dans les songes. Sauvages de Montpellier a observé, chez deux malades de l'hôpital, un somnambulisme naturel accompagné de clairvoyance ; sa relation se trouve dans les mémoires de l'Académie des sciences.

____

(1) Dans le somnambulisme, l'ouïe se trouve fréquemment conservée ; on entend les demandes et on y répond comme si l'on était éveillé. Le toucher est aussi très-souvent parfaitement intact ; il peut même, dans quelques cas, acquérir une finesse extraordinaire : c'est le sens qui préside, pour ainsi dire, à tous les actes des somnambules.

Parmi les sujets qui cèdent à l'influence du magnétisme , les uns s'endorment d'un sommeil profond et comparable au sommeil naturel : c'est le sommeil magnétique ; les autres tombent dans une sorte de somnolence douce , accompagnée de rêves et de véritables hallucinations : c'est le somnambulisme magnétique. Les premiers ne présentent rien d'intéressant pour cette étude ; nous allons nous occuper des seconds.

Quelqu'un qui aurait assez de temps à perdre pour lire tout ce qui a été publié sur le somnambulisme magnétique , la transposition des sens , la clairvoyance , les apparitions , la prévoyance , etc. , serait réellement effrayé de toutes les aberrations dont est susceptible l'esprit humain : explications , inductions , preuves , exemples et raisonnements , tout se presse , se mêle , se multiplie pour produire un chaos inextricable. On a été jusqu'à faire intervenir les anges et les démons dans l'explication des phénomènes magnétiques ! On a été consulter les somnambules pour connaître la nature intime du magnétisme ! Et comme les somnambules expliquent *toujours* tout ce qu'ils savent, et même tout ce qu'ils ignorent, l'explication ne s'est pas fait attendre. « Le magnétisme , disait une somnambule , vient d'en haut, il émane de la divinité, il vivifie, il échauffe, il éclaire ; c'est l'âme de l'univers. Le magnétisme vient de Dieu : ici tout est divin ; il n'y a donc, il ne doit y avoir rien de terrestre ; le motif et la fin de nos travaux magnétiques , ce sont les trésors du ciel, la jouissance de Dieu, le bonheur éternel...... » (*Rech. psych. sur la cause des phén. extraord. observés chez les somn. magn.* , etc. ; par Billot, D. M., t. I, p. 119.) Cette même somnambule se disait éclairée et dirigée par l'esprit de sagesse , ou *Sophie* , esprit supérieur dont elle décrivait fort bien le costume et donnait le signalement entier , soit pour la figure , soit pour la stature : l'hallucination était complète. « L'attribut spécial de cet esprit, disait la même somnambule , est une croix de sel, d'une blancheur éblouissante , qu'il tient dans sa main droite ; cet attribut me rappelle que le prêtre qui baptise dit en présentant le sel au néophyte : *accipe salem sapientiæ....* » (*Idem* , p. 120.)

Le savant auteur de l'article *magnétisme animal* (*répert. gén. des sc. méd.* , t. XVIII), M. Calmeil , a donné une description complète de tous les principaux phénomènes qui caractérisent le somnambulisme magnétique. Je ne puis mieux faire que de rapporter ici un passage de ce travail dans lequel se trouve résumé tout ce qui est relatif à cette étude.

« Tous les phénomènes du somnambulisme, dit cet auteur , sont loin de se ressembler ; ils varient même d'un instant à l'autre sur la même personne : de là vient la difficulté de faire des observations exactes , l'impossibilité où l'on se trouve d'établir des termes de comparaison, de saisir au juste l'explication naturelle des faits. Quelques somnambules , cédant à l'influence du magnétisme, semblent d'abord étrangers aux impressions du dehors ; bientôt leurs sens entrent en exercice ; ils voient les objets, distinguent leurs couleurs, entendent, font la conversation avec le premier venu , exercent le goût, le toucher, l'odorat comme dans l'état de veille. D'autres ne sont en rapport qu'avec une seule personne , un certain nombre d'objets , de sorte qu'ils ne répondent point à la voix du premier venu , qu'ils sont impressionnés , par exemple, par la vue d'une table , sans apercevoir à leurs côtés une fleur , un livre qui s'y trouvent placés ;

qu'ils sont impressionnés par le bruit de la pluie , le son d'une horloge , sans entendre l'explosion d'une arme à feu, le son perçant d'un instrument de musique ; qu'ils apprécient par le tact la température , la forme d'un corps , sans ressentir la douleur d'une piqûre , le rude attouchement d'une main qui les froisse; qu'ils goûtent, flairent avec délices certaines liqueurs , certaines substances odorantes , sans percevoir l'amertume d'un objet qu'on dépose sur la langue , l'odeur du soufre qui brûle auprès d'eux. D'autres , concentrant leur attention sur les phénomènes intérieurs de leur propre corps , demeurent constamment étrangers à tout ce qui se passe dans leur entourage , et distinguent avec une grande pénétration des sensations viscérales habituellement cachées pour le cerveau. Les uns éprouvent des hallucinations de la vue , de l'ouïe , du goût, du toucher, etc. , décrivant, comme s'ils les voyaient en réalité , des objets qui sont à dix , à vingt lieues de distance , et qui souvent n'existent pas du tout; rapportant des paroles imaginaires qu'ils croient entendre prononcer par un ami absent , accusant dans la bouche le goût d'une drogue dont ils ont maintenant le souvenir , accusant à la peau la sensation d'un liquide , d'un corps qui les brûle ou qui les glace. D'autres, se méprenant sur la nature des sensations réelles, boivent de l'eau pour du vin , sont effrayés par un bruit insignifiant, par un objet qui leur est familier dans l'état de veille. Presque tous ignorent , lorsqu'ils sont rendus à leur état normal , ce qui s'est passé dans l'encéphale pendant le somnambulisme ; presque tous peuvent se rappeler dans un second accès ce qu'ils ont éprouvé pendant l'accès qui a précédé. La durée du somnambulisme varie ; celui qui l'a éprouvé une première fois l'éprouvera probablement par la suite.

» Le somnambulisme , loin d'exclure l'exercice de certaines facultés intellectuelles et affectives , peut produire une exaltation momentanée de ces facultés. La mémoire acquiert une certaine précision. Les images d'objets depuis long-temps oubliés se peignent maintenant dans la pensée avec une vivacité inconcevable. Le somnambule converse sur les objets qui lui étaient les moins familiers ; il s'exprime avec un choix d'expressions qui ne lui est pas habituel ; il rappelle des langues qu'il a à peine étudiées ; récite des vers oubliés depuis l'enfance , entrevoit les rapports probables qui lient le présent à l'avenir , calcule l'écoulement du temps avec une certaine justesse, invente des termes pour représenter momentanément ses pensées, des remèdes pour guérir les maux , soulager les souffrances de ses semblables ; entrevoit d'avance les changements qui se préparent maintenant pour s'effectuer plus tard au sein de ses organes, s'approprie les symptômes des maladies qui le frappent , pénètre avec un tact exquis de la pensée les intentions de son magnétiseur , réagit sur son physique de manière à y faire naître des modifications importantes, saisit assez bien sur autrui l'expression fonctionnelle des maladies vulgaires , est susceptible de s'abandonner à une affection vive , à des antipathies qui ne sont pas douteuses , rapporte au toucher les perceptions de la vue , à la vue celles du toucher ; et cependant toute cette série de sensations , vraies , fausses , imaginaires , d'impressions viscérales ; cette succession d'idées , d'opérations intellectuelles , semblent n'être que le résultat fortuit des modifications qui s'établissent aux extrémités et dans les masses centrales du système nerveux , de sorte

que l'on est embarrassé pour faire une part à la spontanéité morale, et il devient évident que le magnétisme
est le mobile qui donne l'impulsion aux principaux mouvements qui font du somnambule un être maintenant à
part...... » (*Loc. cit.* , p. 175.)

Il est aujourd'hui parfaitement démontré que ce sont
les hallucinations ou les illusions manifestées par des somnambules qui ont fait croire que la vue, l'ouïe, le goût
et l'odorat se transportaient, agissaient ou étaient impressionnés à une grande distance, que ces individus
voyaient dans leur corps ou dans le corps des malades
avec lesquels on les mettait en rapport, etc. Les descriptions des organes qu'ils prétendent voir dans l'intérieur
du corps, n'ont aucune ressemblance avec ce qui existe
réellement; les objets qu'ils voient à de grandes distances,
et qu'ils assurent apercevoir clairement, n'existent pas
le plus souvent ; en un mot, toutes ces impressions ne
sont que des sensations cérébrales que l'individu magné-
tisé place en dehors de lui. Ce phénomène, du reste,
n'est point exclusif au somnambulisme magnétique ; on
l'observe de même dans le somnambulisme spontané, dans
l'extase, dans l'hystérie, etc.

10° Rage. — Les exemples d'hallucinations observées
dans la rage que j'ai pu rassembler se rapportent tous
aux sens de la vue et du toucher. Trolliet (*Traité sur la
rage*, Paris, 1820) cite plusieurs exemples d'hallucinations parmi les malades auxquels il donna des soins dans
l'hôpital de Lyon. L'un d'eux expira en frappant avec
force sur son lit, croyant lutter contre un loup enragé.
Un autre se débattait avec un animal féroce, et mourut
en le terrassant. Broussais (*Cours de path. et de thérap.
génér.*, t. IV, p. 334) rapporte, d'après David-Richard,

une observation dans laquelle on a noté des hallucinations de la vue : le malade croyait voir sans cesse le chien qui l'avait mordu. Le seul cas d'hydrophobie que j'ai eu l'occasion d'observer, m'a présenté aussi cette complication. Le quatrième jour, le malade dont il s'agit disait aux personnes qui l'entouraient, en montrant de la main un objet invisible pour tous : « Prenez garde....., voyez le chien qui m'a mordu ! » Il avait l'œil dur et hagard; il frissonnait d'épouvante : c'était pitié que de le voir ainsi.

11° Hypocondrie. — La préoccupation de soi-même, la sollicitude minutieuse qui porte l'homme à s'*écouter sentir* dans les diverses parties de son organisme pour découvrir une souffrance, peuvent engendrer à la fois la crainte de la maladie, la terreur de la mort et les diverses hallucinations qui forment toujours un des symptômes caractéristiques de l'hypocondrie.

Tous les auteurs qui ont écrit sur l'hypocondrie ont insisté avec raison sur l'état des sens chez ces malades ; car, en effet, c'est l'exaltation de la sensibilité percevante, c'est la perversion de l'ouïe, du goût, de l'odorat, etc., qui est la source de toutes ces aberrations de perception si communes et si fâcheuses dans cette affection. M. Falret (*de l'hypocondrie*, etc., p. 410) s'est particulièrement occupé de l'état des sens chez les hypocondriaques. Il a noté que ces malades éprouvent des éblouissements, des illusions d'optique ; qu'ils se plaignent de ne voir les objets que comme à travers un voile; qu'ils accusent des bourdonnements, des tintements, des sifflements dans les oreilles ; que les plus faibles odeurs leur font éprouver des sensations désagréables ; qu'ils appètent quelquefois les aliments les plus mauvais ; qu'ils ressentent des alternatives de froid et de chaud en diffé-

rentes parties du corps , quoiqu'elles ne paraissent ordinairement ni plus chaudes , ni plus froides qu'elles ne le
sont habituellement , etc. Ils éprouvent aussi des sensations fort extraordinaires qui proviennent ou paraissent
provenir des organes internes , et qui ne sont que des
hallucinations ou des illusions viscérales. Nous allons les
étudier :

Dans l'hypocondrie , il y a deux périodes distinctes :
dans la première , l'esprit seul est affecté ; aussi les hallucinations sont plus fréquentes que les illusions des sens.
Dans la seconde , si l'esprit est affecté , le corps l'est
également ; aussi y observe-t-on plus souvent des illusions
qui naissent des troubles fonctionnels ou des lésions
matérielles.

1re *Période*. — Les sensations que les hypocondriaques
éprouvent dans les différentes parties du corps , sont de
véritables hallucinations , des phénomènes cérébraux qui
ne reconnaissent d'autre cause que le travail d'un cerveau
malade sur des organes sains. La tête est plus particulièrement le siége d'une foule de sensations pénibles ,
douloureuses , extraordinaires : les malades se plaignent
d'y ressentir des fourmillements , des battements , des
bouillonnements , des frémissements ; ils y entendent des
bruits singuliers , des sifflements, des détonations, de la
musique , le murmure d'un ruisseau , etc. Le goût , l'odorat
et le toucher présentent aussi des phénomènes insolites :
quelques-uns flairent avec plaisir les odeurs les plus désagréables , ou savourent avec délices les corps non alimentaires ; quelques autres croient sentir les mouvements
d'une couleuvre , d'un poisson , etc., sur une ou plusieurs
parties du corps. M. Falret parle d'une dame qui , par la
vue , jugeait que sa peau était écailleuse comme celle

d'une carpe ; mais à l'instant même elle pouvait rectifier son jugement par le toucher. Enfin , si les hypocondriaques lisent un ouvrage de médecine , la description d'une maladie , ils éprouvent, peu de temps après , tous les symptômes , toutes les *sensations caractéristiques* de cette maladie, et cela d'autant plus facilement que la maladie dont ils ont pris connaissance est plus grave et plus difficile à diagnostiquer. En un mot, l'esprit de ces malades, continuellement occupé à trouver une souffrance dans leur corps, donne naissance , en vertu de l'association vicieuse des idées, aux phénomènes les plus variés et les plus extraordinaires , qui ne sont que des hallucinations et parfois des illusions des sens.

2ᵐᵉ *Période*. — Les illusions des sens sont plus fréquentes que les hallucinations ; elles constituent à elles seules un des symptômes caractéristiques de cette période. Toutes les illusions des hypocondriaques sont dues à l'action d'un cerveau malade sur des sensations réelles mal appréciées, sensations qui ne présentent en elles-mêmes rien d'anormal , mais qui , — en vertu des rapports vicieux établis entre le cerveau et les organes d'où elles viennent , — sont perçues par l'esprit avec une vivacité très-pénible pour les malades, et propre à les confirmer dans leurs idées. Ainsi , suivant les dispositions d'esprit, toutes les sensations éprouvées par ces malades sont expliquées par la présence des vers, des animaux, etc., dans l'intérieur de leur corps, alors qu'elles proviennent d'une lésion matérielle ; d'autres fois elles sont expliquées par des maladies organiques de différents viscères , par le cancer du cerveau ou de l'estomac , la phthisie, l'anévrysme, la putréfaction du corps , etc., alors qu'elles proviennent d'un trouble fonctionnel. Dans

tous ces cas, la sensation peut être réelle, mais l'appréciation est toujours fausse : c'est là ce qui constitue l'illusion des hypocondriaques. Le mode de production des
illusions viscérales est le même que celui qui donne lieu
aux illusions externes. Ici, comme dans toutes les illusions
en général, on observe toujours deux faits différents : l'un
fondamental, qui consiste en cohésion anormale et fixité
d'idées fausses ; l'autre accidentel, qui est produit par des
sensations réelles rapportées à tort à l'objet de la préoccupation actuelle. La préoccupation exclusive est donc
le point de départ de toutes les illusions : à force de
considérer un objet, les sens s'exaltent et lui prêtent,
comme le dit M. F. Dubois (d'Amiens), des formes
bizarres et gigantesques ; à force de méditer sur une
sensation intérieure, sur une douleur, l'esprit s'éblouit
aussi, se déprave, et tombe dans les hallucinations les
plus singulières.

L'auteur que je viens de citer a parfaitement saisi la
filiation des idées et la perversion de l'attention qui,
chez les hypocondriaques, donnent lieu aux illusions et
aux hallucinations les plus singulières. « Ces malades,
dit-il, se plaignent amèrement de battements d'artère
affreux, soit dans la région épigastrique, vers le tronc
cœliaque, soit dans la tête : dans cette dernière partie,
il y a plus de variété qu'à l'épigastre, parce qu'il s'y
joint réellement des phénomènes d'acoustique. D'abord le
malade, étant couché, n'entendait que le bruit ordinaire
des artères de la tête, isochrone aux battements du pouls,
bruit qui ne peut inquiéter qu'un hypocondriaque ; mais
bientôt, par une attention soutenue et pervertie, il
éprouve des hallucinations singulières. Après les battements, ces malades entendent des frémissements, des

bouillonnements, des soufflements, des détonations ;
quelques-uns même, au rapport des auteurs, se plaignent
d'entendre dans leurs crânes de la musique, le murmure
d'un ruisseau, etc. » (*Hist. phil. de l'hypoc. et de l'hyst.*,
pag. 175.)

La plupart de ces malheureux convertissent eux-mêmes
ces étranges sensations en symptômes de maladies ; à les
entendre, ils perçoivent les sensations les plus extraordinaires qui ont leur point de départ dans le cœur,
dans l'estomac, dans la tête, dans la poitrine, en un
mot dans toutes les parties du corps, et c'ést là la raison
qui leur fait croire qu'ils portent les maladies les plus
inconnues, les plus bizarres, les plus douloureuses, etc.
Ils ont le cœur desséché, désorganisé, gonflé ; ils y
éprouvent des sensations étranges, alors que la plus
minutieuse exploration ne permet de constater que des
palpitations nerveuses ; ils ressentent des piqûres, ils
perçoivent des mouvements, des ondulations à l'épigastre,
ce qui leur fait croire que le ver solitaire les ronge,
qu'ils ont dans leur estomac un poisson, une sangsue, un
reptile, alors qu'ils sont atteints d'une maladie organique
de ce viscère. Il y aurait matière d'un gros volume si
l'on voulait rapporter le résumé de toutes les sensations
les plus extraordinaires qu'éprouve un hypocondriaque,
si l'on voulait énumérer tous les symptômes d'affreuses
maladies dont il est atteint, si l'on voulait croire à toutes
ses niaiseries, à toutes ses exagérations. Un malade dont
parle Louyer-Villermay (*Traité des maladies nerveuses*),
dit que son corps est un foyer ardent, ses nerfs des
charbons embrasés, son sang de l'huile bouillante ; qu'il
souffre le martyre. Un autre dont Pomme (*Traité des aff.*
vap. Lyon 1760) raconte l'histoire, disait avoir le cerveau

noué, pâteux, aplati, encloué, somnoleux, vide, plein, sec,
aqueux, frémissant, pierreux, etc. Il y a aussi quelques
hypocondriaques qui, pendant les paroxysmes, s'imaginent avoir des jambes de verre ou de beurre; il y
en a d'autres qui prétendent que leur corps est en dis-
solution, qu'il est putréfié; il y en a, enfin, qui vous
disent : « Je n'ai plus besoin de rien, ni de manger, ni
de boire ; *je suis mort.* »

Voici une observation rapportée par Louyer-Villermay,
qui résume bien toutes les hallucinations et toutes les
illusions dont je viens de donner un court aperçu.

Obs. 54. — M. D*** est né de parents bien constitués ;
il reçut aussi en partage une fort bonne constitution ;
mais l'habitude d'une vie très-sédentaire et des travaux
du cabinet, vers l'âge de 30 ans, le rendirent hypocondriaque. Dans le principe, M. D*** se plaignait du dérangement de son estomac : ses digestions étaient pénibles ; il rendait une grande quantité de vents dont l'issue
diminuait sensiblement le malaise qui succédait à ses
repas ; plus tard il lui survint des vomissements muqueux.
Il éprouvait, en outre, des bâillements complets ou in-
complets, et des maux de tête qui correspondaient surtout
à l'occiput. Pendant toute une saison, il fut fatigué par
des bourdonnements d'oreilles qui simulaient les tons filés
d'un cor très-éloigné.

Des troubles plus ou moins prononcés dans ces diverses
fonctions organiques lui ont fréquemment donné des
inquiétudes relatives à sa santé : de là des craintes
exagérées ou des maux imaginaires, un état morose, et
une disposition extraordinaire aux emportements. Souvent
ses cheveux étaient hérissés et lui causaient des douleurs
vives ; ils semblaient tenir à une chair meurtrie par des

coups. D'autres fois il éprouvait à la tête un froid tel, que si la raison ne fût venue à son secours, il eût pensé qu'on y répandait un souffle glacial. Tous les cinq à six jours, il ressentait, au moment où l'occiput touchait l'oreille, une douleur, avec trouble de la vue, qui le forçait à se tourner sur le côté. A l'instant où il s'endormait, ses sens étaient engourdis par le sommeil; il s'opérait dans la tête un mouvement comparable au bruit que produit, en se détendant, le ressort d'une pendule; ce bruit augmentant, lui causait un tel effroi, qu'il faisait un effort pour se relever. Une nuit, entre autres, le désordre fut tel, que M. D*** ne put appeler à son secours; il lui semblait qu'une étrangère lui serrait la gorge pour l'étrangler : il se crut sur le point de mourir, etc. (*Loc. cit.*, tom. **II**, pag. 519.)

5° Des hallucinations dans les diverses formes de l'aliénation mentale.

Deux phénomènes principaux jouent un rôle important dans toutes les variétés de l'aliénation mentale, et sont, pour ces malades, une source intarissable des idées et des combinaisons intellectuelles les plus bizarres et les plus extravagantes, des déterminations les plus singulières et des actes les plus graves ou les plus ridicules : ce sont les illusions et les hallucinations. Ces deux phènomènes ont leur point de départ dans la *perception*. Tantôt des objets frappent ces malades sous certains rapports, et produisent des idées, des jugements, des actes faux, ridicules, dangereux : ce sont les illusions; tantôt ce sont des perceptions sans objet, des sensations produites sans excitation extérieure, qui leur font entendre des voix, voir des fantômes, sentir des odeurs fétides, etc. : ce

sont les hallucinations. Chez les aliénés, les illusions des
sens sont aussi fréquentes que les hallucinations proprement dites. Le raisonnement, aussi bien que l'observation,
ne permettent pas de le contester. Pour la perception d'une
sensation*, trois conditions sont nécessaires : l'intégrité
du sens qui reçoit l'impression, l'intégrité du nerf qui
la transmet, et l'intégrité du cerveau qui la reçoit et la
juge. On ne sera pas donc étonné de la fréquence des
illusions chez les aliénés, où toujours une et souvent
deux de ces conditions n'existent pas.

Tous les auteurs modernes, et même ceux de la plus
haute antiquité qui se sont occupés de l'aliénation mentale,
signalent l'importance des illusions et des hallucinations
dans la folie. Arétée paraît leur accorder un rôle si important, que, d'après lui, en faisant attention aux diverses formes qu'elles peuvent revêtir, on peut prédire
d'avance à quelle variété de folie on aura affaire. « Quand
la maladie commence, dit-il, quelques malades ont des
erreurs de sens : un bourdonnement continuel frappe les
oreilles ; ils croient entendre un concert de flûtes. Des
images bleuâtres ou noires, *si la maladie tend à la mélancolie*, rouges, au contraire, et de couleur pourpre, *si elle
tend à la fureur*, semblent se présenter à la vue des malades ; quelques-uns voient comme une lumière vive, semblable à un éclair, et se croient menacés de la foudre... »
(*De causis et signis morb. diuturn.*) Cette remarque du
médecin de l'antiquité est d'une vérité frappante. Ces
phénomènes, en effet, sont intimement liés à la nature
du délire qu'ils précèdent, accompagnent ou suivent.
Dans la manie, les hallucinations et les illusions sont
désordonnées, incohérentes, tumultueuses ; elles poussent
ces malades aux déterminations les plus étranges, à la

fureur la plus exaltée ; dans la monomanie, elles sont gaies, tristes, extatiques, etc., suivant la nature du délire, suivant la cause qui lui a donné naissance ; en un mot, chaque forme, chaque variété d'aliénation mentale peuvent imprimer un caractère particulier aux illusions et aux hallucinations qui lui sont propres, comme ces phénomènes psychiques peuvent déterminer la nature du délire alors qu'ils le précèdent, en sont le point de départ autour duquel viennent se grouper tous les désordres subséquents.

De la manie dans ses rapports avec les hallucinations.

Il suffit d'avoir observé quelques cas de manie, pour se convaincre combien les hallucinations et les illusions sont fréquentes dans cette variété de folie (1). Les changements qu'on remarque à chaque instant chez les maniaques dans les gestes, la démarche, la contenance, les traits du visage, etc. ; l'agitation qui les domine, les cris qu'ils poussent, les menaces qu'ils profèrent, les mouvements désordonnés auxquels ils se livrent, etc., reconnaissent

---

(1) MM. Aubanel et Thore (*loc. cit.*, pag. 98) ont constaté que, sur 181 maniaques, il y en avait 70 qui avaient des hallucinations ou des illusions des sens. Dans ce nombre, il faut compter 4 individus qui avaient des hallucinations doubles de la vue et de l'ouïe, et un qui en avait de quatre sens. Le nombre des hallucinations a dû nécessairement être plus considérable ; mais il en est beaucoup qui ont dû échapper au milieu de l'agitation maniaque, et en raison des autres troubles avec lesquels elles existaient.

M. de Boismont rapporte que tous les maniaques, au nombre de 7, qui se trouvaient dans son établissement en 1845, étaient illusionnés ou hallucinés. (*Loc. cit.*, pag. 154.)

le plus souvent pour cause les hallucinations et les illusions
qui se jouent de leur raison, qui les exaspèrent, les ex-
citent, et les portent aux jugements les plus faux, aux
déterminations les plus extravagantes. Les impressions
et les idées, les hallucinations et les illusions se succèdent
et se confondent avec une rapidité si extraordinaire,
leur versatilité est si grande, que ces malades, ne pouvant
s'arrêter assez long-temps sur chaque sensation, sur
chaque idée, pour séparer celles qui n'ont aucun rapport
entre elles, pour écarter les idées surabondantes, ne
pouvant plus ni saisir les rapports, ni comparer, ni réfléchir, manifestent, par les gestes, les paroles et les
actes, le dire auquel ils sont en proie. Les uns voient
ce qui n'est point; ils tournent les yeux de côté et d'autre
pour suivre ceux qui leur parlent ou voir les choses
imaginaires; ils s'entretiennent avec des interlocuteurs
invisibles; ils les questionnent et leur répondent; souvent
ils se mettent en colère contre eux; les autres jugent mal
les impressions internes et externes qu'ils éprouvent
actuellement, et se portent à des actes de fureur par la
présence d'une chose ou d'une personne sur laquelle ils
se méprennent; ceux-ci prennent une fenêtre pour une
porte, veulent monter sur les nuages qui leur paraissent
de niveau, entrent dans la rivière croyant marcher sur
une route, et se précipitent, se tuent ou se noient;
ceux-là, enfin, repoussent les aliments dans lesquels ils
croient reconnaître à l'odeur ou au goût certain poison,
et se laissent mourir de faim.

Dans la manie, les hallucinations peuvent être primitives; le sujet a commencé par avoir quelques hallucinations rares, fugaces, qui, en se multipliant, finissent,
par l'effet de leur répétition et de la continuation de l'état

cérébral qui y donne lieu, par devenir si nombreuses et si variées, qu'elles troublent complètement la raison de celui qui les éprouve, égarent son jugement, corrompent ses désirs, exaltent ses passions, et le poussent à des déterminations plus ou moins bizarres, plus ou moins violentes, plus ou moins dangereuses. D'autres fois elles sont secondaires, et accompagnent tous les délires maniaques dont elles ne sont que le symptôme le plus caractéristique. Il est des cas, à la vérité assez rares, où les hallucinations se déclarent presque en même temps que le délire général, et cessent à peu près avec lui; mais lorsque le trouble intellectuel passe à l'état chronique, elles disparaissent le plus souvent, et il ne reste plus que le désordre qui en a été la conséquence. Quelquefois, pourtant, ce sont les hallucinations qui disparaissent les dernières, persistent encore quelques jours chez des individus rendus tout-à-fait à la raison, avec une force et une netteté dont les malades eux-mêmes sont étonnés, et dont ils rendent compte avec une précision parfaite. Il y a alors dans le cerveau, comme le dit M. Lélut, une action double et simultanée, une sorte de conflit entre le cerveau se souvenant ou imaginant, et le cerveau réfléchissant sur ces souvenirs et ces images pour les combattre et les rejeter. Ce même auteur rapporte un remarquable exemple de ce genre. Chez le jeune homme qui fait le sujet de cette observation (*loc. cit*, p. 248), après le retour parfait du jugement, les hallucinations ont persisté, presque aussi ⁎ fortes et aussi distinctes qu'au moment du délire général et de la réaction fébrile. Rien de plus singulier qu'une semblable folie, une folie perçue, réfléchie, condamnée, involontaire. Aussi elle ne peut durer long-temps sous cette forme; elle disparaît complètement, ou bien elle passe à l'état du délire général.

Les aliénés les plus dangereux pour eux-mêmes et pour les personnes qui les soignent, les aliénés furieux, sont ceux qui éprouvent des hallucinations. Soumis sans relâche à une cause qui fomente et fertilise le délire, sollicités par des voix dont ils ne découvrent pas les auteurs. par des objets effrayants qui s'offrent à leur vue, tourmentés d'odeurs infectes, sentant le.poison dans la bouche, ils réagissent contre ces fausses sensations, résistent quelque temps à la voix qui leur crie : tue-le !... tue-toi !... finissent par croire que c'est un ordre suprême, et veulent y obéir..... Celui-ci tue, parce qu'il découvre entre les mains de son ennemi des armes qu'on allait tourner contre sa personne ; celui-là se précipite par une fenêtre pour échapper aux assassins qui pillent sa maison, égorgent sa femme, ses enfants, etc. La fureur, comme je viens de le dire, est souvent provoquée par une hallucination. Voici un exemple qui a été rapporté par Pinel.

Obs. 55. — Un aliéné, calme depuis plusieurs mois, est tout à coup saisi d'un accès de manie durant un tour de promenade : ses yeux deviennent étincelants et comme hors des orbites ; son visage, le haut du cou et de la poitrine, sont aussi rouges que la pourpre ; il croit voir le soleil à quatre pas de distance ; il dit éprouver un bouillonnement extrême dans sa tête, et il demande lui-même à être promptement renfermé dans sa loge, parce qu'il n'est plus le maître de contenir sa fureur. Il continue, pendant son accès, de s'agiter avec violence, de croire voir le soleil à ses côtés, de parler avec une volubilité extrême, et de ne montrer d'ailleurs que désordre et confusion dans ses idées. (*Loc. cit.*, p. **108**.)

La manie puerpérale se complique aussi des hallucinations et des illusions des sens. Plusieurs auteurs, et notamment M. Morel (*Mém. sur la manie des femmes en couches*; Paris, 1842), en citent plusieurs cas. J'ai eu l'occasion d'observer l'exemple suivant.

Obs. 56. — S****, âgée de 25 ans, phthisique, accouche d'un enfant mort. Le quatrième jour, elle commence à délirer; elle parle de tout, divague, est poursuivie de visions extraordinaires; elle est si agitée, qu'on a de la peine à la contenir dans son lit. Le quinzième ou le dix-huitième jour, son agitation cesse en grande partie, mais le délire général reste toujours le même. Un jour, je la rencontre dans la rue, marchant pieds nus. Pourquoi avez-vous quitté vos souliers? « La Sainte Vierge vient de m'apparaître ; elle m'a dit : laisse tes souliers. — Je me suis conformée à son ordre. » Elle est morte deux mois après ses couches, sans reprendre un instant sa raison. Sa mère, sa tante et une de ses sœurs, sont mortes aliénées, et toujours l'aliénation mentale s'est déclarée à la première couche.

De la monomanie dans ses rapports avec les hallucinations.

Avant les recherches statistiques relatives à la fréquence des hallucinations dans les diverses variétés de folie, on admettait généralement que, dans la monomanie, ces phénomènes psychiques étaient moins fréquents que dans la manie : cette opinion était basée sur ce que les idées exclusives des monomaniaques étaient le plus souvent relatives aux passions et aux affections, et beaucoup moins aux perceptions et aux opérations intellectuelles. Mais depuis que la fréquence des hallucinations dans l'aliénation mentale a engagé plusieurs auteurs à en préciser le nombre d'une manière rigoureuse ; depuis surtout que MM. Aubanel et Thore ont publié leur statistique de Bicêtre, tout le monde a acquis la preuve que, dans la monomanie, les hallucinations étaient encore plus fréquentes que dans la manie (1).

En étudiant les hallucinations simples des aliénés, j'ai parlé de celles qui sont *isolées*, qui constituent à elles seules toute la maladie qu'on est convenu d'appeler *monomanie sensoriale*. Je n'y reviendrai pas. Il me reste à m'occuper ici des hallucinations qui sont mêlées au trouble partiel, et viennent le compliquer.

Les formes de monomanie peuvent être aussi variées que les idées, les sentiments, les sensations et les penchants qui servent de base au délire. Il est impossible de décrire toutes ces variétés ; il est impossible même de les prévoir : aussi je ne me propose de parler ici que des variétés qui se présentent le plus souvent à l'observation, et qui, par conséquent, ont été bien étudiées.

Le délire partiel, pris dans son ensemble, dans toutes ses nuances, peut être ramené à deux variétés principales. Il prend la forme d'une affection expansive, presque toujours caractérisée par une sorte de bouffissure d'orgueil,

---

(1) Sur 66 cas de monomanie que MM. Aubanel et Thore ont constatés dans une seule année, 35 fois ils étaient compliqués d'hallucinations. La lympémanie, observée chez 21 malades, a offert cette complication 11 fois. M. De Boismont a noté cette complication chez tous les monomaniaques, au nombre de 18, qui se trouvaient dans son établissement (1845). Quant à l'ordre de fréquence des hallucinations, celles de l'ouïe sont les plus communes ; viennent après celles de la vue, du toucher, du goût et de l'odorat. En général, ces hallucinations se combinent deux à deux, trois, etc., et peuvent même affecter tous les sens.

d'élan de vanité : c'est l'*aménomanie* (monomanie proprement dite d'Esquirol) ; il prend la forme d'une affection dépressive, presque toujours caractérisée par la peine, la tristesse et la crainte les plus sombres : c'est la *lympémanie* (mélancolie des anciens). A ces deux variétés principales se rapportent toutes les formes, toutes les particularités du délire partiel que nous allons étudier.

AMÉNOMANIE. — Il y a des hallucinations qui se rapportent à cette forme de folie, qui font éprouver un bonheur, une joie et une expansion extraordinaires. Emportés par les idées qui les préoccupent, par les sensations qu'ils croient éprouver ; concentrés dans les sentiments de félicité dont ils se croient seuls dignes, les hallucinés prennent en pitié les personnes qui les entourent, à cause de leur ignorance ou parce qu'ils les supposent indignes de participer à leur bonheur. Observez ces monomaniaques qui se croient rois, papes, prophètes, et tant d'autres porteurs de titres et de dignités imaginaires ; remarquez tous ces épouseurs de princesses, ces possesseurs d'immenses richesses, etc. : leurs actions sont en rapport avec cette croyance. Les uns, sur leur trône, reçoivent les hommages de nombreux courtisans qu'ils *voient* autour d'eux ; les autres, en extase, *écoutent* les révélations d'un être surnaturel qui leur dicte des lois nouvelles pour régénérer les hommes ; ceux-ci croient avoir parlé à une princesse en personne qui veut bien agréer leurs hommages ; ceux-là, enfin, riches des cailloux qu'ils contemplent avec délices, croient posséder une vraie mine de diamants du Mexique, et, fiers, les montrent à tout venant.

Les monomaniaques qui se trompent sur leur *personnalité* peuplent tous les établissements des fous. Il y a des femmes qui se croient changées en hommes, et des hommes en femmes ; il y a aussi des individus qui, privés de leur *personnalité antérieure*, sont devenus Jésus-Christ, Mahomet, voire même Juif errant. En voici un exemple :

Obs. 57. — Le 26 Décembre 1845, vers midi, les personnes qui se trouvaient sur le port au blé (Paris) remarquèrent avec surprise une femme, d'une mise simple, qui s'avançait lentement sur la berge dans la direction de la rivière, en croisant les bras sur sa poitrine, et en levant au ciel des regards inspirés. Mais leur surprise redoubla quand ils la virent entrer dans l'eau sans rien déranger à son attitude, et s'avancer graduellement sans que la rapidité du fleuve, qui menaçait déjà de l'entraîner, lui inspirât le moindre effroi. Elle allait se noyer........, quand un jeune homme entra courageusement dans l'eau, et saisit cette malheureuse par les cheveux au moment où elle allait disparaître. — Celle qui venait de courir un si grand danger a lu le *Juif errant*, et elle s'est tellement impressionnée de cette lecture, qu'elle est devenue folle. « Un ange m'est apparu, disait-elle, et me dit : le Juif errant est mort ; tu vas reprendre sa mission. » On sait, en effet, que, dans son roman, M. Eugène Sue fait mourir le touriste perpétuel de l'écriture. « L'ange a ajouté, continua cette femme : Marche ! marche ! traverse la terre, traverse les fleuves : les flots te porteront ; la terre ne te manquera pas. J'ai voulu aujourd'hui commencer ma mission. Vous avez eu tort de mettre obstacle à la volonté du ciel ! »

Cette observation nous fait comprendre l'enchaînement des idées et des sensations qui constitue cette variété de folie : c'est l'histoire psychique de presque tous les monomaniaques. Le malade a été dominé d'abord par quelque passion, par quelque idée qui l'a préoccupé, exalté; il a commencé par perdre ses habitudes et son humeur; il est devenu triste, exalté, concentré; puis une hallucination s'étant déclarée, et la passion ou l'idée se trouvant ainsi matérialisée, le malade n'a plus eu de raison pour ne pas y croire; il s'y est abandonné entièrement, et la folie est devenue manifeste. C'est ce qui arrive dans toutes les monomanies où il y a eu des hallucinations.

Lympémanie. — La tristesse, l'ennui, le chagrin, la crainte et la frayeur, sont les symptômes dominants de la lympémanie. Assiégé par des idées sinistres, des pressentiments funestes, le malade est plongé dans la tristesse et la douleur les plus noires. Tout ce qu'il voit, tout ce qu'il entend, tout ce qu'il sent, revêt à ses yeux les plus sombres couleurs : ce sont des odeurs infectes, des objets effrayants, des aliments empoisonnés, des voix importunes qui le menacent de malheur. Certains malades se croient poursuivis par des êtres malfaisants, d'une autre nature que la leur, et ayant entre autres facultés celle de se transporter sans être vus, avec la rapidité d'un éclair, d'un lieu dans un autre; il y en a d'autres qui voient les apprêts de leur supplice, qui entendent les cris du peuple qui s'assemble pour jouir du spectacle de leur mort. Les lympémaniaques *panaphobes* tremblent au moindre bruit; un rien les émeut, les terrifie; leur désespoir est d'autant plus violent, que, ne liant à rien l'état affreux dans lequel ils se trouvent, ils n'entrevoient aucune compensation à leur douleur, qu'ils croient éternelle; ils se plaignent, gémissent sur leur destinée fatale, appellent la mort, la désirent pour mettre fin à leurs souffrances, et, ne trouvant partout que le chagrin, l'ennui et la crainte, finissent par le suicide. La mort n'est pour eux qu'un dernier acte de la vie matérielle, la fin de toutes leurs souffrances.

Il y a quelques lympémaniaques qui se trompent sur leurs *organes* ou leur *personnalité* : les uns disent avoir les jambes de verre, et refusent de marcher; les autres se croient de beurre, et, dans la crainte de fondre, ils n'approchent jamais du feu; ceux-ci croient avoir, dans une partie du corps, des ennemis, des serpents; ceux-là sont privés de leur tête, ou se plaignent de la putréfaction de quelqu'un de leurs membres. Il y en a aussi quelques-uns qui prétendent être morts : dès lors, tout ce qu'ils voient a quelque chose d'étrange, tout ce qu'ils sentent ne ressemble plus à leurs sensations d'autrefois. M. Foville a publié l'observation d'un ancien militaire qui se disait mort à l'armée depuis fort long-temps. Un malade dont parle Aétius se croyait également mort, et, pour cette raison, il ne voulait prendre aucune nourriture : un autre homme fit le mort, on le mit à table, et il mangea. Le malade suivit son exemple.

Quelques lympémaniaques, privés de leur *personnalité antérieure*, se croient *transformés* en bêtes : ils sont *loups* (loups-garoux (1), lycanthropes), *chiens* (cynanthropes), *oiseaux* (zoanthropes). Ils laissent croître leurs ongles et leur chevelure, s'enfuient dans les bois, courent la nuit à travers les champs, poussent des hurlements affreux

---

(1) « Le mot *garou*, dit Bodin, signifie gardez-vous, ce qui est très-vraisemblable, car les autres loups naturels courent après les bêtes, et ceux-ci plus souvent après les hommes : c'est pourquoi on peut dire gardez-vous. » Il n'est pas rare, même de nos jours, de voir quelques monomaniaques appéter la chair crue, le sang des animaux, etc., exactement comme le faisaient ces prétendus loups-garoux.

s'ils sont loups, aboient s'ils sont chiens, imitent les cris des oiseaux s'ils sont zoanthropes, et parfois commettent des actes d'une cruauté atroce. Ces formes de monomanie, très-rares de nos jours, ont été observées à toutes les époques ; elles étaient connues des peuples de l'antiquité ; mais c'est surtout dans le 15me et le 16me siècles qu'elles étaient fort répandues en Europe. Cette perversion de la sensibilité et de l'instinct a donné lieu à toutes ces histoires de loups-garoux que les monomanies homicides sont venues remplacer depuis que la croyance aux transformations est détruite. Il est horrible à penser que cette malheureuse croyance ait coûté la vie à tant d'infortunés dont le seul crime avait été d'être aliénés. Bodin rapporte le procès fait à Besançon, par l'inquisiteur Jean Boin, au mois de Décembre 1521, où deux accusés, Pierre Burgot et Michel Verdun, confessèrent avoir renoncé à Dieu, et juré de servir le diable. Michel Verdun mena Burgot au bord du Chastel Charlon, où chacun avait une chandelle de cire verte qui faisait la flamme bleue et obscure, et faisaient les danses et sacrifices au diable. Puis après, *s'estant oincts*, furent tournés en loups, courant d'une légèreté incroyable, puisqu'ils étaient changez en homme, et souvent rechangez en loups et couplez aux louves. Ils confessèrent aussi, à savoir : Burgot, avoir tué un jeune garçon avec ses pattes et dents de loup, et qu'il voulait manger, n'eût été les paysans lui donnèrent la chasse. Et Michel Verdun confessa avoir tué une jeune fille, et que tous deux avaient encore mangé quatre filles. (*Démonomanie des sorciers*, liv. II, chap. VI ; Paris, 1587.) Mais l'exemple le plus épouvantable que je connaisse, c'est celui rapporté par Wier.

Obs. 58. — En 1541, à Padoue, un homme qui se croyait changé en loup courait la campagne, attaquant et mettant à mort ceux qu'il rencontrait. Après bien des difficultés, on parvint à s'emparer de lui. Il dit en confidence à ceux qui l'arrêtèrent : je suis vraiment un loup ; et si ma peau ne paraît pas être celle d'un loup, c'est parce qu'elle est retournée, et que les poils sont en dedans. Pour s'assurer du fait, on coupa ce malheureux sur différentes parties du corps ; on lui emporta les bras et les jambes. Alors, ne trouvant pas ce que l'on cherchait, et croyant à son innocence, on le remit à un chirurgien qui, malgré ses soins, ne put l'empêcher de succomber aux suites des blessures que lui avaient faites des hommes plus féroces que de véritables loups. (*De prestigiis dæmonum.*)

Pinel (*loc. cit.*, pag. 114) rapporte aussi un cas de lycanthropie observé dans l'automne l'an XII : cet exemple a été communiqué, par un médecin de Nancy, à la Société de l'École de médecine de Paris. Le malade éprouvait, la nuit, des visions fantastiques, et, dès le matin, il s'échappait furtivement pour courir dans les champs, et particulièrement dans les lieux écartés. Il poussait des hurlements à la manière des loups, et entrait parfois dans une sorte de fureur, avec désir de mordre. Cette maladie a duré 18 jours.

La *lympémanie suicide* et la *monomanie homicide* reconnaissent dans quelques cas, pour cause, les hallucinations et les illusions des sens. Quelques lympémaniaques se tuent ou tuent les autres, parce que Dieu ou les *voix* le leur ordonnent. En voici un exemple :

Obs. 59. — Dans une petite ville de la Thuringe, un charpentier, nommé Gaspard, qui avait jusque-là vécu honorablement de son travail, ayant eu le malheur de se couper le pouce de la main gauche et de s'estropier les

.autres doigts, s'abandonna au désespoir. « Quelle ressource me reste-t-il ? Mendier ou voler. — Mendier ! personne ne me donnera la charité. — Voler ! non, je ne puis me résoudre à terminer mes jours sur l'échafaud. — Et tout à coup : c'est toi, Rosine (nom de sa femme, morte peu auparavant), tu me fais signe : je t'entends ; tu demandes tes enfants (ils dormaient paisiblement); tu as raison : ils ne sont pas faits pour ce monde. Vous ignorez, mes chers enfants, ce que c'est que la vie ; vous ignorez aussi quelle misère vous y attend : il vaut mieux que vous ne l'appreniez jamais. Allez vers le père qui peut mieux vous nourrir que moi ; allez vers une mère qui est déjà auprès de lui. Je l'ai vue là-haut un moment, Rosine. » — Ce délire, porté à l'excès, l'entraîna dans un crime affreux. Il aiguisa un couteau : « C'est comme cela, mes petits enfants, afin qu'il ne vous fasse pas de mal » ; et il leur coupa la gorge. Dans ce moment, un voisin entra. A cette vue, Gaspard se plonge le couteau dans le cœur, en s'écriant : O Dieu ! je suis un grand pécheur ; faites-moi miséricorde !

La *monomanie incendiaire* peut aussi reconnaître pour cause une hallucination. Cette variété de folie, qu'on *prétend* être d'invention moderne, a été connue dans le XVIᵉ siècle, alors que le fameux jugeur de sorciers, Bodin, écrivait son curieux et extraordinaire ouvrage, dans lequel il en rapporte plusieurs exemples. « Robert Olive, bruslé vif à Falaize, en 1456, confessa, dit cet auteur, s'être donné au diable, et avoir été transporté de lieu en autre plus de quarante fois, et toujours rapporté au mesme lieu, mesme endroit, mesme place que le diable l'avait pris, à savoir de Falaize à la Guibray, où le diable lui fit brusler une maison et puis le rapporta ; et puis encore de Falaize audit lieu de la Guibray, où il brusla une autre maison ; et puis de la ville de Sablé , il fut transporté à la coust des bons Puez de Falaize , où il fit encore brusler une autre maison par un garçon ; et une autre fois il fut transporté de Lyon à la Guibray , où le diable lui bailla des poudres pour bailler audit garçon pour brusler une autre maison.... » (*Loco cit.; réfutation des opinions de Jean Wier, à la fin du volume.*)

Dans la *monomanie religieuse,* le délire revêt parfois un caractère particulier de mysticisme : les malades ont des visions, des ravissements. Leur démarche , leurs gestes , leurs paroles ont quelque chose de singulier et de bizarre. Ils sont recueillis , immobiles , insensibles à tout ce qui se passe autour d'eux ; dans leur contenance , dans leurs yeux égarés , il y a quelque chose qui tient de l'extase : c'est l'expression des inspirés , écoutant en silence les révélations d'un être supérieur; ils communiquent avec Dieu et les saints , les contemplent, en reçoivent des ordres , et, nouveaux législateurs, ils reviennent sur la terre pour régénérer les hommes.

Obs. 60. — Une femme d'un esprit cultivé, que les évènements de la révolution ont jetée dans le délire , va constamment se promener dans le jardin de l'hospice , s'avance gravement les yeux fixés vers le ciel , croit voir Jésus-Christ, avec toute la cour céleste, marcher en ordre de procession au haut des airs , et entonner des cantiques accompagnés de sons mélodieux; elle s'avance elle-même d'un pas grave pour suivre le cortége ; elle le montre, pleinement convaincue de sa réalité , comme si l'objet lui-même frappait ses sens , et elle se livre à des emportements violents contre tous ceux qui veulent lui persuader le contraire. (Pinel, *loc. cit.* , p. 108.)

Les *démonomaniaques* se croient possedés du démon ; ils le *sentent* dans leur poitrine, dans leur ventre, sous la forme d'un chat, d'un crapaud qui les pince, les brûle, leur inspire de mauvaises pensées, leur dit qu'ils ne mourront jamais, que leurs souffrances seront éternelles. Il y en a qui se croient entourés des démons qui revêtent les formes les plus hideuses ; ils *entendent* leurs hurlements, leurs grincements des dents ; ils *respirent* l'air empesté de soufre, etc. Toutes ces hallucinations, toutes ces illusions, toutes ces aberrations de l'entendement impriment à leur figure, à leur maintien, quelque chose d'effrayant : le teint hâve, les yeux enfoncés, exprimant le plus sombre désespoir, la démarche incertaine, en font des êtres à part, qu'il est impossible de voir sans tressaillir de pitié ou d'horreur. Ils sont ainsi, parce qu'ils se croient livrés à tous les tourments de l'enfer ; ils ne vivent — si c'est vivre — que pour gémir, se désespérer et maudire le ciel, la terre et leur propre existence.

Obs. 61.—Geneviève est née de parents honnêtes qui l'ont toujours beaucoup aimée et dont elle était l'orgueil. Elle a aujourd'hui 40 ans ; quoique sage et belle, on ne l'a pas mariée : elle était heureuse avec son père et sa mère, elle n'avait pas l'idée d'un bonheur plus grand que celui dont elle jouissait. Il y a bientôt trois ans, ayant encore, pour me servir de ses expressions, toute la pureté de l'enfant qui vient de naître, elle fit la connaissance d'une femme qui l'initia à de fâcheux secrets, échauffa son imagination, et lui donna des conseils qu'elle n'a que trop suivis......... A la faute d'un jour ont succédé deux ans de remords : ces remords l'ont rendue folle. Depuis qu'elle avait cessé d'être pure, elle priait et pleurait sans jamais être consolée ; elle se sentait brûlante, son « âme était comme dans un brasier. » Souvent ça lui disait : tu t'es possédée, tu ne mourras plus. Maintenant son œil est sec, son cœur ne sent plus , elle est damnée , elle est immortelle. Elle va par les rues de l'hospice , lente , incertaine de sa marche , le teint hâve , la figure exprimant plus encore l'hébétude que la souffrance , disant à qui veut l'entendre la punition qu'elle endure. — On ne veut pas me croire , répète-t-elle souvent , quand je dis que je suis immortelle ; on pense que je dis cela parce que je souffre ; mais non , je ne souffre pas , je ne sens plus. Si c'était une pensée , je dirais , ça finira , et quand je mourrai , on verrait dans ma tête pourquoi j'avais cette idée-là. Je serais trop heureuse si ce n'était qu'une pensée. Une figure en pierre ou en marbre est immortelle , moi , je suis une statue en chair immortelle.... (Leuret , *loc. cit.*, p. 407.)

De la démence dans ses rapports avec les hallucinations.

Dans la démence complète , alors que toutes les facultés sont affectées à la fois , les hallucinations sont impossibles ; mais on peut encore observer quelques illusions. Les appareils des sens, chez les déments , ne sont point dérangés ; les impressions qu'ils perçoivent sont transmises au cerveau comme dans l'état normal ; mais ce dernier organe ne peut plus réagir convenablement sur elles , il ne peut plus les juger , les apprécier complètement ; il manque d'énergie , de vigueur , d'excitation nécessaire. Le dément entend, voit , palpe , etc. ; mais il se méprend à chaque instant sur l'origine du bruit, sur la nature de l'objet, sur la dimension , la distance , la température des corps ; chez lui, la mémoire des impres-

sions du moment est affaiblie ou perdue , il ne vit plus
que du souvenir des choses passées.

Dans la démence peu avancée , et surtout dans la démence partielle , on peut observer assez fréquemment des
hallucinations aussi bien que des illusions des sens (1) ,
comme on peut observer de la fixité dans les idées ,
de l'excitation , de l'exaltation et même de la fureur.
La démence incomplète consécutive à la lympémanie , à
la manie , à la monomanie , conserve presque toujours
quelques hallucinations qui sont comme les restes du
délire qui l'a précédé.

Obs. 62. — Madame M...., âgée de 81 ans , n'a plus
de mémoire ; elle ne reconnaît pas ses enfants ; sa vie
passée et présente lui est tout-à-fait étrangère. Depuis
quatre ans, la même hallucination ne cesse de faire son
tourment. Pour elle, son mari, mort il y a six ans, est
toujours présent à sa vue : seulement il n'a pas plus
d'un pied de hauteur, il se montre sous forme d'âme.
Il erre sur les murs , sur les toits, dans la rue ; il
l'appelle , se plaint d'avoir froid , parce qu'il est nu ,
qu'il n'a pas mangé. Elle lui répond en gémissant , en
poussant des cris , des hurlements ; elle ordonne qu'on
lui porte de l'eau-de-vie , de là soupe , des vêtements.
Presque incapable de marcher, elle essaie de faire quelques pas pour l'aller trouver dans la cour , où il lui dit

---

(1) MM. Aubanel et Thore (*loc. cit.*, p. 103) disent n'avoir observé·
qu'un seul cas d'hallucination sur 45 déments. M. de Boismont ,
au contraire , sur 21 déments que renfermait sa maison en 1845 ,
a constaté ce phénomène chez 16 (*loc. cit.* , p. 168). Cette différence dans les recherches statistiques de ces deux auteurs , semble
provenir de la signification du mot *démence* plus ou moins res-
treinte par chacun d'eux.

de venir. Quelquefois il ne se montre à elle qu'avec sa tête, à laquelle deux ailes sont attachées. (De Boismont, *loc. cit.*, p. 171.)

De la paralysie générale des aliénés dans ses rapports avec les hallucinations.

La *péri-encéphalo-méningite chronique diffuse* peut précéder, accompagner ou être la terminaison de toutes les variétés d'aliénation mentale, mais plus particulièrement de toutes celles où le délire s'exerce sur les idées de grandeur et de richesse. Cette maladie a été étudiée avec beaucoup de soin par plusieurs auteurs, et notamment par M. Calmeil. Cet auteur, qui admet pour cette phlegmasie trois périodes distinctes, signale, dans la première et dans la seconde, l'existence des hallucinations et des illusions (1); dans la troisième, les aliénés paralytiques ne manifestent plus aucune vigueur morale et intellectuelle, ils n'ont plus que des impressions incomplètes.

Les hallucinations du toucher et du goût paraissent avoir été observées plus souvent que les autres. Certains paralytiques s'imaginent avoir 30 pieds, 40, 50 coudées de haut; suivant un auteur moderne, il y en a quelques-uns qui sont tourmentés par des incubes. Il y en a d'autres qui croient faire des repas splendides, assister aux banquets; ils s'extasient sur la saveur des mets qu'ils ont goûtés. Bayle parle d'une malade qui, en se promenant dans le jardin, ramassait de petits cailloux siliceux; elle était persuadée que c'était du sucre; pendant plu-

---

(1) **MM.** Aubanel et Thore n'ont constaté, sur 120 aliénés paralytiques, que 8 cas d'hallucinations. Sur 8 aliénés paralytiques de l'établissement de M. de Boismont, 4 ont eu des hallucinations.

sieurs jours , elle en conservait dans la bouche , et en mettait dans ses aliments. (*Mal. du cerveau* , p. 42.) On observe moins souvent les hallucinations de l'ouïe et de la vue ; celles de l'odorat n'existent jamais isolées. Voici une observation d'hallucinations de la vue , fort remarquable ; elle a été rapportée par M. de Boismont :

Obs. 63. — M. B... , aliéné paraiytique depuis près de quatre ans , paraît avoir perdu complètement l'usage du langage. De temps en temps il profère des cris rauques , des sons inarticulés ; puis il reste quinze jours , un mois , gardant le silence. A certaines époques , il recouvre la parole , prononce plusieurs phrases qui toutes annoncent qu'il est sous l'influence d'une hallucination effroyable.... En effet , il croit voir à ses côtés un requin prêt à le dévorer. Ses efforts pour effrayer l'animal , le chasser , sont terribles. Il pousse des hurlements qu'on entend de fort loin , frappe contre les parois de sa chambre ; ses traits sont bouléversés , ses yeux sortent de l'orbite , la sueur lui ruisselle du corps. Aucune consolation n'est possible ; il faut rester spectateur d'une lutte qui affecte douloureusement tous ceux qui en sont témoins (*loc. cit.* , p. 178).

Stupidité et idiotie dans leurs rapports avec les hallucinations.

D'après les travaux de M. Étoc-Demazy (*de la stupidité chez les aliénés ,*) et de M. Baillarger (*de l'état désigné , chez les aliénés, sous le nom de stupidité* ; an. méd.-psych., n°ˢ 1 et 2), les aliénés stupides sont en proie à des hallucinations et à des illusions de toute espèce. Tout se transforme autour d'eux : le monde n'est plus le même ; toutes les figures sont hideuses ; ils sont entourés de cercueils, de précipices ; ils entendent des voix, des bruits effrayants, etc. M. Baillarger rapporte, dans son travail, neuf observations de stupidité qui sont compliquées d'hallucinations et d'illusions.

Quelquefois l'état de démence aiguë n'est qu'apparent : l'un s'imagine que, s'il parle, il est mort ; un autre a reçu l'ordre de se taire ou de ne pas changer de place. Voici un de ces exemples : il a été rapporté par Esquirol.

Obs. 64. — Un jeune homme de 27 ans, trompé par une femme, et n'ayant pu obtenir une place qu'il désirait, après un accès de manie, tomba dans un état apparent de stupidité. Ce malade avait la face colorée, les yeux fixes ou très-incertains ; il fallait l'habiller, le déshabiller et le mettre dans son lit ; il ne mangeait que lorsqu'on lui portait les aliments dans la bouche ; ses bras étaient pendants, ses mains enflées ; toujours debout, il ne marchait que lorsqu'on l'y forçait. Il paraissait n'avoir ni sentiment, ni pensée. Des sangsues appliquées aux tempes, des bains tièdes, des douches froides sur la tête, et surtout une éruption générale sur la peau, le guérirent. Après sa guérison, ce jeune homme a dit à Esquirol qu'une voix lui répétait : *ne bouge pas ou tu es perdu* ; la crainte le rendait immobile.

Idiotie. — Il n'y a point d'hallucinations dans l'idiotie ; le degré d'activité de l'esprit nécessaire à leur production manque totalement chez les idiots. Leur cercle d'activité mentale est borné à quelques besoins instinctifs, et leur cerveau ne saurait réagir contre les impressions qu'il reçoit.

CHAPITRE DEUXIÈME.

HALLUCINATIONS CONSIDÉRÉES AU POINT DE VUE DE L'HISTOIRE ET DE LA MÉDECINE LÉGALE.

L'étude des hallucinations considérées au point de vue de la psychologie et de la médecine nous a fait comprendre comment un état particulier du cerveau peut donner naissance à des phénomènes qui, il y a peu de temps encore, étaient regardés comme surnaturels ; elle nous a fait connaître en même temps la variété de leurs formes, la facilité de leurs transformations, la possibilité de leur coexistence avec la raison, la fréquence de leurs complications avec les maladies nerveuses, et surtout avec la folie dont ils sont bien souvent un des symptômes les plus frappants et les plus faciles à saisir; mais ce n'est encore qu'une sorte de premier plan, la partie *matérielle*, si je puis m'exprimer ainsi, de cette étude. Apprécier le genre d'influence que ces phénomènes ont exercé, suivant les époques, sur l'esprit de tel ou tel personnnage célèbre, de tel ou tel peuple, sur ses croyances, ses institutions et ses usages; rechercher la part qu'ils peuvent avoir dans les déterminations et les actes répréhensibles, dangereux pour l'individu qui les éprouve comme pour la société tout entière, voilà une sorte de second plan, le complément indispensable de ce travail.

Les hallucinations — vu la constitution morale des hommes — ont dû jouer un rôle social, un rôle nécessaire, inévitable dans les histoires du monde; et, en effet, dans l'antiquité, dans le moyen âge, et même dans les siècles plus rapprochés, elles se sont mêlées d'une façon singulière aux affaires politiques et à la direction des empires : cela n'est pas contestable, et deviendra manifeste pour quiconque voudra bien feuilleter quelques pages des annales du monde. Elles ont eu une influence marquée sur les habitudes, les institutions civiles et politiques, les dogmes religieux de différents peuples ; elles ont été le mobile des actions éclatantes, des réformes utiles, des rêveries creuses, des crimes horribles, des persécutions implacables ; elles se sont mêlées, enfin, à la vie intellectuelle des personnages les plus célèbres de l'histoire, et n'ont pas été sans influence sur les actes, les entreprises et les doctrines qui commandent notre admiration, et qui nous prouvent que si, sur les hallucinations de la folie, la science médicale a dit son dernier mot, il reste encore beaucoup à dire sur les hallucinations qui ont donné de si beaux résultats, et que M. de Boismont a si bien appelées *hallucinations de la raison.*

Cette étude, si l'on pouvait la rendre complète, serait donc aussi piquante qu'utile ; malheureusement, pour un travail de cette nature, la vie d'un homme — si laborieux qu'il soit — ne saurait suffire : la tâche est trop grande pour oser l'entreprendre. Aussi, je ne veux que donner un aperçu général des hallucinations et des illusions des sens au point de vue de l'histoire et de la médecine légale, laissant à d'autres le soin d'approfondir les questions de philosophie, de religion et de morale qui en découlent.

§ I. — *Des hallucinations au point de vue de l'histoire.*

L'homme , de sa nature , est avide du merveilleux ; il croit facilement à tout ce qui lui paraît surnaturel , à tout ce qu'il ne sait ni comprendre, ni expliquer ; l'inconnu le séduit, le merveilleux lui inspire du respect. Habitué, dès sa plus tendre enfance, à croire au surnaturel, qui est le fondement de toutes les religions, l'homme aime à le mêler à sa vie terrestre, et, trompé par les sens, par les chimères de l'imagination, entraîné par le sentiment de l'inconnu, par l'ardeur de connaître, il prend facilement la fiction pour la réalité, il aime mieux croire qu'examiner. Aussi est-il étonnant que les hallucinations, ces phénomènes insolites, aient peuplé de tout temps le monde de prodiges ; est-il étonnant qu'on les rencontre à chaque page de la littérature, qu'elles soient intimement liées à tout ce qu'il y a de plus élevé dans le monde, l'histoire, la philosophie et les croyances religieuses. L'amour du merveilleux, le besoin de croire, la soif des émotions, sont les seules causes qui ont enfanté toutes les conceptions fausses, toutes les aberrations mentales les plus extraordinaires , toutes les croyances les plus absurdes qui ont régné dans le monde. Ces erreurs, propagées comme par enchantement, revêtant le caractère de chaque époque, de chaque siècle, de chaque idée dominante, préparèrent les premiers éléments des hallucinations sociales qui devaient ensuite attaquer les individus.

On se tromperait fort si l'on voulait comparer les hallucinations qu'on observe aujourd'hui aux hallucinations qui avaient tant d'empire sur les hommes dans l'antiquité et dans le moyen âge. La différence est trop bien tranchée

pour permettre de les confondre : les croyances, les idées,
voire même les superstitions, ont subi trop de transformations pour ne pas leur imprimer un caractère nouveau ;
il n'y a aucune assimilation possible. Il fut un temps où
ces phénomènes, purement psychiques, étaient si bien
en harmonie avec les croyances et les idées dominantes,
où la situation des hallucinés au milieu des populations
qui nous ont précédés, ressemblait si peu à ce qui est
aujourd'hui, qu'aucune intelligence n'a pu résister à la
coïncidence de deux ordres de faits qui concouraient au
même but : d'un côté, la croyance généralement admise ;
et, de l'autre, l'hallucination ou le fait *matériel*, si je puis
m'exprimer ainsi, démontré par les sens. Aujourd'hui il
ne saurait plus en être de même ; le mode de manifestation, les éléments constitutifs, et surtout les causes des
hallucinations, ne sont plus ce qu'ils étaient jadis. La
société moderne a désormais une opinion toute faite sur
les visions, sur les voix entendues, en un mot sur toutes
les fausses sensations. Mais s'ensuit-il de là que nous
devons regarder les hallucinations des siècles qui ont précédé le nôtre comme un symptôme de folie ? Je ne le
pense pas. Si l'on veut apprécier équitablement l'antiquité, si l'on veut se mettre sagement au point de vue
du développement humain, on verra que les anciens sont
tombés dans de profondes erreurs, mais qu'ils ont été parfaitement conséquents avec eux-mêmes. Les phénomènes
que nous rapportons à un état particulier du cerveau, ils
les rapportaient à l'intervention des êtres surnaturels ; leur
raison était d'accord avec leurs sens pour les tromper ;
ils subissaient l'influence des idées dominantes. Leurs
croyances étaient fausses ; mais comment s'en seraient-
ils défendus ? Où était la lumière qui pouvait les éclairer ?

Tout ce système de croyances, comme le dit M. E. Littré (de l'Institut) (1), avait pris aussi spontanément sa forme que la cristallisation d'un sédiment dans une onde tranquille. Tout était d'accord et en harmonie, les opinions des hommes et les apparences du monde. Ils se modelaient, comme nous nous modelons aujourd'hui, sur les notions que le temps et l'héritage de leurs ancêtres leur avaient apportées ; et nos idées, dont nous sommes fiers à juste titre, sont filles de leurs idées, dont ils étaient fiers aussi, quand ils les comparaient à celles des barbares.

Il est donc d'une grande importance de distinguer les hallucinations qu'on peut appeler *sociales*, des hallucinations *individuelles*. Les hallucinations sociales appartiennent principalement à l'antiquité et au moyen âge ; elles sont l'expression d'une époque, d'une idée, d'une croyance, d'un besoin ; les hommes qui les éprouvaient n'étaient pas aliénés. Les hallucinations des personnages célèbres, hallucinations qui appartenaient à leur siècle et non à l'individu, se rangent dans la même catégorie. Les hallucinations individuelles appartiennent, au contraire, aux temps modernes ; elles sont très-souvent compliquées de folie. Nous les avons étudiées dans le chapitre précédent ; il nous reste à nous occuper des hallucinations sociales.

Quelle que soit la partie du globe que l'on examine, quelle que soit la nation dont on observe les usages, les croyances, les institutions, dans l'antiquité et dans les temps modernes, chez les sauvages et au milieu des empires civilisés, on trouve partout des traces ineffaçables de l'influence que les hallucinations ont exercée sur

---

(1) Compte-rendu de l'ouvrage de **M. Lélut**, intitulé : l'*Amulette de Pascal.*

l'esprit des masses , du rôle important qu'elles ont joué dans l'histoire des peuples. Si nous étudions les usages et les croyances des peuples de l'antiquité ; si nous parcourons l'histoire du moyen âge , aussi bien que celle des siècles plus rapprochés , nous voyons les hallucinations exercer leur empire sous toutes les formes , sous tous les aspects, servir de base à toutes les erreurs , à toutes les fausses croyances , à toutes les superstitions : divination , oracles, prédictions , visions, esprits, fantômes , sorciers, possessions, vampires, etc., sont autant de modes, de variétés sous lesquels , suivant les époques , ces phénomènes ont joué un rôle si curieux chez tous les peuples.

Les animaux et les statues parlaient dans l'antiquité : dans les forêts sacrées, les arbres gémissaient pour annoncer quelques calamités. *Polyglossos* (nom que les anciens donnaient à un chêne prophétique de la forêt de Dodone) rendait des oracles dans la langue de ceux qui venaient le consulter ; on y voyait aussi une statue qui répondait à tous ceux qui voulaient prendre son avis. Pausanias dit que des filles merveilleuses se changeaient en colombes , et , sous cette forme , rendaient les célèbres oracles de Dodone.

Pour comprendre , pour expliquer tous ces prodiges , il n'y a que le choix entre la fraude et l'hallucination. Le choix est difficile ; néanmoins , en jugeant par analogie , en examinant les faits innombrables rapportés par l'histoire , nous en trouvons quelques-uns qui , pour le moins aussi extraordinaires que les oracles de Dodone , étaient évidemment le résultat des hallucinations les plus curieuses. Si les vampires avaient pu sucer le sang de leurs parents , si les sorciers avaient pu voyager dans les airs sur un balai ou sur un chat, dans les siècles qui ne sont pas très-éloignés du nôtre , pourquoi les arbres et les statues n'auraient-ils pas pu parler dans l'antiquité? Chaque époque a eu ses modes, ses croyances, ses superstitions : l'hallucination est une sorte de couronnement de toutes ces bizarreries. Mais poursuivons.

Depuis les siècles les plus reculés , il n'y a aucune nation dans le monde qui n'ait cru qu'il y avait une *divination* parmi les hommes , c'est-à-dire un pressentiment et une connaissance des choses futures , ou des signes de l'avenir, et des gens qui les connaissaient. Chez les Romains , la divination était principalement fondée sur la fonction de ceux qu'on appelait *Aruspices* , qui consistait dans l'inspection des entrailles des victimes, et dans l'interprétation des prodiges et des foudres , et sur la fonction des *Augures* , qui prenaient les auspices par l'observation du vol des oiseaux, par celle de leur chant et de leur manière de manger. A ces deux sortes de divination, qui tenaient en même temps à la religion et au gouvernement , il faut ajouter les maniaques (1) , les idiots , et surtout les hallucinés qui servaient à rendre des oracles. Les femmes, dont les conditions physiologiques se ployaient mieux aux manéges du fanatisme, étaient choisies de préférence. A Delphes , la Pythie était choisie d'ordinaire parmi les filles pauvres, sans éducation, sans expérience, de mœurs très-pures et d'un esprit borné. (Plutarque , *de Pyth. orac.*) Triste , abattue , excédée de fatigue , menacée , torturée par les prêtres qui l'entouraient, elle se plaçait sur le trépied sacré. La poitrine gonflée, le

____

(1) La divination, chez les maniaques , était admise par les stoïciens (Aristote).

visage pâle , les membres agités , elle faisait entendre des cris plaintifs et de longs gémissements. Bientôt, les yeux étincelants, la bouche écumante, les yeux hérissés, ne pouvant ni résister à la vapeur qui l'opprimait , ni s'élancer du trépied où on la retenait, elle prononçait, au milieu des hurlements les plus affreux, quelques paroles incohérentes que les prêtres recueillaient et s'empressaient de mettre en ordre. (Lucain, *Pharsale*, liv. V.)

La confiance qu'on accordait, dans l'antiquité, à toutes ces pratiques était si grande, l'influence qu'elles exerçaient sur les déterminations des peuples et des princes était pour ainsi dire si *naturelle*, qu'il n'y avait point d'affaire considérable où l'on ne voulût avoir la pensée du Dieu qu'inspirait la Pythie, ou l'avis des augures et des aruspices (1). Prophètes ou voyants, sibylles ou augures, leur puissance était sans bornes. Ce sont eux qui prédisaient tout ce qu'on cherchait à savoir ; ce sont eux qui prévoyaient tout ce qui devait arriver; ce sont eux

---

(1) Pendant la guerre des Romains contre les Latins, les consuls Publius Décius et Manlius Torquatus , campés près du Vésuve, eurent tous deux le même songe dans la même nuit : ils virent, en dormant, un homme d'une figure haute, qui leur dit que l'une des deux armées devait descendre chez les ombres, et que celle-là serait victorieuse dont le général se dévouerait aux puissances de la mort. Le lendemain , les consuls s'étant raconté leur songe , firent un sacrifice pour s'assurer encore de la volonté des Dieux ; *et les entrailles des victimes confirmèrent ce qu'ils avaient vu.* Ils convinrent donc entre eux que le premier qui verrait plier ses bataillons s'immolerait au salut de la patrie. Quand le combat fut engagé, Décius, qui vit fléchir l'aile qu'il commandait, se dévoua, et avec lui toute l'armée ennemie, aux Dieux infernaux, et se précipita dans les rangs des Latins , où il reçut la mort en assurant à Rome une victoire éclatante. (Tite-Live et Valère-Maxime.)

encore qui expliquaient tous les phénomènes extraordinaires. Aussi tous les anciens auteurs attestent que jamais il n'est arrivé de grand malheur dans un pays, dans
une province, dans une ville, qu'il n'ait été prédit par
quelque devin, ou annoncé par des révélations, des prodiges ou autres signes célestes. Malheur à ceux qui les
méprisaient, car tôt ou tard ils en étaient punis.

Vers la fin du dernier siècle de la république romaine,
à dater de l'incendie du capitole et du procès des vestales,
d'effrayants météores avaient apparu du côté de l'occident. Marcus Herennius, magistrat d'une ville de Cam-
panie, venait d'être tué par la foudre sans qu'il y eût
aucun nuage au ciel. On apercevait des spectres dans la
nuit, ou bien l'on entendait des voix d'oiseaux inconnus.
Après de semblables prodiges, on ne pouvait s'attendre
qu'à d'effroyables calamités. Les devins Étrusques avaient
donné, du reste, à ces divers sinistres l'interprétation
la plus fâcheuse. Ils avaient annoncé des guerres civiles
et domestiques, l'anéantissement des lois et l'abaisse-
ment prochain de la république, à moins qu'on ne s'em-
pressât de fléchir, par des expiations, la colère du ciel.
Mais on avait en partie négligé d'obéir aux prescriptions
de ces doctes aruspices ; aussi les dieux ont-ils châtié
cette négligence coupable.......

Nous sommes tellement éloignés, nous autres modernes,
de ces croyances, que nous avons souvent de la peine,
comme l'observe M. Littré (*loc. cit.*), à nous représenter
toute la force qu'elles avaient jadis, et l'impérieuse
urgence avec laquelle elles déterminaient les volontés des
hommes. La Pythie, sur son trépied sacré, prophétisait
en vers ; les prêtres extatiques, agités d'un véritable
délire, donnaient, aux yeux de la foule, le spectacle des

extravagances sacrées les plus extraordinaires ; les aruspices et los augures interrogeaient les sorts, consultaient
le vol des oiseaux, examinaient les entrailles des victimes,
étudiaient les éclats du tonnerre et les météores célestes,
tout cela dans l'opinion que le monde surnaturel se com-
muniquait par ces voies aux mortels, et les instruisait
de ce qu'il fallait faire ou éviter. L'hallucination prenait
spontanément sa place au milieu de ces croyances, et les
paroles qu'elle prononçait valaient tout autant que les
tripudia des poulets sacrés, l'interprétation des songes
ou les augures des oiseaux. Tout cela, de nos jours, peut
paraître extraordinaire, impossible ; néanmoins ce monde
si singulier a été un monde réel, et des causes aujourd'hui
éteintes ont été autrefois prépondérantes.

L'histoire des hallucinations n'est, en réalité, que l'histoire des croyances religieuses, des idées philosophiques,
des tendances superstitieuses, des préjugés sociaux qui
ont eu leur vogue parmi les nations, suivant les temps et
les pays. C'est une chaîne non interrompue des idées et
des faits, des conceptions et des manifestations qui se
lient entre eux, et viennent tous correspondre aux époques
précises de l'histoire. Examinons les faits qui se rattachent
aux croyances religieuses qui, comme on le sait, ont
toujours servi de base aux idées philosophiques, aux
superstitions, aux préjugés, etc., et nous verrons que
les hallucinations de toute sorte qui assiégèrent l'imagination humaine sont tantôt la cause, tantôt l'effet des erreurs
nombreuses qui tour à tour ont régné dans le monde.

Chez les peuples primitifs, plongés dans le *fétichisme*,
tous les biens comme tous les maux sont attribués au
fétiche qui a revêtu la forme, soit d'une mouche ou d'un
lion, soit d'une montagne, d'un arbre, d'un animal, etc.

Dans le *culte des astres*, nous trouvons les génies qui président et règlent leurs évolutions régulières. Le *polythéisme* ayant peuplé de dieux le ciel et l'enfer, les hommes se croient poursuivis par Jupiter ou Mercure, par la colère d'Hécate, par les serpents des Euménides, les flèches de Diane. Les Grecs et les Romains croient avoir à démêler avec des génies familiers, des lémures, des simulacres, des lares, des farfadets, des follets, des lutins, des mânes, etc. Les quatre éléments sont habités par des créatures particulières (*esprits élémentaires*) beaucoup plus parfaites que l'homme, mais soumises comme lui aux lois de la mort. L'air, cet espace immense qui est entre la terre et les cieux, a des hôtes plus nobles que les oiseaux et les moucherons. Ces mers si vastes ont d'autres habitants que les dauphins et les baleines. La profondeur de la terre n'est pas pour les taupes seulement, et l'élément du feu n'a pas été fait pour demeurer inutile. La salamandre habite la région du feu, les sylphes la vague de l'air, les ondins ou nymphes le fond des eaux, et les gnomes l'intérieur de la terre, et principalement les mines, où ils semblent imiter les travaux des mineurs, et prendre plaisir à les tromper. Dans les premiers siècles du christianisme, le seul désir des fervents était de pouvoir se trouver en communication directe avec Dieu ; d'obtenir, comme on le disait alors, la faveur des visions qui, au moyen de certaines pratiques, s'obtenaient facilement : on voyait Dieu, on s'entretenait avec lui, etc. Plus tard, les changements dans les mœurs et les croyances y ont substitué d'autres illusions. Les apparitions les plus fantastiques ont assiégé les esprits au moyen âge, et ont tenu une place considérable dans les opinions et les actions des hommes. Le diable remplissait toutes les têtes et jouait tous les rôles. Alors est venue l'époque de la sorcellerie et des possessions : les visions, les évocations, les fantômes, les ombres, les loups-garoux, les sorciers, les succubes et incubes, les vampires, etc., se sont multipliés parmi les peuples attachés à la meilleure, à la plus sainte des religions ; et, durant plusieurs siècles, des milliers d'infortunés ont péri dans les flammes, victimes de leurs hallucinations.

Chaque pays a eu ses fantômes, ses esprits, ses spectres, comme il a eu ses croyances, ses préventions superstitieuses, ses préjugés sociaux. Au fond, la cause est partout et toujours la même ; la fantasmagorie des formes change seule pour être en harmonie avec les idées dominantes, le caractère, les habitudes de chaque peuple.

En Russie, les hallucinations revêtent un caractère effrayant, terrible ; on dirait qu'il faut des monstruosités pour émouvoir le colosse du nord. Les vieilles chroniques slavonnes parlent de différents monstres qui ont effrayé pendant long-temps les populations du nord de la Russie. Un de ces monstres est *Polkan*, centaure des Slavons, auquel on attribuait une force et une vitesse extra-ordinaires. Il était homme depuis la tête jusqu'à la ceinture, et cheval ou chien de la ceinture en bas. Un autre est *Yaga-Baba*, qui avait les traits d'une femme horrible à voir, d'une grandeur démesurée, de la forme d'un squelette, avec des pieds décharnés, tenant en main une massue en fer.

Chez les autres peuples du nord de l'Europe, en Suède, en Norwège, en Écosse, en Angleterre, en Islande, et surtout en Bretagne, la croyance aux fées, aux elfes, aux nymphes, aux femmes blanches, est aussi ancienne que la croyance aux génies des Orientaux. Les fées habitaient au fond des puits, au bord des torrents, dans les cavernes sombres ; il y en avait de bonnes et de méchantes. Elles avaient le pouvoir de donner aux hommes des formes d'animaux. Elles se transportaient aussi vite que la pensée, à cheval sur le griffon, sur un chat d'Espagne ou sur un nuage. Elles venaient le soir, au clair de la lune, danser dans les prairies écartées, etc. Corneille de Kempen assure que, du temps de Lothaire, il y avait en Frise quantité de fées. Olaüs Magnus dit qu'on en voyait beaucoup en Suède de son temps. « Elles ont pour demeure, ajoute-t-il, des antres obscurs dans le plus profond des forêts ; elles se montrent quelquefois, parlent à ceux qui les consultent, et s'évanouissent subitement..... » En Bretagne, des fées, qu'on appelait *lavandières* ou *chanteuses de nuit*, lavaient leur linge en chantant, au clair de la lune, dans les fontaines écartées ; elles réclamaient l'aide des passants pour tordre leur linge, et cassaient les bras à qui les aidait de mauvaise grâce. En Allemagne, on les appelle *femmes blanches* (1).

---

(1) Érasme parle d'une de ces fées célèbre dans le pays, et dont voici le conte : « La chose qui est presque la plus remarquable dans notre Allemagne, dit-il, est la femme blanche, qui se fait voir quand la mort est prête à frapper à la porte de quelque prince, et non-seulement en Allemagne, mais aussi en Bohême. En effet, ce spectre s'est montré à la mort de la plupart des grands de Neuhaus et de Rosemberg, et il se montre encore aujourd'hui. Guillaume Slavata, chancelier de ce royaume, déclare que cette femme ne peut être retirée du purgatoire tant que le château de Neuhaus sera debout. Elle y apparaît, non-seulement quand quelqu'un doit mourir, mais aussi quand il doit se faire un mariage ou qu'il doit naître un enfant : avec cette différence que, quand elle apparaît avec des vêtements noirs, c'est signe de mort ; et, au contraire,

Dans plusieurs provinces de la Suède, d'après la note de M. Marmier sur ce pays, on croit encore aux elfes qui dansent le soir sur les collines, aux nymphes mystérieuses qui viennent chanter à la surface de l'eau, et séduisent, par leurs accents, l'oreille et l'âme du pêcheur. Dans quelques provinces, cette croyance a été un article de foi non moins sacré que les mystères de l'Évangile. Aujourd'hui même, en Islande, en Norwège, en Écosse, ces elfes vivent encore dans les souvenirs, dans l'imagination des montagnards; les paysans peuplent encore leurs rochers, leurs torrents, leurs grottes, leurs maisons, de ces êtres fantastiques qui semblent tenir à la fois de l'ange et du démon.

En Turquie, on a redouté pendant long-temps les anges noirs *Munquir* et *Nequir*. Les Américains ont été tourmentés du démon *Agnan*. Il se montrait surtout au Brésil et chez les Topinamboux. Il paraissait sous toutes les formes, de façon que ceux qui voulaient, aussi bien que ceux qui ne voulaient pas le voir, pouvaient le rencontrer partout. (Thevet, *observ. sur l'Amérique*, ch. 35 et 36.)

La Pologne, une partie de la Prusse, la Moravie, la Silésie, la Hongrie, etc., ont eu leurs revenants et sur-

---

un témoignage de joie quand on la voit tout en blanc. Gerlanius témoigne aussi avoir ouï dire au baron d'Ungenanden que cette femme blanche apparaît toujours en habit noir lorsqu'elle prédit, en Bohême, la mort de quelqu'un de la maison de Rosemberg. Le seigneur Guillaume de Rosemberg s'étant allié aux quatre maisons souveraines de Brunswik, de Brandebourg, de Bade et de Pernstein, l'une après l'autre, et ayant fait pour cela de grands frais, surtout aux noces de la princesse de Brandebourg, la femme blanche s'est rendue familière à ces quatre maisons et à quelques autres qui lui sont alliées. »

tout leurs vampires. Les apparitions du diable, si répandues dans d'autres pays, y ont été très-rares; tandis que celles des morts, et surtout des vampires, y ont été de tout temps très-fréquentes (1).

En France, en Espagne, en Italie, en Allemagne, en Suisse, en Angleterre, les hallucinations — à cause des persécutions, des disputes et des guerres religieuses — ont présenté, pendant des siècles, un caractère tout particulier. On admirait, on vénérait, on consultait les inspirés, les visionnaires, les illuminés, les convulsionnaires : c'était le temps de leurs triomphes. On jugeait,

---

(1) Le marquis d'Argens raconte, dans sa 137ᵉ lettre juive, une histoire de vampire qui eut lieu au village de Kisilova. « On vient d'avoir en Hongrie, dit-il, une scène de vampirisme qui est dûment attestée par deux officiers du tribunal de Belgrade, lesquels ont fait une descente sur les lieux. Au commencement de Septembre mourut, dans le village de Kisilova, un vieillard âgé de 62 ans. Trois jours après qu'il fut enterré, il apparut à son fils pendant la nuit, et lui demanda à manger. Celui-ci en ayant apporté, le spectre mangea, après quoi il disparut. Le lendemain, le fils raconta à ses voisins ce qui lui était arrivé. Le fantôme ne se montra pas ce jour-là ; mais la troisième nuit il revint demander encore à manger. On ne sait pas si son fils lui en donna ou non; mais on le trouva, le lendemain, mort dans son lit. Le même jour, cinq ou six personnes tombèrent malades dans le village, et moururent l'une après l'autre en peu de temps. Le bailli du lieu, informé de ce qui se passait, en fit présenter une relation au tribunal de Belgrade, qui envoya à ce village deux de ses agents avec un bourreau pour examiner l'affaire. On ouvrit les tombeaux de tous ceux qui étaient morts depuis six semaines. Quand on vint à celui du vieillard, *on le trouva les yeux ouverts, d'une couleur vermeille, ayant une respiration naturelle, cependant immobile et mort : d'où l'on conclut que c'était un insigne vampire.* Le bourreau lui enfonça un pieu dans le cœur; on fit un bûcher, et l'on réduisit en cendres son horrible cadavre..... »

on torturait, on brûlait les possédés, les succubes et les incubes, les sorciers, les loups-garoux : c'était le temps de leurs malheurs. On serait tenté de dire : la folie est passée par là ; pourtant il n'en est rien. Des deux côtés, la conviction et la bonne foi étaient les mêmes. Les malheureux qui avaient des hallucinations, et qui avouaient avoir vu le diable, l'avoir entendu, être allés avec lui au sabbat, trouvaient chez les juges les mêmes croyances : quelle cruelle fatalité ! Les juges, aussi convaincus que les infortunés qui confessaient leurs prétendus méfaits, les envoyaient à la mort en pleine sûreté de conscience ; ils croyaient être agréables à Dieu, utiles aux hommes en purgeant la terre des malheureux qui étaient au pouvoir de l'auteur de tout mal. Quel grand service a rendu la science en intervenant entre les juges et les condamnés, et en les éclairant tous les deux ! Quel nombre de crimes, de supplices, elle a empêchés, en montrant à la société que le plus grand tort de ces infortunés était d'avoir été dupes de leur imagination ! En Angleterre, pour ne citer qu'un pays, 30,000 individus, suivant Barington, périrent victimes de ces malheureuses croyances.

La croyance aux bons et mauvais esprits, aux revenants, aux fantômes, etc., qui se perd dans la nuit des temps, doit être rapportée : 1º au surnaturel qui fut le fondement de toutes les religions ; 2º aux hallucinations, c'est-à-dire aux visions de toute sorte qui assiégèrent l'imagination humaine. C'est en procédant de cette double source qu'elle a pu s'établir avec toute l'autorité qu'elle a exercée et qu'elle continuera d'exercer dans une certaine limite. Elle a beaucoup perdu de sa puissance, elle en perd tous les jours ; mais rien ne saura jamais détruire complètement sa vivace racine, car elle a ses ramifications chez tous les peuples. Sous une forme ou sous l'autre, elle renaîtra toujours ; elle exercera toujours une autorité individuelle après avoir exercé une autorité générale, car elle correspond au besoin des croyances populaires, car elle se confond avec les idées traditionnelles des peuples, car elle est intimement liée avec les principaux dogmes de toutes les religions. La croyance aux apparitions des morts, par exemple, n'est-elle pas intimement liée à la croyance de l'immortalité de l'âme? N'est-ce pas là l'unique cause de l'influence qu'elle a exercée sur l'esprit des hommes, la cause de la *conviction consciencieuse de sa possibilité*? Tous les peuples ont reconnu l'immortalité de l'âme, mais tous ne sont pas d'accord sur ce qu'elle devient après sa séparation d'avec le corps. L'opinion la plus répandue, l'opinion adoptée par les chrétiens, est que les âmes, en quittant ce monde, passent dans un autre meilleur ou plus mauvais, selon leurs œuvres. Cette opinion est la plus ancienne ; la charge du batelier Caron, de conduire les âmes au séjour des ombres, le prouve incontestablement. Les pythagoriciens prétendaient que, par la métempsycose, les âmes passaient successivement du corps d'un homme dans celui d'un animal. Les Musulmans disent que les âmes demeurent, jusqu'au jour du jugement, dans le tombeau, auprès du corps qu'elles ont animé. Les Siamois croient que les âmes vont et viennent où elles veulent après la mort. Cette dernière opinion a eu, dans les Xe, XIe et XIIe siècles, une certaine vogue dans plusieurs contrées de l'Europe centrale ; quelques chroniqueurs assurent même qu'on a vu les âmes errer par troupes (1). Depuis

---

(1) En 1123, dans le comté de Worms, on vit, pendant plusieurs

la guerre de trente ans, en Allemagne, il règne, parmi les gens du peuple des bords de l'Elbe, une croyance d'après laquelle des *esprits* montés sur des chevaux, vêtus d'un uniforme bleu à revers rouges, se font voir de temps à autre vers minuit : ce sont les âmes des cavaliers suédois qui, lors de la guerre, ont séjourné dans le pays. Cette tradition, aujourd'hui même, est tellement accréditée, qu'aucun raisonnement ne saurait la détruire. Dans beaucoup d'autres pays, soit en Allemagne, soit dans quelques autres parties du nord de l'Europe, l'apparition des morts, des âmes, est encore un fait hors de doute ; on est même parfaitement fixé sur le moment le plus favorable à ces apparitions. Le 1er Novembre (*nuit des trépassés*) est, de tous les jours de l'année, celui que l'imagination superstitieuse de ces peuples ait entouré des plus grandes terreurs. On prétend que les morts sortent à minuit de leurs tom-

---

jours, une multitude de gens armés, à pied et à cheval, allant et venant avec grand bruit, et qui se rendaient tous les soirs, vers l'heure de nones, à une montagne qui paraissait le lieu de leur réunion. Plusieurs personnes du voisinage s'approchèrent de ces gens armés, en les conjurant, au nom de Dieu, de leur déclarer ce que signifiait cette troupe innombrable, et quel était leur projet. Un des soldats ou fantômes répondit : nous ne sommes pas ce que vous vous imaginez, ni de vrais fantômes, ni de vrais soldats. Nous sommes les âmes de ceux qui ont été tués en cet endroit dans la dernière bataille. Les armes et les chevaux que vous voyez sont les instruments de notre supplice, comme ils l'ont été de nos péchés. Nous sommes tout en feu, quoique vous n'aperceviez en nous rien qui paraisse enflammé. On dit qu'on remarqua en leur compagnie le comte Enrico et plusieurs autres seigneurs tués depuis peu d'années, qui déclarèrent qu'on pouvait les soulager par des aumônes et des prières. (*Chronique d'Ursperg*, p. 58.)

bes, pour venir, en longs suaires, rappeler les prières dont ils ont besoin aux vivants qui les oublient.

Toutes ces croyances, que nous venons d'examiner dans leurs causes et leurs effets, croyances qui viennent seulement de finir, ou plutôt de diminuer dans les sociétés les plus avancées, mais qui durent encore chez les populations arriérées, ont donné lieu aux formes bizarres et variées de mille créations fantastiques, que les légendes et les traditions populaires ont propagées depuis les temps les plus reculés jusqu'à ceux où nous vivons. Aujourd'hui la science analyse et discute ; dans d'autres temps, on inventait, on donnait la vie à la nature inanimée, on divinisait les êtres que nous regardons comme une trompeuse fantasmagorie. Chaque siècle a eu ses modes, ses croyances, qui ont gouverné les hommes ; le nôtre est impitoyable pour toutes les chimères de l'imagination. Aujourd'hui, les étoiles qui scintillent dans le firmament n'ont plus chacune un génie ; les torrents qui grondent n'obéissent plus à une nymphe ; la feuille qui tombe dans le ruisseau n'est plus détachée par un gnome ; les éclairs qui brillent à l'horizon ne sont plus allumés par Satan, dont on entendait la voix dans le cri de l'orfraie, dans le vol strident de la chauve-souris, dans les hurlements des tempêtes. Il ne reste plus rien de ces poétiques illusions ; la science a tout expliqué, la raison a tout jugé : les hallucinations sociales ne sont plus possibles, et les hallucinations de la folie sont trop bien connues pour inspirer autre chose que..... la pitié médicale.

Il ne faut pas pourtant que le mépris surgisse dans notre esprit pour de telles croyances, car les hommes qui vivaient sous leur empire ne faisaient pas autre chose que ce que nous faisons aujourd'hui : ils subissaient, ils partageaient les idées dominantes de leur siècle, comme nous subissons, comme nous partageons celles du nôtre. Leurs croyances établissaient fermement la possibilité de tout ce qui était surnaturel; là-dessus aucun doute ne s'élevait dans leur esprit : ils étaient simplement de leur siècle. Les hallucinations, les illusions qui les obsédaient, étaient prises pour de la réalité, parce que deux ordres de faits, les plus concluants, concouraient au même but: une autorité irréfragable leur certifiait ce que tout à coup leurs sens venaient de leur montrer. Leurs croyances étaient celles de tous ; leur conviction était celle du monde entier. L'histoire de l'époque des Croisades en est la meilleure preuve. En effet, comme nous allons le voir, tant de rois, généraux, soldats de différents peuples, tous ont subi la même influence, tous ont porté le même jugement, car tous avaient les mêmes croyances, car tous étaient sous l'influence de mêmes causes qui concouraient à engendrer des terreurs, des illusions et des fantômes.

L'histoire des Croisades présente une source féconde d'observations profondes et nouvelles, tout autant pour le philosophe que pour le psychologiste. Cette guerre a développé de grandes passions avec tout ce qui les caractérise ; elle a mis en relief de beaux caractères, des traits d'héroïsme qui nous remplissent d'admiration et dé surprise. Nous y voyons l'homme avec ses inexplicables contrastes, avec sa superstition qui, quoique grossière, avait quelque chose de grand et de noble; nous y voyons des prodiges, des merveilles, où les secrets les plus impénétrables du cœur et de l'esprit humain paraissent au grand jour ; nous y voyons, enfin, beaucoup de visions miraculeuses, d'hallucinations qui ont produit un grand effet sur l'esprit des croisés, et qui ont été peut-être l'origine et la cause des plus grands événements (1).

Le règne de Hakim, le troisième des califes Fatimites, fut le signal de la plus affreuse persécution contre les chrétiens de la Palestine. Toutes les cérémonies de la religion furent interdites, la plupart des églises converties en étables; celle du Saint-Sépulcre fut renversée de fond en comble; les pèlerins d'Europe et les chrétiens de Jérusalem, poursuivis, torturés, menacés, se dispersèrent dans toutes les contrées de l'Orient. Le monde entier partagea le deuil de la ville sainte; les signes avant-coureurs des grandes calamités remplirent tous les cœurs de trouble et d'effroi. Un tremblement de terre, au dire de vieilles chroniques, se fit sentir dans la Syrie, dans l'Asie-Mineure, et ses secousses, qui se répétèrent pendant deux mois, renversèrent plusieurs grandes villes; une comète et des météores menaçants avaient paru dans le ciel; une pluie de pierres était tombée dans la Bourgogne, etc.

Peu de temps après, Hakim mourut assassiné. Son successeur permit de relever l'église du Saint-Sépulcre, et toléra l'exercice de la religion chrétienne, ainsi que le pèlerinage. De tous les côtés on voyait les pèlerins qui allaient visiter les saints lieux. Les uns y étaient conduits par la curiosité, par une sorte d'entraînement général, par l'esprit particulier de dévotion qui a caractérisé le Xme et le XIme siècles; les autres y allaient par pénitence, pour obtenir la rémission de leurs fautes (2), pour ac-

____

(1) Tous les faits que nous allons rapporter sont extraits de l'ouvrage de Michaud. *Histoire des Croisades.*

(2) Le comte d'Anjou, Foulque-Nerra, que le clergé poursuivait

14

complir un vœu ; plus d'une fois aussi, un songe, une apparition au milieu du sommeil, imposaient à un chrétien l'obligation de faire un pèlerinage.

Les maux des chrétiens d'Orient et des pèlerins qui allaient visiter le Saint-Sépulcre, devinrent de nouveau intolérables sous la domination des Turcs, qui, après avoir conquis la Perse, vinrent planter le drapeau noir des Abassides sur les murs de Jérusalem. Le sang des martyrs de la foi coula à flots ; la divinité de Jésus-Christ fut insultée ; ses adorateurs tombèrent sous le joug le plus dur, le plus humiliant, et furent réduits à la plus affreuse misère. Tant de souffrances, tant de persécution, le sang de tant de victimes émut enfin Grégoire, qui occupait le saint Siége. Entraînés par ses exhortations, 50,000 chrétiens prirent l'engagement de le suivre à Jérusalem ; mais les affaires de l'Europe vinrent suspendre l'exécution de ses projets. Après la mort de Grégoire, Victor III, quoiqu'il suivît la politique de son prédécesseur, mourut sans avoir pu réaliser le projet de combattre les infidèles en Asie.

---

de ses malédictions, crut effacer toutes ses fautes par le voyage de Jérusalem. Il lui semblait que les nombreuses victimes immolées à son ambition, dans des guerres injustes, sortaient de leurs tombeaux pour troubler son sommeil, et lui reprocher sa barbarie ; poursuivi en tous lieux par ces cruelles images, Foulque quitta ses états, et se rendit, en habit de pèlerin, dans la Palestine. Les tempêtes qu'il essuya dans les mers de Syrie ajoutèrent à ses sentiments pieux ; la crainte de la mort ne fit qu'accroître sa dévotion. Lorsqu'il fut arrivé à Jérusalem, il parcourut les rues de la sainte cité la corde au cou, battu de verges par ses domestiques, et répétant à haute voix ces paroles : *Seigneur! ayez pitié d'un chrétien parjure et fugitif.*

La gloire de délivrer Jérusalem appartenait à un simple pèlerin qui ne tenait sa mission que de son zèle, et n'avait d'autre puissance que la force de sa conviction et de son caractère. Né avec un esprit actif et inquiet, Pierre-l'Ermite chercha, dans toutes les conditions de la vie, un bonheur qu'il ne put trouver. L'étude des lettres, le métier des armes, le célibat, le mariage, l'état ecclésiastique, ne lui avaient rien offert qui pût remplir son cœur et satisfaire son âme ardente. Dégoûté du monde et des hommes, il se retira parmi les cénobites les plus austères. Le jeûne, la prière, la méditation, le silence de la solitude, exaltèrent son imagination. Dans ses visions, il entretenait un commerce habituel avec le ciel, et se croyait l'instrument de ses desseins, le dépositaire de ses volontés. Il avait la ferveur d'un apôtre, le courage d'un martyr. Son zèle ne connaissait point d'obstacles, et tout ce qu'il désirait lui semblait facile : lorsqu'il parlait, les passions dont il était agité animaient ses gestes et ses paroles, et se communiquaient à ses auditeurs ; rien ne résistait ni à la force de son éloquence, ni à la puissance de sa volonté. Tel fut l'homme extraordinaire qui donna le signal des croisades, et qui, sans fortune et sans renommée, parvint à ébranler l'Occident pour le précipiter tout entier sur l'Asie. (Michaud, *loc.*, *cit.*, tom. I, pag. 87.)

Le bruit des pèlerinages en Orient fit sortir Pierre de sa retraite ; il suivit dans la Palestine la foule des chrétiens qui allaient visiter les saints lieux. Un jour que, pénétré d'horreur de tant de persécutions, il était prosterné devant le Saint-Sépulcre, il crut entendre la voix de Jésus-Christ qui lui disait : « Pierre, lève-toi, cours annoncer les tribulations de mon peuple ; il est temps que mes serviteurs soient secourus, et les saints lieux délivrés…. » (*Loc. cit.*, p. 90 , t. I.) Plein de l'esprit de ces paroles qui retentissaient sans cesse à son oreille , il quitte la Palestine , traverse les mers , l'Italie , passe les Alpes, parcourt la France et la plus grande partie de l'Europe en prêchant la guerre sainte. A sa voix , le peuple se lève ; tout le monde veut prendre la croix : l'enthousiasme , le délire est à son comble ; les prodiges et les visions se multiplient en raison de l'enthousiasme et du délire. Les uns voient tomber des étoiles du firmament ; les autres remarquent dans le ciel des traces de sang ; ceux-ci aperçoivent, dans les nuages, des villes , des armées , des cavaliers revêtus de la croix ; ceux-là voient l'ombre de Charlemagne exhortant les chrétiens à combattre les infidèles.

En 1096 , la foule des chrétiens qui avaient pris la croix pénétra en Asie. C'est à partir de cette époque, et principalement pendant la durée de la première croisade, que les prodiges se multiplièrent d'une manière extraordinaire, et exercèrent le plus d'influence sur l'esprit des croisés.

Dans un siècle superstitieux , la croyance dans les prodiges , dans les visions , avait plus d'influence sur les esprits que les oracles de la sagesse , que les résultats de la bravoure et du courage : l'amour du merveilleux l'emportait sur celui du vrai. Pendant la première croisade, qui nous offre le plus d'épisodes pleins d'intérêt sous le rapport du sujet qui nous occupe, cette croyance était même le plus souvent entretenue par les chefs qui avaient besoin d'exalter l'imagination pour conserver leur autorité ; dans une multitude sans discipline , livrée à la licence , la superstition devenait un moyen de se faire obéir. Dans la troisième croisade, les peuples, un peu plus éclairés que dans les deux autres, eurent moins besoin d'être excités ou gouvernés par les visions et les prodiges. La passion de la gloire fut alors un mobile presque aussi puissant que l'enthousiasme, que le fanatisme religieux; aussi trouve-t-on à peine quelques traces des visions qui, du reste, à cette époque, avaient commencé à perdre beaucoup de leur influence.

Dans les grands périls, les croisés étaient aidés par les Saints qui venaient combattre avec eux. Dans plusieurs batailles décisives, ce secours n'a pas manqué de relever leur courage et de décider la victoire. Voici quelques-uns de ces épisodes qui nous paraissent offrir beaucoup d'intérêt pour cette étude.

St George et St Démétrius, qu'on avait vus, disait-on, combattre à cheval et la lance à la main dans les rangs des chrétiens, ont décidé la victoire que les croisés remportèrent dans la vallée de Gorgoni, sur le sultan de Nicée.

La victoire que les croisés remportèrent sur l'armée de Kerbogha, sultan de Mossoul, qui assiégeait Antioche, a été aussi attribuée à l'intervention céleste. Les maux des chrétiens enfermés dans Antioche pendant ce long siége étaient affreux : privations de tout genre, la faim, la soif, les maladies pestilentielles, jetèrent le découragement dans les rangs des croisés; la retraite d'Anne Comnène, qui devait les secourir, augmenta encore leur désespoir. La famine leur enlevait chaque jour un grand nombre de soldats; leurs bras affaiblis pouvaient à peine supporter la lance et l'épée; ils n'avaient plus la force ni de défendre leur vie, ni d'enterrer leurs morts.:... Les musulmans, au contraire, poussaient le siége avec d'autant plus d'ardeur qu'ils avaient l'espoir d'être bientôt

maîtres de la ville. Au milieu d'une si affreuse position,
une hallucination du sommeil a relevé le courage des assiégés, et a sauvé toute l'armée d'une perte inévitable,
comme, quelques jours plus tard, une autre hallucination
devait leur donner la victoire.

Le fanatisme et la superstition, qui avaient précipité
les croisés dans l'abîme où ils étaient plongés, pouvaient
seuls ranimer leur courage et les secourir dans un si grand
péril. Aussi chaque jour, on racontait, dans l'armée
chrétienne, des révélations, des prophéties, des miracles.
St Ambroise, apparaissant à un vénérable prêtre, lui
avait dit que les chrétiens, après avoir terrassé leurs ennemis, entreraient vainqueurs dans Jérusalem. Un ecclésiastique lombard, ayant passé la nuit dans une église
d'Antioche, avait vu Jésus-Christ accompagné de la
Vierge et du Prince des Apôtres. Le fils de Dieu, irrité
de la conduite des croisés, rejetait leurs prières, et les
abandonnait au sort qu'ils avaient trop mérité; mais la
Vierge était tombée aux genoux de son fils ; ses larmes
et ses gémissements avaient apaisé le courroux du Sau-
veur : « Lève-toi, avait dit alors le fils de Dieu au
prêtre lombard ; vas apprendre à mon peuple le retour de
ma miséricorde ; cours annoncer aux chrétiens que, s'ils
reviennent à moi, le jour de leur délivrance est arrivé... »
(Michaud, *loc. cit*, t. I, p. 320.) L'imagination des chefs
et des soldats fut bientôt entraînée par les promesses qui
leur étaient faites au nom du ciel. L'espérance d'un
meilleur avenir commença à ranimer leur courage. Toute
l'armée se prépare à combattre l'ennemi ; on passe la
nuit en prières et en œuvres de dévotion. Enfin, le jour
paraît, les portes d'Antioche s'ouvrent, et toute l'armée
chrétienne sort pour combattre l'ennemi au cri de guerre

des croisés : *Dieu le veut*, *Dieu le veut*. Le choc des deux armées est terrible; les croisés, confiants dans les promesses du ciel, combattent avec courage ; les bataillons musulmans commencent à ployer....... Mais soudain la scène change; la victoire est sur le point d'échapper aux chrétiens. Alors, disent les historiens, on vit descendre un escadron du haut des montagnes. Il était précédé de trois cavaliers vêtus de blanc et couverts d'armes éclatantes. « Vous voyez, s'écrie l'évêque Adhémar, le secours céleste qui vous est promis. Le ciel se déclare pour les chrétiens; les Saints martyrs George, Démétrius et Théodore vont combattre avec nous...... » (*Idem*, p. 336.) Aussitôt tous les regards se tournent vers la céleste légion. Une nouvelle ardeur s'empare de l'âme des croisés, qui sont persuadés que Dieu lui-même vient à leur secours; le cri de guerre, *Dieu le veut*, se fait entendre comme au commencement du combat, et les Sarrasins sont partout repoussés.

Au siége de Jérusalem, au moment où l'armée des croisés allait être repoussée, on voit paraître sur le mont des Oliviers un cavalier agitant un bouclier, et donnant à l'armée chrétienne le signal pour entrer dans la ville. Godefroy et Raymond de Toulouse, qui l'aperçoivent les premiers et en même temps, s'écrient que St George vient au secours des chrétiens (*loc. cit.*, p. 426). Le tumulte du combat n'admet ni réflexion, ni examen, et la vue du cavalier céleste embrase les assiégeants d'une nouvelle ardeur : ils reviennent à la charge. En même temps, le bruit se répand dans l'armée que le saint pontife Adhémar et plusieurs croisés morts pendant le siége viennent de paraître à la tête des assaillants, et d'arborer les drapeaux de la croix sur les tours de Jérusalem. Les chefs et les soldats, animés par ces récits, font de nouveaux efforts, et se jettent enfin dans la place (1).

La guerre des croisades n'est pas la seule qui fut annoncée par des visions. Long-temps avant la venue de Jésus-Christ, le peuple de Jérusalem avait été témoin de pareils prodiges. Lorsque Antiochus *Epiphanes* (illustre), qui usurpa le trône de Syrie sur Démétrius son neveu (175 ans avant J.-C.), se préparait à porter une seconde fois la guerre en Égypte, le peuple de Jérusalem en fut prévenu par une multitude de prodiges. Les hommes habillés de drap d'or, armés de lances, couraient à cheval dans les nuages, comme des escadrons qui vont en venir aux mains ; l'on distinguait les casques, les boucliers, les épées nues et les lances (*Dict. hist.*, p. 320). Plutarque, dans la vie de Coriolan, rapporte qu'à la bataille contre Tarquin, on vit Castor et Pollux, montés sur des chevaux blancs, combattant avec vaillance au premier rang ; ils portèrent en un instant à Rome la nouvelle de la victoire. On lit dans l'*histoire des Gaulois* (t. I, p. 174) de M. Thierry, qu'à l'attaque du temple de Delphes par les Gaulois, ces barbares furent effrayés par l'apparition de trois héros ensevelis dans les environs de la ville ; les Delphiens reconnurent, dit-on, les

----

(1) La croyance dans ces visions miraculeuses, dans ces secours *matériels* du ciel, exerçait une grande influence sur l'esprit des croisés ; et les Sarrasins eux-mêmes en furent si persuadés, qu'ils prirent Jacques de Maillé pour un des combattants célestes que Dieu, dans de grands périls, envoyait aux chrétiens. Monté sur un cheval blanc, le chevalier du Temple était resté seul debout sur le champ de bataille, et combattait parmi des monceaux de morts. Les Sarrasins, à cause de son courage, le prirent pour St George.

ombres d'Hyporochus , de Laodochus et de Pyrrhus, fils d'Achille.

Les malheureux deviennent facilement superstitieux ; il ne faut donc pas trop s'étonner si , même de nos jours , par une illusion d'optique, les habitants de Cracovie (lors de l'incorporation de ce pays dans l'empire d'Autriche) avaient cru voir le Christ et sa mère, ou tout au moins la reine Hedwige , qui venaient annoncer la liberté aux opprimés , le châtiment aux bourreaux. Voici le fait tel que l'a rapporté le *Journal Allemand de Francfort* , du 5 Juillet 1846 :

« A une fenêtre du bastion du château de Sandomir, le peuple prétend apercevoir deux figures : l'une représentant le Christ sur la croix , et l'autre une femme vêtue d'une tunique blanche , les cheveux blonds flottant sur ses épaules. On a mis des gardes autour du bastion, mais on ne peut en interdire l'accès. On a cru d'abord que ces figures étaient produites par une cristallisation de la couche de chaux du bastion , sur laquelle agissaient les rayons du soleil; on a enlevé la couche , et on a garni la fenêtre d'une grille ; mais les figures paraissent toujours. Le peuple prétend que la figure de femme, que les uns prennent pour la Ste Vierge, et d'autres pour la reine Hedwige, a paru souvent au milieu des soldats , et avait tellement effrayé les officiers, qu'ils avaient quitté leurs logements dans le château........ »

Tout concourt donc à la production des hallucinations sociales : le sentiment religieux , la superstition , l'anarchie , l'ignorance , l'amour du merveilleux , et surtout la crainte ou l'attente de quelque grand événement , les grandes calamités (1) , les passions et l'enthousiasme des

(1) Thucidide, historien de la peste d'Athènes, parle des spectres

peuples dirigés puissamment vers le même but , etc. , favorisent plus particulièrement leur développement. Pendant les croisades , les hommes étaient préparés , .pour ainsi dire , à accueillir tous les prodiges avec d'autant plus d'ardeur qu'ils étaient en rapport parfait avec les idées dominantes de l'époque. Ce mot Orient , comme le remarque M. de Boismont , avait quelque chose de magique qui enflammait toutes les imaginations : c'était la terre où s'étaient accomplis les prodiges de l'ancien Testament , les miracles de l'Évangile, d'où venaient encore des milliers de récits fabuleux (*loc. cit.* , p. 417). Aussi , nous venons de voir l'influence que toutes ces visions , que tous ces prodiges exerçaient sur l'imagination exaltée des croisés. Il est impossible de mettre en doute la véracité des historiens qui ont rapporté tous ces prodiges ; les auteurs arabes, aussi bien que les auteurs chrétiens , ont décrit les mêmes événements , les mêmes circonstances : cet accord me paraît devoir lever tous les doutes. Maintenant, si nous cherchons une explication naturelle , *raisonnable* de tous ces prodiges , de toutes ces visions , nous ne pouvons que les rapporter , soit aux hallucinations proprement dites , soit aux illusions des sens. Je m'explique.

Les croisés , pleins de, confiance dans la parole des

---

qui effrayèrent les habitants. Dans l'épidémie qui dépeupla Néo-Césarée, les habitants voyaient entrer des fantômes dans leurs maisons. Lors d'une peste qui éclata en Égypte , du temps de l'empereur Justinien , on aperçut, sur la mer, des barques d'airain conduites par des hommes sans têtes. Pendant une épidémie qui dépeupla Constantinople, on contempla avec terreur des démons qui , couverts de l'habit ecclésiastique, allaient d'une habitation à l'autre, et donnaient la mort à tous les habitants.

prélats qui les accompagnaient et des chefs qui les conduisaient à l'ennemi, espéraient que Dieu viendrait les
secourir dans tous les dangers. Ils y croyaient fermement;
aussi, dans toutes les circonstances décisives, ce secours
ne leur a pas manqué. Leurs pensées *s'imageaient*, leurs
désirs prenaient un corps, et l'hallucination, phénomène
qu'ils ne connaissaient pas, l'hallucination — équivalant
pour eux de la réalité — produisait de magiques résultats. Dans d'autres circonstances, quelque phénomène
d'optique inconnu a donné lieu à des illusions des sens
qui, suivant les croyances d'alors, ont été rapportées au surnaturel. Un de ces phénomènes surprenants,
que la physique a été pendant long-temps impuissante à
expliquer, mais qui est parfaitement observé et connu aujourd'hui, a dû jouer un grand rôle dans ces visions de
cavaliers et de légions célestes combattant avec les chrétiens. La position géographique du pays, la nature de
son sol, son climat, les observations recueillies depuis
lors, tout, en un mot, concourt à démontrer que ces
visions peuvent être rapportées aux phénomènes si curieux du *mirage*.

Le mirage est une illusion d'optique causée par la réfraction extraordinaire des rayons du soleil traversant
des masses d'air en contact avec une surface très-échauffée.
Ce phénomène, comme on le sait, a donné lieu a beaucoup de croyances superstitieuses, d'erreurs, d'illusions
qui ont duré des siècles. La célèbre fée *Morgane;* la prétendue île de *St-Brandan*, qu'on plaçait à peu de distance
des îles Canaries, et qu'on trouve encore sur le globe
géographique de Martin Behme, et sur une carte française
publiée en 1704 ; le *Seraieb* (eau du désert) des Orientaux, cette illusion si douloureuse pour le voyageur mou-

rant de soif, etc. , ne sont que les effets du mirage. Mais écoutons à ce sujet le voyageur Clark, qui a le mieux expliqué ce phénomène :

« Nous allons à Rosette , dit-il , et nous traversons le désert. *Raschid! Raschid!* s'écrient tout à coup nos arabes. Un immense lac étend ses eaux devant nous , et répète les dômes , les minarets pointus, les bouquets de dattiers et de sycomores de la ville. C'était un magnifique spectacle. « Comment passerons-nous l'eau ? » demandâmes-nous à nos guides. Nous ne pouvions douter que ce ne fût de l'eau , tant nous distinguions avec netteté les plus petits détails de l'architecture et du paysage. « Ce n'est pas de l'eau, nous répondirent les arabes, et dans une heure nous serons à Rosette , en suivant en ligne directe la route à travers les sables qui sont devant nous. » Un grec , qui ne pouvait croire que le témoignage de ses sens fût menteur , s'irrita contre la réponse des guides. « Me prenez-vous donc pour un idiot, s'écria-t-il , et voulez-vous que je ne croie pas voir ce que mes yeux voient ? » « Au lieu de vous fâcher , répliquèrent ceux-ci , retournez-vous et regardez l'espace que vous avez parcouru. » Cet espace, en effet, présentait le même phénomène que nous avions devant nous, et paraissait une nappe d'eau servant de miroir au paysage. » (*Dublin quartely review.*)

Dans un livre récent (*journal d'un touriste anglais*), M. Bryant décrit parfaitement les effets surprenants du mirage qu'il a observé à quelque distance de la Californie, non loin de San-Francisco , dans ces immenses plaines de sable qui se trouvent à l'ouest des montagnes rocheuses. Au moment où les voyageurs entrèrent dans cet *océan de sable* , un orage s'éleva ; des tourbillons de poussière enveloppèrent la troupe ; et bien loin , à une distance d'environ une lieue, à travers une clarté rougeâtre, il leur sembla apercevoir d'abord 15 ou 20, puis 300 ou 400 créatures gigantesques qui paraissaient les accompagner parallèlement, mais à grands pas, et comme si elles se poursuivaient en se rapprochant peu à peu. Ce spectacle extraordinaire frappa de terreur tout le convoi; l'orage avec ses éclairs, le bruit formidable du tonnerre, et ces nuages menaçants, donnaient à cette scène un tel caractère d'effroi, que tous recommandaient leur âme à Dieu. Cependant M. Bryant, faisant un grand effort de résignation et de bravoure, se mit à observer attentivement la marche de ces objets; et pensant aux effets de mirage que l'on remarque d'ordinaire sur l'Océan, il se mit à se retourner soudain, et à revenir sur ses pas. Au milieu de cette armée de *géants*, un homme se retournait, et revenait aussi dans le même sens. Il répéta cette expérience; il la fit essayer à plusieurs de ses compagnons; enfin, il fit arrêter sa troupe : le problème était résolu; tous les mouvements se reproduisaient avec une fidélité complète. Nul doute, c'était un effet du mirage. Seulement, le fait le plus considérable et le plus nouveau, c'était la grandeur des objets, qui prenaient des proportions extraordinaires. Ainsi s'expliquèrent, pour les voyageurs, les phénomènes de ces apparitions qui, dans le moyen âge, auraient été rapportés au surnaturel.

Dans l'Amérique du sud, dit Humboldt, souvent il m'arrivait, quand l'air était très-sec, d'apercevoir, dans les nuages, des troupeaux de bœufs suspendus, les uns plus bas, les autres plus haut, suivant les ondulations des courants aériens qui composaient ce miroir naturel. Le véritable troupeau ne se montrait que plus tard. J'ai vu aussi , ajoute-t-il , l'image d'un animal ou d'un homme, la tête en bas et les pieds en haut, répétée dans les nuages.

Niebuhr parle de tourelles et de fortifications apparentes qui se montrent aux voyageurs dans certaines parties de l'Arabie , et qui ne sont que les contours mal arrêtés de certaines collines de sable dont cette réfraction terrestre altère la forme véritable.

Mais c'est surtout le phénomène de la double réfraction qui est le plus curieux. La *Revue Britannique* (Avril 1838) en rapporte plusieurs exemples. En voici un qui offre une grande analogie avec les visions des Croisés :

En 1743 , pendant une soirée d'été , un gentilhomme de Cumberland se trouvait assis à la porte de sa maison avec son domestique , lorsque , sur le penchant d'une colline assez éloignée , nommée Souterfell, l'un et l'autre aperçurent un homme, un chien et des chevaux courant avec une extrême célérité. Le penchant de cette colline était tellement rapide, qu'ils s'étonnèrent beaucoup d'une telle apparition, et ne doutèrent pas de retrouver , le lendemain , les membres en débris des acteurs de cette scène. Rien de tel , cependant. On ne découvrit pas même sur le gazon une seule trace de la cavalcade fantastique. Ceux qui racontèrent la chasse aux fantômes dont ils avaient été témoins , passèrent pour des visionnaires , et personne ne voulut ajouter foi à leurs paroles.

Un an se passa. Le 23 Juin 1744 , le même domestique, Daniel Strikett, alors au service de M. Lancastre, aperçoit encore , au moment où il rentre chez lui, une troupe de cavaliers poussant leurs chevaux au galop le long de la même déclivité de Souterfell, qui jamais n'avait été descendue, même au pas, par un homme et un cheval. Il se souvint qu'on s'était moqué de son récit, reste long-temps en admiration devant le spectacle curieux qui s'offre à lui, va chercher son maître, l'amène avec toute sa famille en face de Souterfell, et lui indique l'apparition qu'il a découverte, et que, dans le même instant, plusieurs habitants du même canton admiraient de divers autres points environnants. Les cavaliers, dont les rangs serrés composaient cette étrange escorte, suivaient une route curviligne, et prenaient tantôt le galop, tantôt le trot. On voyait souvent un de ces personnages se détacher de l'arrière-garde, s'avancer au grand galop jusqu'au premier rang, et là se mettre en ligne avec les autres. Trente-six personnes attestèrent et signèrent le procès-verbal qui rendit compte de cette procession magique, galopant le long d'un sentier à pic qui ne pouvait soutenir ni cavalier, ni cheval. Il paraît que les évolutions répétées par une illusion d'optique sur une des pentes de Souterfell, appartenaient au creux des vallons voisins qui servaient de théâtre à des évolutions réelles. La révolte de 1745 allait éclater, et les troupes qui devaient y prendre part s'exerçaient silencieusement à l'ombre des montagnes presque désertes qui environnent ces vallées.

Les cavaliers et les légions célestes qui avaient tant d'influence sur les Croisés n'étaient-ils pas l'effet de ce même phénomène que nous venons de décrire? En se basant sur les descriptions de ces visions rapportées par les historiens des croisades, et en les comparant à quelques exemples des effets du mirage que nous venons de citer, nous trouvons une analogie si parfaite, que nous n'hésitons pas à les rapporter à la même cause. Du reste, tout le monde sait que la plupart des phénomènes qui ne produisent sur nous que peu d'impression ont été, dans l'antiquité, dans le moyen âge, et même jusque dans le XVIIIme siècle, la cause de beaucoup d'erreurs et de superstitions que l'imagination grossit toujours, et qui enfantent tant d'illusions. Prenons pour exemple un phénomène parfaitement connu , l'*aurore boréale*, et voyons ce que nos aïeux y ont vu et entendu :

On ne saurait croire, dit St-Foix, sous combien de formes l'ignorance et la superstition des siècles passés nous ont présenté l'aurore boréale. Elle produisait des visions différentes dans l'esprit des peuples, selon que ces apparitions étaient plus ou moins fréquentes, c'est-à-dire selon qu'on habitait des pays plus ou moins éloignés du pôle. Elle fut d'abord un sujet d'alarmes pour les peuples du nord ; ils crurent leurs campagnes en feu et l'ennemi à leur porte. Mais ce phénomène devenant presque journalier, ils s'y sont accoutumés. Ils disent que ce sont les esprits qui combattent dans les airs. Cette opinion est surtout très-accréditée dans la Sibérie. Les Groënlandais, lorsqu'ils voient une aurore boréale, s'imaginent que ce sont les âmes qui jouent à la boule dans le ciel avec une tête de baleine. Les habitants des pays qui tiennent le milieu entre les terres arctiques et l'extrémité méridionale de l'Europe, n'y voient que des sujets tristes ou menaçants, affreux ou terribles : ce sont des armées en feu qui se livrent de sanglantes batailles, des têtes hideuses séparées de leur tronc, des chars enflammés, des cavaliers qui se percent de leurs lances. On croit voir des pluies de sang ; on entend le bruit de la mousqueterie, le son des trompettes, présages funestes de guerre et de calamités publiques.

Tout repose donc , en définitive , comme l'observe

M. E. Littré (*loc. cit.*) , sur les opinions énoncées que les hommes , au commencement , se firent sur la nature des choses. Ils ne virent ni n'entendirent alors rien autre chose que ce qui se voit et s'entend aujourd'hui, mais ils l'expliquèrent autrement. Cette lente explication des choses est l'histoire même : entre l'idée d'un dard de feu qu'un dieu lance du haut des cieux et la connaissance des phénomènes électriques , entre la croyance aux apparitions fantastiques et l'appréciation exacte des illusions d'optique , entre les visions qui montraient les êtres surnaturels et la détermination médicale qui les rapporte à l'état particulier du cerveau , il y a toutes les phases sociales dont les annales du monde nous offrent le déroulement. C'est une chaîne non interrompue où l'esprit humain arrive de plus en plus près de la connaissance réelle des choses , et le dernier terme a sa raison d'être dans le premier : c'est une élimination où des conceptions de plus en plus nettes remplacent les conceptions anciennes. Si nous ne voyons plus de prodiges , c'est qu'ils sont devenus de simples phénomènes en passant au creuset de la science ; si nous n'avons plus de visionnaires , c'est que la médecine leur a donné un nom et une place : la raison publique , comme la religion et la morale , deviennent plus sublimes en écartant toutes les erreurs qui l'obscurcissaient.

Nous avons cru devoir rapporter toutes ces visions miraculeuses telles qu'elles se trouvent dans les historiens contemporains, parce qu'elles ont produit un grand effet sur l'esprit des masses , et qu'en devenant l'origine et la cause des plus grands événements , elles sont elles-mêmes d'une haute importance pour l'histoire des hallucinations. Il nous aurait été facile de multiplier ces citations ; mais nous pensons que celles que nous avons rapportées suffisent pour prouver les deux ordres de faits sur lesquels nous avons déjà insisté : 1° que les hallucinations peuvent atteindre un grand nombre de personnes sans qu'elles puissent être soupçonnées de folie ; 2° que l'explication de ces phénomènes est dans la nature même des idées dominantes de l'époque à laquelle ils se rapportent.

Nous allons également trouver d'autres preuves de la coexistence des hallucinations avec la raison, dans les faits particuliers qui vont servir à étudier les hallucinations chez les personnages célèbres de l'histoire. Pour ne pas trop multiplier les citations, nous choisissons quelques exemples qui se rapportent :

1° Aux réformes religieuses : — Mahomet, Luther, Loyola.

2° A l'histoire proprement dite : — Jeanne d'Arc.

3° Aux arts : — Durer.

Mahomet naquit le 1ᵉʳ Avril 579 de J.-C., à la Mecque. Il eut pour père Abdallah, fils d'Abdhal Mottalib, et pour mère Amina, fille de Wahib, qui, l'un et l'autre, descendaient en ligne directe d'Ismaël, fils du patriarche Abraham, et représentant du culte unitaire dans la race semitique. Mais comme ce culte a été souillé dans sa pureté et sa simplicité, il a fallu, disent les musulmans, que Dieu suscitât Mahomet pour rétablir ce culte sous le nom d'*islamisme*, nom que l'on dérive très-probablement de celui d'Ismaël.

Mahomet, d'après quelques historiens, aurait été entouré, dès sa plus tendre enfance, de tant de témoignages miraculeux de sa future grandeur, que ses parents paraissaient assurés qu'il était destiné à changer la face du monde. Un jour que Mahomet, alors âgé de 5 ans, était à la pâture des troupeaux, sa nourrice, Helimah, rêva que deux hommes inconnus s'étant saisis de l'enfant, lui ouvraient le corps et en arrachaient le cœur. Son effroi et son inquiétude furent si grands, que, dès le lendemain, elle se rendit au troupeau pour voir Mahomet; mais elle le trouva en bonne santé. Cependant elle apprit, des hommes qui gardaient le troupeau, qu'il avait été réellement enlevé par des inconnus sur la montagne voisine. Elle interrogea donc Mahomet lui-même sur ce qui lui était arrivé, et apprit de lui, quoique avec beaucoup de peine, « que les hommes qui l'avaient pris lui avaient dit qu'ils étaient des anges envoyés pour lui ôter la racine du mal que tous les hommes apportent au monde. Qu'à l'instant ils l'avaient couché sur le dos, lui avaient fendu l'estomac avec un couteau de feu; et qu'ayant pris son cœur, l'un des deux l'avait tant pressé, qu'il en était sorti quelques gouttes noires. Qu'ensuite ils l'avaient lavé de neige, et pesé dans une balance, d'abord contre dix autres cœurs, et ensuite contre cent, et qu'il s'était trouvé plus pesant. Cela fait, ils avaient remis le cœur à sa place, et, lui ayant refermé l'estomac, l'avaient redressé sur ses pieds. Il avait cru dormir pendant ce temps-là; cependant il voyait ce qu'ils faisaient, il entendait leurs paroles, et il répondait quand on s'adressait à lui. Étant remis sur ses pieds, l'un des anges lui avait montré le ciel et la terre, en lui disant : « regarde; c'est un seul Dieu qui a fait tout cela ; ne veux-tu pas l'aimer et lui obéir ? » Ils l'avaient ensuite renvoyé au troupeau, lui commandant de ne point parler de ce qui s'était passé, et de se souvenir tous les jours de Dieu quand il regarderait le ciel et la terre. » (*La vie de Mahomet*, par le comte de Boulainvilliers, pag. 213; *Amsterdam*, 1731.)

A l'âge de 13 ans, en traversant le désert de Bosra, à quelque distance du mont Sinaï, il suivit les chefs de la caravane, dont il faisait partie, dans un monastère où ils allaient pour conclure quelque marché. L'abbé, en voyant Mahomet, le salua d'abord profondément, et dit ensuite aux assistants, surpris de la vénération qu'il témoignait à ce jeune homme, « qu'il la rendait à un homme qui serait un jour le chef de la nation arabe. Puis, s'adressant à lui-même, il recommanda à sa protection les solitaires en général, et ceux de son monastère en particulier, le priant de s'en souvenir quand le temps de son élévation serait venu. Mahomet reçut, dit-on, cette soumission avec aussi peu d'embarras que s'il eût été déjà monarque de l'Arabie, et répondit en riant : « J'aimerai toujours les solitaires qui ne se mêleront que de leurs nattes et de leurs paniers (1). » Cependant l'abbé affirma aux autres arabes, après que Mahomet se fut retiré, qu'il avait vu sa tête environnée d'une lumière rayonnante, ce qu'il regardait comme un présage assuré d'une haute fortune. » (*Loc. cit.*, pag. 221.)

A partir de cette époque, l'histoire de Mahomet ne nous enseigne rien sur sa vie jusqu'à la quarantième année de son âge, qui fut celle de sa mission. Dès sa plus tendre enfance, on lui avait toujours connu un goût marqué pour la solitude. Souvent il se retirait sur la montagne de Harru, voisine de la Mecque ; là il passait des nuits entières dans la solitude et la méditation. Les souvenirs que lui laissaient ses voyages en Syrie, les

----

(1) C'est une allusion au travail ordinaire des moines de ce temps-là.

entretiens avec les chrétiens et les juifs disséminés dans toute l'Arabie, le spectacle de leurs disputes religieuses, la dévotion des moines, tout cela n'était sans doute pas étranger aux graves préoccupations de Mahomet. Bientôt sa tête s'exalta; il sentit couler dans ses veines le sang d'Ismaël, fils d'Abraham, et conservateur du dogme de l'unité de Dieu; il se crut aussi appelé à briser, comme son aïeul, les idoles de sa nation.

Malgré tous ces prodiges, toutes ces prédictions, la vocation de Mahomet était encore incertaine à l'égard du public; on lui demandait des miracles; sa mission avait besoin d'une consécration *surnaturelle*. Enfin, en 619, illuminé par des révélations, il a proclamé hautement sa mission, qu'il disait tenir de Dieu. Voici l'histoire de la vision qui a décidé la vocation de Mahomet à la prophétie : c'est le premier entretien qu'il a eu avec l'ange Gabriel.

Le 12 Janvier 619, pendant la nuit, Mahomet fut soudainement réveillé d'un sommeil profond où il était, par l'apparition, disent les auteurs, d'une lumière très-vive dont il se sentit pénétré, sans ressentir néanmoins aucune chaleur. Le premier éblouissement étant passé, il ouvrit les yeux, et aperçut un ange dont l'énorme grandeur l'épouvanta, parce que sa tête et ses pieds lui parurent toucher le ciel et la terre. Ce qu'il en reconnut dans le premier moment lui parut plus blanc que la neige la plus pure, et plus brillant que la lumière du soleil : de sorte que n'en pouvant soutenir l'éclat, rapportent les historiens, il referma les yeux, réfléchissant en lui-même sur ce que ce pouvait être, et s'il était bien assuré de ne point rêver. En ce moment, il se sentit saisi par les cheveux, sans violence ni douleur, et se trouva dressé sur ses pieds. Ce mouvement lui ouvrit les yeux, et l'ange lui parut alors moins terrible; mais la crainte et l'effroi le pénétrèrent de nouveau lorsqu'il entendit sa voix. Il retomba le visage contre terre, les mains jointes sur sa face, en la posture d'un homme qui adore. Il entendit alors distinctement ces paroles : « Lève-toi, au nom de ton Seigneur et le mien, qui a créé toutes choses, et qui a formé l'homme d'un peu de sang épaissi. » (*Loc. cit.*, pag. 278.) Il se trouva debout, et l'ange lui présenta un papier, en lui disant : « Prends et lis, au nom de ton Seigneur. Il a donné l'écriture aux hommes pour leur apprendre ce qu'ils ignorent. Loue ton Seigneur, exalte ton Seigneur à jamais. » (*Loc. cit.*, p. 279.) Alors Mahomet ressentit en lui-même une joie inconnue et une si grande dilatation de son cœur, que, n'en pouvant supporter l'excès, il retomba à terre sans force et sans mouvement. L'ange lui répéta les premières paroles : « prends et lis »; et Mahomet répondit : « Seigneur, je suis pauvre et ignorant, et je ne connais point les lettres et n'ai jamais su lire. » (*Idem.*) A cet aveu plein d'humilité, l'ange répartit par les magnifiques et célèbres paroles qui sont devenues le formulaire de la foi de tous les musulmans : « *Dieu : il n'y a point d'autre Dieu que Dieu, et Mahomet est son prophète.* » Cela dit, l'ange ne fut plus visible à ses yeux, et il demeura rempli de sentiments inexprimables, mêlés de terreur, d'espérance et de foi. Cependant, étant revenu à lui, il appela le secours de ses femmes, en leur criant : « Venez, venez, enveloppez-moi de couvertures, enveloppez-moi; je suis prêt à mourir. » (*Loc. cit.*, pag. 280.) Elles le trouvèrent, en effet, dans une sueur extraordinaire, et si faible, qu'elles craignirent pour sa vie. C'est ainsi que se passa le premier entretien de l'ange avec Mahomet (1).

Pendant son apostolat, Mahomet eut encore beaucoup d'autres visions, révélations, inspirations, qu'il serait trop long de rapporter ici. Je ne veux que dire un mot d'une hallucination de plusieurs sens, qui se trouve consignée au chapitre XVII du Koran, intitulé le *voyage nocturne*. Voici le premier verset de ce chapitre :

« Louange à celui qui a transporté, pendant la nuit, son serviteur, du temple sacré de la Mecque au temple éloigné de Jérusalem, dont nous avons béni l'enceinte pour lui faire voir nos miracles. Dieu entend et voit tout..... » (*Loc. cit.*, pag. 224.)

Il s'agit ici d'abord du voyage aérien de Mahomet, du temple de la Mecque au temple de Jérusalem, et ensuite de son voyage à travers les sept cieux jusqu'au trône de Dieu. Mahomet, d'après les auteurs arabes, a dû être transporté dans les régions célestes par l'ange Gabriel, sur une monture nommée *Borrak*, que la tradition représente comme un être ailé à la figure de femme, au corps de cheval, à la queue de paon. On a long-temps disputé, dans les premiers temps d'Islam, sur l'authenticité de ce fait, les uns soutenant que cette ascension nocturne eut lieu en vision seulement, d'autres qu'elle

---

(1) Les paroles de cette première conversation avec l'ange se trouvent rapportées au chapitre LXXIV du Koran, intitulé — *Le prophète couvert de son manteau*, et au chapitre XCVI, intitulé — *Le sang coagulé*. (Voir *le Koran, trad. nouvelle*, par M. Kasimirski ; *Paris*, 1844.) Mais ces paroles y sont dénuées de toutes les circonstances rapportées par les auteurs arabes qui ont recueilli les discours familiers du Prophète.

fut effectuée par Mahomet réellement et corporellement : c'est cette dernière opinion qui est universellement reçue aujourd'hui chez les mahométans. On ajoute que ce voyage céleste, où Mahomet a vu le sept cieux et s'est entretenu avec Dieu, s'est fait si vite, que le Prophète trouva son lit qu'il avait quitté tout chaud, et que le pot où il chauffait de l'eau étant prêt à se renverser à son départ, il revint assez à temps pour le relever sans qu'il y eût une goutte d'eau de répandue.

On connaît les résultats extraordinaires que ce grand réformateur a obtenus à travers mille obstacles, mille dangers, avec une fermeté, une constance et un courage qui ne lui ont jamais fait défaut. Son but a été aussi grand que la puissance qu'il a exercée : donner une religion et des lois à sa nation, et la rendre une des plus puissantes du monde, voilà à quoi il est parvenu avec le seul secours de son génie et de sa conviction.

Serait-ce l'œuvre d'un imposteur, comme le prétendent quelques-uns ? Un imposteur a-t-il jamais obtenu des résultats pareils à ceux de Mahomet ? Non. « La fraude, comme le dit M. Lélut, n'a jamais eu et n'aura jamais une telle puissance ; et, pour agir sur les masses, pour faire s'entre-choquer les peuples, pour ébranler, changer leurs croyances, pour creuser sur la face de la terre un sillon dont les siècles n'effacent pas l'empreinte, il faut penser, parler, se tromper comme les masses ; il faut affirmer, *croire* comme elles et plus qu'elles, être leur envoyé, leur prophète, pour qu'elles vous croient celui de Dieu, et qu'elles vous en donnent la puissance. » (*Recherc. des analog. de la folie et de la raison*, p. 348.)

Serait-ce l'œuvre d'un fou halluciné, comme le disent quelques autres ? « Non, ce n'était pas un aliéné, dit

M. Renauldin, celui qui est parvenu, par tant de sacrifices et d'abnégation , à opérer une si étonnante révolution dans le système religieux et les mœurs d'une nation entière ; ce n'était pas un aliéné celui qui a renversé la superstition et l'idolâtrie pour y substituer le culte d'un Dieu unique, spirituel , et qui , par ce moyen , a tiré son pays des ténèbres de la barbarie , fait respecter et craindre pendant si long-temps le nom arabe , et ouvert à ses successeurs le chemin de tant de glorieuses conquêtes ; ce n'était point un aliéné celui qui a doté sa nation d'un code de lois qui lui manquait entièrement ; qui, après plus de douze cents ans , fait encore autorité parmi les pays soumis à l'islamisme. » (*Rapport présenté à l'Acad. de méd. de Paris , sur Mahomet considéré comme aliéné.*)

Mahomet se croyait inspiré , mais il n'était pas aliéné. L'amour de l'humanité , la vue de la dégradation idolâtre de ses semblables , les traditions de ses aïeux , une grande ferveur , etc. , en dirigeant avec une concentration exclusive toutes ses pensées vers un même but, en les élevant à la plus haute puissance, donnaient à ses actes représentatifs la valeur des sensations : il prêtait sa propre pensée à un être supérieur , il croyait entendre ce qu'il pensait. Sa croyance dans la révélation était telle, qu'il disait préférer la mort à l'abandon de sa mission , ne pouvant manquer à Dieu , qui l'avait choisi pour le ministère qu'il accomplissait. Aussi, à chaque page du Koran, comme dans tous ses discours, trouve-t-on cette expression « *dis-leur* », par laquelle le Prophète faisait entendre à ceux qui l'écoutaient qu'il ne parlait plus lui-même , et que l'esprit de Dieu le transportait. Quant à ses visions, elles dépendaient, comme celles des personnages que nous allons étudier, de l'époque dans laquelle il vivait, époque de convictions profondes et de croyances mystérieuses.

Luther. — La dispute de Luther avec le diable a fait beaucoup de bruit. Un religieux vint un jour frapper rudement à sa porte, en demandant de lui parler. Luther ouvre ; le prétendu moine regarde un moment le réformateur, et lui dit : j'ai découvert dans vos opinions certaines erreurs papistiques sur lesquelles je voudrais conférer avec vous. — Parlez, répond Luther. L'inconnu proposa d'abord quelques questions assez simples, que Luther résolut aisément. Mais chaque question nouvelle était plus difficile que la précédente, et le moine supposé exposa bientôt des syllogismes très-embarrassants. Luther, offensé, lui dit brusquement : — Vos questions sont trop embrouillées ; j'ai pour le moment autre chose à faire que de vous répondre. Cependant il se levait pour argumenter encore, lorsqu'il remarqua que le religieux avait le pied fendu et les mains armées de griffes. — N'es-tu pas, lui dit-il, celui dont la naissance du Christ a dû briser la tête ? Et le diable, qui s'attendait à un combat d'esprit et non à un assaut d'injures, reçut dans la figure l'encrier de Luther, qui était de plomb. (Mélanchton, *de examin. theolog. op.*, t. I.)

Plusieurs auteurs ont voulu nier cette vision, en disant que c'est une espèce de mythe imaginé par Luther, ne représentant qu'une abstraction philosophique, la subtilité ou le mal volontaire, le cri de mauvaises passions ; mais les faits sont authentiques, et Luther lui-même, dans un de ses ouvrages (*Colloquium Lutherum inter et diabolum, ab ipso Luthero conscriptum, in ejus de missa privata, etc.*), s'est chargé d'en donner la preuve.

Conférence avec le diable en 1521. « Il m'arriva une fois,

dit-il, de m'éveiller tout à coup sur le minuit , et Satan
commença à disputer avec moi...... » — La conférence
roula entièrement sur la messe, que le diable lui reprocha
de n'avoir dite que pour lui seul. Plus loin , il ajoute :
— « Le diable sait poser ses arguments d'une manière
pressante. Sa voix est grave et forte. Il dispute avec
beaucoup de vivacité ; en un moment la question est
posée et résolue. Si les sacramentaires n'entendent pas
les saintes écritures, c'est qu'ils n'ont pas disputé avec le
diable , qui seul est capable de faire de bonnes objec-
tions. Nous ne pouvons jamais être que des théologiens
spéculatifs, si nous n'avons pas le diable pendu au cou.
Pour moi, je connais le diable aussi bien qu'on puisse
le connaître, *intùs et in cute;* car j'ai mangé avec lui plus
d'un boisseau de sel : il se promène dans ma chambre ,
se pend à mon cou , couche avec moi plus souvent *et
propiùs* que ma Catherine..... »

L'hallucination de Luther est manifeste : hallucination
de l'ouïe qui donne au diable la voix forte et grave ; hallucination de la vue qui le représente se promenant dans
la chambre ; hallucination du toucher qui le fait sentir
suspendu au cou de Luther, ou couchant avec lui. Mais
s'ensuit-il de là que Luther a été fou? je ne le pense pas.
Ce qu'il a éprouvé , beaucoup de gens peuvent l'éprouver
tous les jours , avec cette seule différence qu'ils le rapper-
teront à toute autre cause. Quel est celui, en effet , dont
l'esprit, après des travaux assidus, n'a pas été occupé ou
même fatigué, pendant le sommeil, par quelque discussion dans laquelle deux opinions opposées étaient sou-
tenues par des arguments d'une force extraordinaire, et
où l'avantage ne lui est pas toujours resté ? C'est le cas
de Luther. Sans cesse occupé de disputes théologiques ,

ce réformateur , comme l'observe M. Leuret (*loc. cit.* , p. 181) , avait fini par avoir en lui-même deux théologiens qui étaient dans une opposition continuelle : l'un était lui , Luther ; l'autre le diable. Mais pourquoi le diable ? Je ne puis mieux faire , pour répondre à cette question, que de citer l'appréciation qui en a été faite par M. de Boismont. « A l'époque de la réforme , Satan avait un pouvoir immense : il était dans les croyances , les livres , les tableaux , les sculptures , les conversations , les veillées. Tout le mal lui était attribué. Il traînait après lui des troupes innombrables de magiciens , de sorciers. Il trafiquait publiquement des âmes ; et l'on racontait , d'un bout de l'Europe à l'autre , les enlèvements, les morts violentes qui avaient été le résultat des pactes faits avec ce terrible maître. Les idées de Luther, exaltées par une controverse continuelle , par les dangers de la situation , par les foudres de l'église , roulant sans cesse dans le cercle religieux , devaient naturellement ressentir l'influence de la pensée du démon , qu'il voyait partout, auquel il attribuait tous les obstacles qu'il rencontrait , et qu'à l'imitation des hommes de son siècle , il faisait intervenir dans toutes les choses de la vie. » (*Loc. cit.* , p. 426.)

Loyola. — Pendant que Luther , toujours sur la brèche, soutenait en Allemagne , avec une force de volonté et une puissance d'argumentation la doctrine du libre examen , un autre homme , dont le génie devait arrêter le torrent et raffermir le trône papal ébranlé , méditait, en Espagne, sur les moyens les plus efficaces pour établir un contrepoids au protestantisme : c'est Loyala , le plus terrible adversaire de la doctrine de Luther. Voici son histoire psychologique telle que je la trouve dans l'ouvrage du savant auteur que je viens de citer.

Blessé dangereusement au siége de Pampelune, Loyola, forcé à une longue inaction , tourna ses pensées vers la religion qu'il a toujours vénérée. Les bruits lointains de la révolte de Wittemberg lui parviennent dans sa retraite ; son esprit en embrasse toute la portée, et déjà s'illumine le projet de cette institution qui doit rendre de si grands services à la religion. Plein de cette idée dont la réalisation doit raffermir le trône papal ébranlé , le catholicisme si vigoureusement attaqué, il se prépare au combat. En face de cette lutte immense dont il saisit toutes les difficultés, tous les dangers, son esprit doit atteindre le plus haut degré d'énergie, de tension, c'est-à-dire l'état le plus favorable à la transformation de l'idée en signes sensibles, en images. N'oublions pas d'ailleurs que nous sommes au commencement du XVI⁰ siècle, en Espagne, où rien n'était plus commun que l'exaltation solitaire, la concentration de toutes les facultés sur un seul point, de toutes les forces de l'âme dans une seule pensée.

C'est à partir de cette époque de son histoire qu'ont lieu, au témoignage des historiens, les visions et l'extase. Il voit la Vierge qui l'encourage dans ses projets, dans la mission qu'il va entreprendre; il entend des voix célestes. Ces hallucinations, en les admettant pour telles au point de vue scientifique, n'étaient que l'expression la plus forte de ses méditations , le résultat de convictions profondes qui formaient le trait distinctif de cette période. La pensée qui le remplissait tout entier se colorait, prenait une forme matérielle, et se présentait à l'œil de son esprit, suivant la belle expression de Shakespeare, sans qu'il y eût la moindre apparence de folie ; l'idée mère, dans ce cas , au lieu d'être intra-cérébrale , devenait extérieure ; elle se plaçait devant l'individu et le précédait dans toutes ses entreprises.

Il ne faut jamais oublier , lorsqu'on fait l'examen critique d'un personnage illustre , de prendre en considération le temps où il a vécu. Que l'on se reporte maintenant au XVIe siècle , que l'on s'entoure un moment de la bourgeoisie et de la populace espagnole , ardentes , crédules , profondément animées d'un enthousiasme et d'une foi sombre : alors visions , spectres , oracles , choses surnaturelles , tout est vrai , simple , et pour ainsi dire journalier. Un fantôme dans le cimetière et un saint dans la rue n'auront rien d'étonnant.

Les privations dont Loyola accablait son corps, donnèrent lieu à d'autres hallucinations : ainsi il raconte qu'un serpent de feu lui apparaissait au loin, se rapprochait de lui, charmait ses regards, puis le laissait plongé dans les ténèbres. Mais cette vision , déterminée par les jeûnes, les prières continuelles, la privation de sommeil, rentre dans celles qui sont produites par l'état de maladie, et n'implique aucunement la folie. Elle est une de ces mille épreuves par lesquelles le fidèle doit passer. Peut-être aussi est-ce un avertissement pour se mettre en garde contre des sacrifices au-dessus de l'humanité ! C'est alors qu'une longue série de scrupules , de tentations, de découragements, conduit Loyola aux portes du tombeau... Quand son corps débile ressuscita , pour ainsi dire , une révolution s'opéra en lui. A l'état d'accablement , de concentration, d'enfantement dans lequel son âme était plongée, succéda une clarté soudaine ; il aperçut dans tout son ensemble le plan de l'édifice le plus hardi que jamais homme ait conçu.

Les hallucinations de Loyola furent donc celles de son siècle ; ses souffrances leur donnèrent seulement plus d'intensité ; mais , à l'imitation de celles de beaucoup d'autres personnages célèbres, elles n'eurent aucune influence sur sa raison. Ce qui met ce fait hors de doute, c'est cette froideur de jugement chez un religieux dont la vie était si ascétique, c'est· cette habileté infinie qui se montre dans ses plans, dans ses écrits. Lorsqu'on suit pas à pas cette sublime intelligence venant s'asseoir, à 40 ans, sur les bancs du collége Montaigu, à Paris, pour apprendre le latin, on ne peut s'empêcher d'admirer cette force d'âme et cette invariable énergie morale.

Faut-il croire maintenant que la création de cet ordre qui donna un contre-poids au protestantisme, de cette milice inconnue, mêlée à toutes les classes, associée. à toutes les professions, à la fois religieuse et laïque, moins occupée de pratiques dévotes que des travaux vraiment utiles au catholicisme , ait jailli d'un cerveau malade? Tout au contraire, ne démontre-t-il pas jusqu'à l'évidence qu'il est né de l'attaque même du moine Augustin? L'histoire contient plus d'un exemple de cet antagonisme d'une puissance contre une autre puissance , d'une volonté qui se dévoue à renverser une autre volonté : l'histoire de Jeanne d'Arc en est un des plus curieux.

Jeanne d'Arc. — Le royaume de France va périr....... Charles VII est sur le point de céder Chinon , sa dernière place, à l'ennemi, lorsque, vers la fin de Février 1429, Jeanne d'Arc apparaît. Cette jeune fille accomplit ce que n'avaient pu faire les plus vaillants guerriers ; elle ranime le courage des soldats près de subir entièrement le joug de l'étranger, et le roi de France reçoit la couronne de ses mains.

Jeanne d'Arc était une simple paysanne, sans éducation, mais innocente et vertueuse. Dès sa plus tendre enfance, elle avait montré une timidité sans exemple, et fuyait le plaisir pour se livrer tout entière à Dieu : mais en même temps elle s'exerçait, disait-on, à manier les chevaux, et l'on remarquait déjà en elle l'ardeur martiale qui devait signaler la libératrice des Français. A l'âge de 16 ans, la terreur continuelle des Anglais et des Bourguignons, qui ravageaient les pays environnants, exalta son imagination : elle eut des visions. Vers l'heure de midi, elle vit un jour, dans le jardin de son père, l'archange Michel, l'ange Gabriel, Ste Catherine et Ste Marguerite, resplendissants de lumière. Ces Saints, depuis, la guidèrent dans ses actions. Les *voix* (car elle s'exprime ainsi) lui ordonnèrent d'aller en aide au roi de France, et de faire lever le siége d'Orléans. Malgré les avis contraires, elle obéit aux *voix*, et se rendit d'abord à Vaucouleurs. Jean de Metz, frappé de ce qu'elle lui dit, se chargea de la présenter au roi.

Ils arrivèrent tous deux, le 24 Février 1429, à Chinon, où Charles tenait sa petite cour. Jeanne s'agenouilla devant lui. — Je ne suis pas le roi, lui dit-il, pour l'éprouver ; le voici, ajouta-t-il, en lui montrant un seigneur de sa suite. — Gentil prince, répliqua la jeune vierge, c'est vous et non un autre. Je suis envoyée de la part de Dieu pour prêter secours à vous et à votre royaume ; et vous mande, le roi des cieux, par moi, que vous serez sauvé, et couronné en la ville de Reims, et serez lieutenant du roi des cieux, qui est le vrai roi de France.

Charles, surpris, tira Jeanne à l'écart ; et, après un court entretien, il déclara qu'elle lui avait dit des choses si secrètes, que nul ne pouvait le savoir que Dieu et lui ;

ce qui attira sur-le-champ, à la mystérieuse jeune fille, la confiance de la cour. Cependant un doute restait à éclaircir : c'était de savoir si elle était pure ; ce qui fut reconnu ; si elle était inspirée du ciel ou de l'enfer ; ce qui sembla devoir être interprété en faveur du ciel.

Après plusieurs consultations, on lui donna des chevaux et des hommes ; on l'arma d'une épée que, sur sa révélation, on trouva enterrée dans l'église de Ste-Catherine de Fierbois. Elle se rendit aussitôt sous les murs d'Orléans, et combattit, dès le premier jour, avec un courage qui éclipsa celui des plus grands capitaines. Elle chassa les Anglais d'Orléans, fit ensuite, selon l'ordre qu'elle avait reçu, sacrer son roi à Reims, lui rendit Troyes, Châlons, Auxerre et la plus grande partie de son royaume. Après quoi elle voulut se retirer, disant formellement que sa mission était accomplie. Mais elle avait donné trop de preuves de sa vaillance, et l'armée avait trop de confiance en elle pour qu'on voulût sitôt lui accorder sa liberté. Ce fut la cause de ses malheurs ; elle les prévit, les annonça en pleurant ; et bientôt, s'étant jetée dans Compiègne pour défendre cette place contre le duc de Bourgogne, elle fut prise par un gentilhomme picard, qui la vendit à Jean de Luxembourg, lequel la revendit aux Anglais.

Pour se venger de ce qu'elle les avait trop souvent vaincus, ceux-ci l'accusèrent d'avoir employé les sortiléges et la magie à ses triomphes. On la traduisit devant un tribunal corrompu, qui la déclara fanatique et sorcière. Ce procès serait ridicule s'il n'était atroce. Ce qu'il y a de plus horrible, c'est que l'ingrat monarque qui lui devait sa couronne l'abandonna ; il crut n'avoir plus besoin d'elle. (*Légendes de l'Histoire de France.*)

Les hallucinations de Jeanne d'Arc sont si évidentes,
qu'aucun doute n'est permis à cet égard ; il suffit, du
reste, de lire ses propres déclarations devant les juges,
pour en être convaincu. Mais cela seul permet-il de faire
de l'héroïque vierge une aliénée, comme l'ont prétendu
quelques auteurs ? Je ne le pense pas. Qu'on examine
toute savie, si courte et si belle ; qu'on étudie chacune
de ses actions, de ses paroles ; qu'on considère sa modestie, sa vertu, son courage, sa simplicité, et, au lieu
de flétrir son front du sceau de la folie, on l'entourera de
l'auréole de gloire et d'admiration. L'exaltation des sentiments patriotiques et religieux est la seule cause de ses
hallucinations ; elle se croyait inspirée de lumières surnaturelles : c'est la conséquence inévitable dès croyances
d'alors. Si le phénomène d'hallucination, d'hallucination
pure, et surtout d'hallucination qui prend sa source, non
dans l'organisation morbide de l'individu, mais dans les
croyances généralement acceptées ; si le phénomène d'hallucination, dis-je, suffisait pour établir la folie, il faudrait
admettre que les plus beaux principes de morale, de religion, de tout ce qui est le plus respectable et le plus respecté
dans le monde, soient éclos dans les cerveaux malades,
car peu d'hommes les plus célèbres de l'histoire ont été
complètement à l'abri de ce phénomène. La dignité du
genre humain repousse une pareille doctrine ; la raison,
au contraire, réclame tous ces personnages pour lesquels .
l'équitable postérité a commencé depuis long-temps.

La coexistence des hallucinations avec la raison doit
donc être un fait admis, accepté comme la seule explication possible, inévitable des hallucinations sociales,
tout aussi bien que des hallucinations des personnages
célèbres de l'histoire. Mais, pour ne pas laisser subsister

le moindre doute à cet égard , et surtout pour mieux faire ressortir la vérité, la *légitimité* de cette conlusion , je veux citer l'exemple de Durer , peintre , qui a eu des hallucinations, et qui , malgré elles, ou plutôt à cause d'elles , a laissé des chefs-d'œuvre qu'on admire et qu'on admirera toujours.

Durer (Albert), peintre illustre, rêvait quelque nouveau chef-d'œuvre ; il voulait se surpasser lui-même, mais le génie de l'homme a ses limites que jamais il ne peut franchir sans se perdre dans les abîmes du monde intellectuel. Pendant une belle nuit d'été, Albert avait commencé et recommencé l'esquisse des quatre Évangélistes. Il voulait retracer les traits des hommes inspirés qui furent trouvés dignes de devenir les historiens de l'Homme-Dieu. Mais rien de ce que sa main produisait ne rendait à son gré les traits qui se peignaient dans son âme. Comme nous parlons dans la musique une langue inconnue dont nous ne comprenons pas le sens , et dont nous ressentons néanmoins fortement les effets, de même nous possédons en nous un savoir que nous ne saurions rendre par des mots ; nous portons dans notre âme des images que nos mains souvent ne peuvent traduire matériellement. Las, épuisé par ce combat entre ses forces intellectuelles et ses forces matérielles , Albert jette son pinceau , ouvre la fenêtre et cherche à retremper son âme dans la contemplation de la nature. C'était à Nuremberg.

La nuit était superbe, la lune éclairait de sa magique lumière les églises de Sᵗ-Sébald et de Sᵗ-Laurent, ainsi que d'autres grands œuvres d'architecture qui se présentaient aux yeux de l'artiste. Des milliers d'étoiles brillaient à la voûte céleste au-dessus de cette ville silencieuse et de ses rues désertes. Dieu , s'écria Albert , a permis à des hommes de transformer ici des débris de rochers en bâtiments magnifiques, pleins d'harmonie dans leur ensemble et dans toutes leurs parties, élevant majestueusement leurs tours vers le ciel ; et il ne me permettrait pas à moi de rendre sur la toile et en son honneur les portraits de ses saints envoyés, portraits que cependant je porte dans mon âme !... Albert se sent profondément ému, rapproché de la divinité ; ses mains se rejoignent pour prier, son âme adore.... En ce moment, l'église de St-Sebald se colore de feu et de flamme ; des nuages bleus forment le fond sur lequel se dessinent les figures imposantes des quatre Évangélistes. Oh ! voilà, voilà, dit-il, les traits que j'ai en vain cherché à retracer, qui échappaient à mon art débile ! Il croit entendre les sons ravissants de l'harmonie des sphères ; il se voit entouré d'anges et de célestes esprits. Un d'eux lui présente sa toile abandonnée; l'autre ses pinceaux. Albert les saisit, travaille avec une ardeur surhumaine, bientôt l'esquisse est terminée. Il ne sera pas difficile au grand artiste d'achever dignement son œuvre.... Enfin, la vision disparaît ; il se retrouve dans sa chambre solitaire, rafraîchie par l'air vif et pur de l'aurore. Il fixe ses regards sur son travail ; il prévoit que ses quatre Évangélistes seront ce qu'il a voulu qu'ils fussent, un chef-d'œuvre. Un pressentiment lui dit qu'il a travaillé pour la postérité, pour les siècles futurs. Il termine par des actions de grâces la séance qu'il avait commencée par une prière d'invocation.

Durer *croyait* et *voyait*. Voilà pourquoi il sut créer des chefs-d'œuvre d'une si pure spiritualité. Beaucoup de ceux qui voulurent marcher sur ses traces échouèrent souvent, non parce que le talent leur manquait, mais parce qu'ils n'avaient point sa foi naïve et inébranlable.

Le ciel et ses merveilles restèrent cachés pour eux derrière les sombres nuages du monde matériel. (*Nouv. revue de Bruxelles* ; Fév. 1844.)

Examinons ce fait avec soin , recherchons-en la cause et les effets, et voyons si son analyse ne nous permettra pas de comprendre et d'expliquer les hallucinations des personnages célèbres dont nous venons de rapporter quelques exemples.

Durer commence et recommence l'esquisse de son tableau sans pouvoir le rendre tel qu'il l'a conçu ; il cherche à peindre les traits de quatre Évangélistes tels que son esprit les lui représente ; mais son pinceau ne peut les reproduire. Il persiste, essaie, recommence ; vains efforts ! Sa main ne sait pas rendre les images qui se peignent dans son âme. Il abandonne son travail ; mais sa préoccupation est toujours la même ; ses pensées , élevées à la plus haute puissance, sont toujours dirigées avec une concentration exclusive vers le même but. Enfin , son cerveau fermente et s'enflamme ; ses actes représentatifs passent de l'idée à la sensation : *il voit sa pensée*. Tout à l'heure , les images n'étaient que spirituelles ; l'esprit s'illumine , et les figures imposantes des quatre Évangélistes apparaissent : il *voit* ce qu'il voulait peindre , et sa tâche devient facile....... Ainsi , préoccupation exclusive , tension de l'esprit, concentration des idées , voilà les causes ; transformation des idées en sensations , hallucinations , voilà les effets. La liaison est ici parfaite, intime, comme elle l'est toujours entre la cause et l'effet ; la cause est active , l'effet est instantané : c'est la marche ordinaire d'un grand nombre d'opérations intellectuelles.

N'est-ce pas là la cause , le mode de production , le mécanisme et les effets de toutes les hallucinations qu'ont éprouvés les grands personnages de l'histoire ? Qu'on change la nature de la préoccupation , de la tension de l'esprit ; qu'on substitue un autre but sur lequel les pensées se concentrent exclusivement; qu'on se reporte aux siècles de rénovation sociale et de plus grande ferveur religieuse ; qu'on étudie un de ces épisodes où les guerres et les invasions désolent le monde , et l'on verra que les individus qui représentaient avec le plus de supériorité les idées et les besoins de ces siècles, avaient éprouvé ce phénomène de la même manière que l'illustre peintre dont nous venons de rapporter la vision. Les hallucinations de Mahomet, de Luther , de Loyola , de Jeanne d'Arc , aussi bien que celles de Socrate, de Pythagore , de Numa et de tant d'autres personnages célèbres de l'histoire , ne reconnaissent pas d'autre cause que la concentration exclusive de toutes leurs pensées sur le résultat qu'ils cherchaient à obtenir. Les uns , en effet, prêtant leurs propres pensées à des êtres surnaturels dont l'intervention leur était garantie par l'histoire même de leur religion, les révélaient au peuple comme de simples communications : ils se croyaient inspirés ; les autres, rapportant à l'influence directe de la divinité ou d'un être surnaturel leurs propres méditations qui prenaient un corps *aux yeux de leur esprit*, trouvaient, en dehors du monde visible, un encouragement dans leurs projets, et une réalisation *matérielle* de leurs espérances : ils avaient des hallucinations..... ; ils *voyaient*, *entendaient*, *touchaient* leur propre pensée , s'il est permis de s'exprimer ainsi. On comprend l'influence que ces phénomènes devaient exercer dans les siècles où les manifestations surnaturelles étaient la base de toutes les croyances ; on comprend l'ardeur, la persistance , la conviction de tous ces

personnages qui , éprouvant ces phénomènes, se trouvaient à leurs propres yeux dans une position exception-
nelle ; on comprend aussi combien leurs effets , associés
aux conceptions les plus sublimes du génie , ont dû influer sur la destinée des peuples.

L'accusation de mensonge , de fourberie ou de folie ,
lancée sur des hommes que leur haute intelligence a de
tout temps recommandés à l'admiration des nations, sur
le sort desquelles ils ont puissamment réagi , ne saurait
être admise. L'étude des hallucinations le prouve d'une
manière incontestable. Ces personnages, en effet, avaient
des convictions si profondes , des croyances si ardentes ,
un amour si extrême de l'humanité, que leurs pensées ,
que leurs désirs , partagés par tous , devenaient une
réalité , prenaient une forme matérielle , présentaient
tous les caractères de l'actualité, comme pour les affermir
dans leurs desseins et leur foi. S'il y a eu des hommes qui,
dupes de leur imagination , ont voulu imposer leurs rêveries aux autres , ils étaient comme le sont aujourd'hui
encore ces hommes superstitieux dont les croyances font
sourire , mais que personne ne saurait regarder comme
aliénés. S'il y en a eu qui abusaient les autres sans s'abuser
eux-mêmes , ils n'étaient pas fous , mais imposteurs que
l'histoire , la religion et la morale ont justement flétris.
Quelle comparaison, du reste, peut-on établir entre ces
hommes illustres, gloire des nations , qui, hallucinés ,
si l'on veut, mais dont les hallucinations n'étaient que la
conséquence du temps, des convictions et des croyances,
et les hallucinés de notre siècle ? Les uns représentaient
des idées utiles , nécessaires ; ils se distinguaient par les
entreprises qui attestaient le développement des plus
hautes facultés de l'esprit humain, par les projets conçus,

suivis et exécutés avec toute la puissance du génie ; les autres se distinguent par leurs idées sans enchaînement, leurs projets sans but et sans avenir, par leurs entreprises et leurs actions qui, au lieu d'être l'expression d'une idée, d'un besoin social, ne sont que des missions sans utilité, et toujours frappées au coin de la folie. On peut appeler les hallucinations des uns, *hallucinations de la raison;* comme on doit appeler les hallucinations des autres, *hallucinations de la folie.*

Tout le monde sait que les anciens, même parmi les plus illustres, ont partagé toutes les erreurs de leur siècle, ont subi toutes les fausses croyances qui ont régné parmi les hommes ; tout le monde sait aussi qu'ils ont mal expliqué beaucoup de phénomènes, ou plutôt que, ne pouvant les expliquer, ils les ont rapportés, à tort, au surnaturel. Mais s'ensuit-il de là qu'on doive taxer de folie toutes les générations qui nous ont précédés ? Quoi qu'en disent quelques auteurs, je crois que tous ceux qui voudront examiner cette question sans aucune idée préconçue, conviendront qu'une erreur de l'esprit humain ne saurait être une maladie. M. Leuret, en parlant des anciens visionnaires, émet une opinion qui ne saurait être partagée ; il arrive à une conclusion qui, si elle était vraie, serait une des plus cruelles déceptions que puisse subir l'humanité tout entière ; car il faudrait admettre que les hommes les plus célèbres de l'histoire étaient des fous hallucinés. Il dit : « il faut distinguer ici ceux qui avaient des visions, de ceux qui ajoutaient foi aux visions. Pour ces derniers, ils étaient dans l'erreur, et seulement dans l'erreur : je me hâte d'en convenir. Quant à ceux qui avaient des visions, ils se trompaient comme les premiers ; mais, de plus, ils étaient fous, parce qu'ils avaient en eux-mêmes une cause invincible d'erreur; ils éprouvaient des phénomènes insolites qui en faisaient des intelligences à part, en dehors des règles ordinaires, ou plutôt sans règle, vivant dans un monde fantastique, et n'en pouvant pas être tirés par le raisonnement. L'état de l'esprit humain, chez nos aïeux, concourait sans doute puissamment à la production si fréquente des visions ; mais pour dépendre d'une cause générale, une maladie ne cesse pas pour cela d'être une maladie, et comme il n'y a pas de différence essentielle entre les visionnaires d'autrefois et ceux d'aujourd'hui, *les uns et les autres doivent être mis au rang des aliénés.....* » (*Loc. cit*, p. 254.)

La distinction établie par M. Leuret, entre ceux qui avaient des visions et ceux qui ajoutaient foi aux visions, serait juste si elle s'appliquait exclusivement aux hallucinés d'aujourd'hui ; mais elle me paraît erronée en tant qu'elle s'adresse aux hallucinés des siècles qui ont précédé le nôtre. Je crois avoir suffisamment insisté sur le caractère particulier des hallucinations éprouvées par les personnages célèbres de l'histoire ; je crois avoir suffisamment démontré leurs causes, leurs effets, et surtout les différences qui les distinguent des hallucinations d'aujourd'hui, pour ne pas avoir besoin d'y revenir : l'existence des hallucinations compatibles avec la raison est un fait acquis à la science.

On accuse les anciens d'avoir partagé toutes les erreurs, de s'être trompés sur beaucoup de phénomènes, d'avoir mal expliqué les choses, etc. Mais pouvait-il en être autrement ? Où en était la science pour les aider ? Ce n'est que peu à peu que l'esprit humain est arrivé de plus en plus près de la connaissance réelle des choses ; ce n'est que par une élimination continuelle, où les con-

ceptions de plus en plus nettes remplacent les conceptions anciennes , qu'on est arrivé enfin aux connaissances actuelles. Il faut donc être un peu plus équitable
dans le jugement que nous portons sur les anciens ; il
faut se rappeler toujours que nos idées , dont nous sommes
si fiers , sont filles de leurs idées ; que nos connaissances ,
dont nous sommes si orgueilleux, ont leur raison d'être
dans les connaissances qui nous ont été transmises. Du
reste, pour rendre ici toute ma pensée , je ne saurais
mieux faire que de transcrire un passage , aussi fortement
pensé que bien écrit , d'un savant que j'ai eu l'occasion
de citer plusieurs fois dans le cours de ce travail.

Dans le fait , dit M. E. Littré, les choses n'ont pas
pu marcher autrement : l'étude mentale de l'homme le
démontre. La conception primitive la plus grossière et
la plus erronée n'est cependant , en définitive , que l'application des mêmes facultés qui aujourd'hui donnent
des résultats approchant beaucoup plus de la réalité.
Attribuer au fétiche les biens ou les maux, penser qu'un
génie préside au cours des astres , croire que le soleil
se repose la nuit dans le sein de l'onde, ou s'imaginer
enfin que les formes apparaissant devant le cerveau troublé
sont des êtres réels , qu'était-ce autre chose que faire sur
tout cela une première hypothèse , un premier essai
d'explication , et justement celui qui se présentait tout
naturellement? Ces hypothèses primordiales, au fur et à
mesure que l'expérience et la réflexion en eurent démontré
l'insuffisance , furent abandonnées et successivement remplacées par des hypothèses mieux appropriées. Au reste ,
cette primitive erreur de l'esprit humain était d'autant
plus inévitable, que, dans la nature, beaucoup de choses
se montrent sous un véritable mirage, c'est-à-dire tout

autrement qu'elles ne sont. La terre paraît immobile, et cependant elle se meut à la fois en deux sens avec une rapidité inouïe; le soleil est immense, et on le voit petit; les étoiles sont fixes, et, pour notre œil, elles font en vingt-quatre heures le tour de la terre; des objets frappent notre vue, des voix sont entendues, et cependant rien de réel n'existe : ce n'est qu'une hallucination. Que de sujets d'erreurs pour le monde ancien! Que de rectifications à faire dans le cours des âges!

Telle est la marche de l'histoire. Plus les sociétés se cultivent, plus elles se dépouillent de fausses notions, et plus ce point de vue général se rectifie. L'agent le plus actif de ces transformations est la science. Elle seule substitue des conceptions positives aux conceptions hypothétiques, mais non arbitraires, qui ont été l'œuvre des hommes anciens et la préparation des progrès ultérieurs. Prendre les phénomènes apparents pour les phénomènes réels a été la première ébauche scientifique, ébauche de même ordre que les travaux les plus compliqués qui ont signalé le cours des siècles; et le même esprit qui fut capable, par son essor primitif et spontané, d'en tracer les linéaments, était dès lors implicitement capable de toutes les grandes choses qui devaient se produire. Entre l'humble idée du sauvage qui personnifie quoi que ce soit en son fétiche, et qui déjà raisonne sur la cause des choses, et les Aristote, les Descartes et les Newton, il y a une chaîne non interrompue d'effets et de traditions qui lie les uns aux autres. A mesure qu'on étudie davantage l'humanité, on voit que ses racines s'enfoncent comme dans un sol, au sein de toutes les conditions qui règlent le phénomène de la vie sur notre planète.

Grand fut le service, on le sait, que rendit l'astronomie

aux notions positives, quand elle découvrit le véritable système du monde. La baguette d'un magicien n'aurait pas mieux opéré ; le changement de décoration se fit à vue, et la terre immobile commença de se mouvoir avec une prodigieuse vitesse, sinon aux yeux du corps, du moins à ceux de l'intelligence.

Grand aussi est le service rendu par la physiologie, quand, mettant à profit sa connaissance des hallucinations, elle les a montrées méconnues dans l'histoire, et prises pour des preuves irréfragables du surnaturel. Dès lors toutes les visions et apparitions ont été expliquées, et un long trait de lumière s'est étendu sur les âges antérieurs.

§ II. — *Des hallucinations au point de vue de la médecine légale.*

L'influence que les hallucinations exerçaient dans les siècles qui ont précédé le nôtre est aujourd'hui près de s'éteindre. Ce résultat est dû à la science, qui, surmontant tous les préjugés, tous les obstacles, est parvenue enfin à expliquer tout ce qu'il paraissait y avoir d'extraordinaire et d'incompréhensible. Il y avait des époques, on le sait, où ces phénomènes, mal connus, avaient un pouvoir immense sur les déterminations et les actes des hommes ; mais, dans ces temps-là, on le sait aussi, ils pouvaient être compatibles avec la raison, car ils étaient en harmonie parfaite avec les croyances d'alors : de nos jours, il ne saurait plus en être de même. Les hallucinations, en effet, parfaitement connues et décrites, ne peuvent avoir d'influence sur les déterminations et les actes des hommes que dans le cas où leur raison aura subi une grave atteinte. Les hallucinations compatibles avec la raison, les hallucinations *reconnues* aussi bien que *non reconnues*, n'ont aucune influence sur les déterminations de ceux dont la raison est saine : leurs discours, leurs actes, leur conduite, ne s'écartent point de la vie commune ; tandis que les hallucinations, soit primitives qui ont ébranlé la raison par leur répétition ou leur persistance, soit consécutives qui se manifestent à la suite d'un trouble grave de l'intelligence, aussi bien que celles qui éclatent en même temps que le délire, peuvent avoir, au contraire, une influence très-fâcheuse sur les déterminations et les actes de l'individu qui les éprouve, tout autant pour lui-même que pour les autres. C'est sous ce point de vue que je vais les examiner.

L'étude des hallucinations nous fait comprendre beaucoup de déterminations, de singularités dans les discours et les actions, de crimes même, inexplicables par le caractère, les habitudes, les mœurs des personnes ; elle nous fait connaître le mobile, la cause d'une foule d'actes incompréhensibles, dangereux, qui peuvent avoir les suites les plus fâcheuses. Tous les ans la police arrête, sur les rues ou dans les promenades publiques, des individus qui ont provoqué en duel ou vivement apostrophé des personnes qui leur étaient étrangères, et qu'ils accusent de leur avoir manqué. De prime-abord, les motifs de ces agressions sont difficiles à comprendre ; mais en interrogeant avec soin ces individus, en recherchant la cause de leurs actes, on acquiert la certitude que, bien souvent, toutes ces déterminations se lient à des sensations maladives : ils ont injurié ou provoqué les personnes qui leur étaient inconnues, parce qu'ils étaient trompés par les illusions des sens, parce qu'ils retrouvaient en elles la création de leur délire, parce qu'ils prenaient les paroles inoffensives, qui ne s'adressaient même pas à eux, pour des injures, pour des complots contre leur vie, etc. Il y en a d'autres qui se livrent au vagabondage, qui volent, incendient, assassinent, se suicident, rien que pour obéir à des hallucinations auxquelles il leur est impossible de résister. Ravaillac, qui assassina le meilleur des rois, sentait des puanteurs de feu et de soufre s'exhaler de ses pieds ; il voyait des corps voltiger sur sa figure, des hosties voler dans l'air et venir se placer des deux côtés de son visage ; il lui semblait aussi que sa voix résonnait comme une trompette. Un jour il crut apercevoir une tête de mort sur une statue : ayant prié un peintre de la dessiner, il la trouva chez lui ; dès lors, il fut persuadé qu'Henri IV était damné, et qu'il fallait le faire périr. (Bazin, *Histoire du règne de Louis XIII.*) La destinée de l'halluciné est donc bien triste, comme on le voit ; sa liberté est un danger pour lui et pour les autres. Trompé à chaque instant par de fausses sensations, il commet les actions les plus dangereuses, les plus graves. Si, par une illusion de la vue, la figure d'un inconnu devient pour lui l'image de son persécuteur, il lui dit des injures pour se venger de ses prétendus griefs ; s'il éprouve une hallucination de l'ouïe, s'il entend une voix qui crie sans cesse à son oreille : « *tue-le ! tue-le !...* », il la prend pour un ordre suprême, il ne peut y résister....., et il immole à sa rage furieuse l'être le plus cher à son cœur. Fatale destinée qui, tôt ou tard, conduit le malheureux à l'hôpital ou à la prison, son dernier refuge ! C'est le sort de l'halluciné ; car, s'il commet une action répréhensible, il est regardé comme coupable s'il ne passe pas pour fou.

On comprend facilement, d'après ce que je viens de

dire, toute l'importance de l'étude des hallucinations au point de vue de la médecine légale. De graves questions s'y rattachent, en effet, tout autant en ce qui intéresse l'halluciné lui-même et sa famille, que la société tout entière: c'est sous ces deux rapports que je vais les examiner, tout en recherchant les caractères propres à faire distinguer les hallucinations *réelles* des hallucinations qui pourraient être *simulées* dans le but d'excuse là où la haine et la vengeance sont le seul mobile du crime.

Ivresse. — Les hallucinations, et surtout les illusions des sens, accompagnent très-souvent l'ivresse, et peuvent, dans quelques cas, être cause de déterminations et d'actes d'une haute gravité, soit pour l'individu ivre, soit pour les personnes qui l'entourent. Il y a des individus d'un caractère très-doux qui deviennent querelleurs, méchants, intraitables, aussitôt qu'ils s'enivrent; il y en a même qui, sans aucune raison, sans motif, attaquent et blessent les personnes qui leur sont inconnues, soit qu'ils les confondent avec d'autres, soit qu'ils les prennent pour des monstres, des spectres, etc.... Tout le monde connaît les exemples de ce genre; tout le monde sait aussi qu'il se commet, dans cet état, beaucoup d'actions qui sont sévèrement réprimées. Il est donc d'une haute importance d'examiner la question suivante : l'ivresse et les illusions qui l'accompagnent peuvent-elles servir d'excuse que le juge puisse admettre ? Dans la loi romaine, l'ivresse était un motif d'excuse : *per vinum, etc., capitalis pœna remittenda est.* (*De re militari*, liv. VI, § 7.) Les lois françaises ne font point mention de l'ivresse, soit comme motif d'excuse pour les délits et les crimes, soit comme cause de rescision de conventions. La jurisprudence des cours et des tribunaux n'est pas moins sévère. Le 15 Octobre

1807, la cour d'assises du département du Cher ayant posé une question relative à l'ivresse, proposée par l'accusé, la cour de cassation improuva cette manière de voir, « attendu que l'ivresse étant un fait volontaire et répréhensible, ne peut jamais constituer une excuse que la loi et la morale permettent d'accueillir. » (Sirey, *rec. des lois et des arr.*, 2ᵉ part., p. 26, 1808.) On comprend bien qu'il ne saurait en être de même, s'il était prouvé qu'une personne a été enivrée presque à son insu, si l'ivresse a été l'effet du dol ou de la fraude. Dans ce cas, si l'excuse n'était pas admise, les juges, pour être équitables, doivent au moins user de beaucoup d'indulgence dans l'application de la peine, pour tous les crimes et délits commis en cet état.

Delirium tremens. — L'abus prolongé de boissons alcooliques et fermentées, ainsi que de préparations opiacées, peut amener, comme on le sait, des lésions graves dans les fonctions de l'intelligence et du mouvement, qu'on nomme *delirium tremens*. Cette maladie, comme nous l'avons vu autre part (p. 125 et suiv.), est presque toujours compliquée d'hallucinations ou d'illusions, ou, pour mieux dire, les hallucinations et les illusions sont un des principaux phénomènes de ce délire. De nombreux exemples rapportés par les auteurs qui se sont occupés de cette variété de folie, nous font voir que l'influence que ces phénomènes exercent sur les déterminations et les actes de ces malades est une des plus funestes : beaucoup de suicides, de coups et blessures, de meurtres même, ont été le résultat de ces hallucinations ou illusions des sens.

Obs. 65. — Un marin, adonné depuis long-temps à la boisson, tomba dans un délire si furieux, qu'on ne put le garder à bord. Il fut envoyé à l'hôpital de Hull. Quelques jours après son admission, le malade sauta par une fenêtre, croyant, ainsi qu'il l'a dit depuis, que le diable voulait s'emparer de lui ; il pensait lui échapper, s'il parvenait seulement à quitter l'hôpital. « Pendant quelque temps, je me sentis libre, disait le malade, quand enfin j'entendis le diable me suivre dans la ville,. partout où je portais mes pas. Je crus pouvoir l'éviter, si je parvenais à sauter à bord d'un vaisseau qui était à portée du quai ; mais, à peine à bord, je me persuadai que le diable grattait le fond du vaisseau, et j'espérai me sauver en gagnant la terre et en me coupant la gorge. J'empruntai le couteau d'un marin qui se trouvait sur mon passage, et je me coupai le cou. » Mais, comme cela arrive dans beaucoup de cas, le pharynx fut blessé sans que les artères carotides fussent lésées. Le malade guérit. (Ellis, *loc. cit.*, p. 244.)

Supposons, pour un moment, que cet individu, au lieu de se couper la gorge, eût enfoncé le couteau dans le cœur de la première personne qui se trouvait sur son chemin (on trouve plusieurs exemples de ce genre dans les Traités de médecine légale); cet individu aurait-il pu être condamné comme meurtrier? Je ne le pense pas. Cet homme était en délire, et, dans cet état, on n'aurait pu lui appliquer que la loi relative aux aliénés. Dans le cas contraire, ce serait le punir de l'ivrognerie qui a précédé, occasionné la maladie, et ce serait injuste ; car, ne sait-on pas que l'ivresse, chez les personnes ordinairement sobres, est un des premiers symptômes, un des premiers effets de la folie à son début? L'ivresse, dans ce cas, n'est pas volontaire ; elle est le résultat de la maladie. Aussi, les actes et les déterminations qui sont l'effet consécutif de cette ivresse, doivent être assimilés, ce me semble, au criminel comme au civil, aux actes et aux déterminations des aliénés.

SOMMEIL. — Les hallucinations et les illusions du sommeil peuvent donner lieu, comme le prouvent plusieurs observations publiées par les médecins-légistes, à des actions d'une très-haute gravité.

OBS. 66. — Hoffbauer cite l'exemple d'un homme qui, s'éveillant en sursaut à minuit, croit, dans le premier instant, voir un fantôme épouvantable debout auprès de lui. Il crie deux fois, d'une voix peu assurée : qui va-là ? Point de réponse. Le fantôme semble s'avancer vers lui. Ne se possédant plus, il s'élance hors de son lit, saisit une hache qu'il avait d'ordinaire auprès de lui, et immole, avec cette arme, sa femme qu'il prenait pour un spectre. Le bruit que fait cette infortunée en tombant, et un gémissement sourd qu'elle fait entendre, éveillent tout-à-fait l'auteur de l'homicide, qui reconnaît alors son malheur, et est saisi d'un désespoir profond. Cet homme, dit Hoffbauer, ne jouissait point du libre usage de ses sens au moment de l'action, et ne pouvait en être responsable. (*Méd. lég.*, trad. par Chambeyron, p. 55 et 205.)

Il y a des hallucinations qui commencent dans le sommeil, et qui, se reproduisant plusieurs nuits consécutives, finissent par être acceptées comme des réalités pendant le jour, et, comme telles, entraîner à des actes de la plus haute gravité. Les hallucinations déterminées par le cauchemar, surtout celles qui sont les avant-coureurs de l'aliénation mentale, peuvent aussi rester profondément gravées dans la mémoire, éveiller le délire, et, par suite, influer d'une manière fâcheuse sur la conduite. En étudiant ces hallucinations, j'ai rapporté (pag. 103 et suivantes) quelques observations de ce genre. M. de Boismont cite l'exemple de la veuve Schoul....., qui entend pendant trois nuits une voix qui lui dit : *tue la fille!* Elle résiste d'abord et chasse ces pensées en s'éveillant ; mais l'idée ne tarde pas à devenir fixe, elle ne disparaît plus avec la veille, et, quelques jours après, la malheureuse mère immole son enfant. (*Loc. cit.*, pag. 234.)

Ces individus sont-ils moralement responsables de leurs actes ? Jouissaient-ils du libre usage de leurs sens au moment de l'action ? Telles sont les questions qui peuvent, dans quelques cas, être soumises à l'appréciation du médecin-légiste.

Nous savons bien que les hallucinations du sommeil ne sauraient avoir aucune influence fâcheuse sur la conduite de ceux dont l'esprit est parfaitement sain. Mais, si l'individu incriminé est ordinairement sujet au cauchemar, aux rêves pénibles, aux réveils en sursaut ; si son tempérament est éminemment nerveux, ou bien s'il est affecté de quelque névrose ; si son intérêt personnel, la cupidité ou la vengeance ne sont point en jeu (1) ; et surtout s'il a donné quelques signes de l'aliénation mentale, il doit être excusé ; car, d'après les observations concluantes, il est démontré : 1° que, chez les uns, les hallucinations du sommeil ainsi que celles du cauchemar peuvent produire, dans le premier moment du réveil, un léger trouble de

---

(1) On conçoit que, pour qu'une excuse fût admissible, il faudrait, comme l'observe **M.** Orfila, qu'il y eût absence complète de motif intéressé ou de passion criminelle ; car il n'y a aucun moyen de constater la réalité d'un pareil état des facultés mentales, à moins qu'il ne soit répété plusieurs fois. (*Traité de méd. lég.*, t. I, p. 562.)

l'intelligence, pendant lequel on est souvent en suspens sur leur réalité ; 2° que, chez les autres, elles peuvent rester profondément gravées dans la mémoire, entretenir le délire, et influer d'une manière fâcheuse sur la conduite.

Somnambulisme. — Ce que je viens de dire des hallucinations et des illusions du sommeil s'applique également au somnambulisme.

Le somnambule, quoique profondément endormi, exécute tous les actes de la vie sous l'empire de celles de ses idée squi sont éveillées, et des émotions qui se lient à ces idées. Lorsque les actes auxquels il se livre sont accompagnés de danger, il n'en a pas conscience. C'est ainsi qu'il gravit sur des toits, qu'il traverse des endroits périlleux, ce qu'il ne ferait pas pendant la veille, uniquement à cause de la connaissance du danger. Il voit, il entend ; mais il ne voit, il n'entend que ce qui se rapporte aux idées qui l'occupent : au réveil, il ne conserve aucun souvenir de ce qu'il a senti et fait pendant son sommeil (1).

---

(1) Voici un cas singulier de somnambulisme. Il a été rapporté par le journal italien *Il Progresso*.

Le 27 Février 1844, le professeur Pietro Vannoni reçut le billet suivant : « Venez chez moi pour visiter ma femme qui est ou malade ou enceinte..... A. de B..... » Le professeur s'étant rendu à cette invitation, vit une femme de 22 ans, pleine de santé, mais plongée dans une tristesse qui s'accrut encore lorsque M. Vannoni lui eut appris qu'elle était enceinte. Le mari se borna à dire froidement : « Ayez soin de cette malheureuse. »

Quelques jours après, M. Vannoni reçut la visite de cette dame, qui lui dit que son mari, tout en l'aimant beaucoup, niait obstinément qu'elle eût pu devenir enceinte, puisqu'il jurait n'avoir pas cohabité avec elle depuis cinq mois. Mon mari, ajoutait-elle, qui m'aime tant pendant le jour, est bien différent la nuit, lorsqu'il passe de sa chambre dans la mienne. — Ces dernières paroles firent penser au

Maintenant, je le demande, si un individu se trouvant dans

---

médecin que le mari pouvait bien être somnambule. Il fit part de ses doutes à Mme A..., et lui recommanda de bien étudier les circonstances dont s'accompagnaient les visites nocturnes de son mari. — Les renseignements que M. Vannoni obtint lui apprirent que M. A.. était réellement atteint de somnambulisme. Toutes les nuits, vers une heure du matin, ce phénomène se répétait : M. A... remplissait son devoir conjugal comme il le faisait avant de devenir somnambule ; mais il n'adressait la parole à sa femme qu'en l'absence de toute personne étrangère.

M. Vannoni, de concert avec la mère de Mme A...., sa femme et un ami intime de la famille, observa avec ce dernier les actes de somnambulisme du malade. Celui-ci, pendant la nuit du 15 Mars, sortit à l'heure habituelle de sa chambre, une lumière à la main, et passant devant eux, sans paraître les apercevoir, il s'achemina doucement vers le lit de sa femme qu'il embrassa. Nous nous retirâmes alors, dit M. Vannoni, dans une chambre voisine. Je fis fermer à clef la porte qui donnait dans la chambre de M. A..., et nous attendîmes qu'un coup de sonnette nous avertît de son départ. J'avais visité la chambre du malade peu après qu'il était entré dans celle de sa femme, et j'avais remarqué que la disposition du lit indiquait qu'il avait été occupé. Lorsque la sonnette nous avertit, nous nous interposâmes entre M. A... et la porte de sa chambre, et j'enlevai du flambeau la bougie qu'il rapportait. Cette action le rendit incertain : il s'arrêta, puis porta sa main sur son front en le serrant, et se dirigea de nouveau vers la porte de sa chambre qu'il tenta d'ouvrir ; ne pouvant y parvenir, il parut déconcerté, se retourna, et marcha en hésitant vers le canapé sur lequel son ami s'était assis ; le flambeau lui échappa alors des mains, et il tomba comme accablé sur le canapé. Il y resta presque immobile près d'un quart d'heure ; puis il fit des mouvements de bras sans but déterminé ; bientôt la respiration s'accéléra : le malade prononça des paroles interrompues et à voix basse, que son ami ne put entendre. Souvent il portait la main à son cœur, comme s'il y eût éprouvé de la douleur, puis à son front en se frottant avec force. Je voulus lui tâter le pouls ; mais à ce moment M. A... s'éveilla en prononçant le nom de Sophie, nom de sa femme. « Oui,

cet état, commet un assassinat, un vol, ou allume un incendie, etc., cet individu pourrait-il en être moralement
responsable? Je ne le crois pas. Pour agir librement,
volontairement, avec réflexion, il faut la jouissance actuelle de *toutes* les facultés; et il n'en est pas ainsi, on le
sait, dans le somnambulisme. Dans cet état, il n'y a que

---

lui dis-je, comme si j'eusse continué une conversation ; oui, vous
devez l'aimer cette bonne Sophie, qui a tant souffert, qui souffre
encore, et que vous seul pouvez guérir. » A ces mots, le somnambule s'élança vers sa femme qui était au lit, et s'écria en l'embras-
sant : « ma chère, que t'est-il arrivé, qu'est-il arrivé à ma Sophie,
professeur Vannoni? Et toi, mon ami, et vous, ma mère, que
faites-vous ici? — Tu te trompes, lui dit celle-ci, ce n'est pas pour
Sophie, mais bien pour toi que nous sommes ici. » Le somnambule, triste et confus, retourna vers le canapé, et se jeta dans les
bras de son ami en poussant un profond soupir.

M. Vannoni l'assura alors que lui seul était malade, et lui raconta tout ce qui était arrivé. Entendant raconter les efforts inutiles qu'il avait faits pour ouvrir la porte de sa chambre, le malade se la fit ouvrir immédiatement et se précipita dans sa chambre,
où il trouva son lit en désordre et ses effets disposés comme il a
été dit : « je suis donc en délire? s'écria-t-il alors. — Oui, lui répondit sèchement M. Vannoni : vous êtes somnambule. » Et comme
il restait pâle et interdit, M. Vannoni lui prit les mains et lui dit
en le ramenant vers le lit de sa femme : « vous voyez que vous
pouvez guérir, car vous avez été tout à l'heure ici avec votre
Sophie, pendant que nous étions dans votre chambre. » M. Vannoni termina en lui expliquant la cause de la grossesse de sa
femme.

M A... reprit dès lors ses anciennes habitudes de famille, et revint habiter la chambre de sa femme. M. Vannoni lui prescrivit
quelques doses de citrate de quinine, et les accès de somnambulisme ne se renouvelèrent plus. M. A... était devenu somnambule
dans le mois de Septembre, à la suite d'une violente émotion ; sa
femme mit au monde, dans le mois de Juin, un enfant mâle et
bien conformé.

quelques facultés en action , facultés qui correspondent uniquement aux idées qui sont éveillées , et aux émotions qui se lient à ces idées , mais dont l'exercice coïncide avec l'absence de toute spontanéité ; toutes les, autres facultés, et principalement la comparaison , le jugement, la *conscience*, en un mot. sont suspendues. Traiter cet individu comme un meurtrier, un voleur, un incendiaire, me paraît aussi juste, aussi raisonnable que d'appeler *suicide volontaire* la mort d'un somnambule tombé du haut des toits qu'il a gravis, sans avoir aucune connaissance du danger auquel il s'expose.

Voici un exemple remarquable de somnambulisme, qui prouve combien les suites de cet état pourraient être graves, s'il n'était parfaitement connu. Il a été rapporté par Brillat-Savarin :

Obs. 67. — Dom. Duhaget était d'une très-bonne famille de Gascogne , et avait servi avec distinction ; il avait été 20 ans capitaine d'infanterie ; il était chevalier de St-Louis.

« Nous avions , me disait-il , à ....., où jai été Prieur avant que de venir à Pierre-Châtel , un religieux d'une humeur mélancolique , d'un caractère sombre , et qui était connu pour être somnambule. Quelquefois, dans ses accès , il sortait de sa cellule, et y rentrait seul ; d'autres fois il s'égarait, et on était obligé de l'y reconduire. On avait consulté et fait quelques remèdes ; ensuite, les rechutes étant devenues plus rares, on avait cessé de s'en occuper.

» Un soir que je ne m'étais point couché à l'heure ordinaire , occupé à mon bureau à examiner quelques papiers, j'entendis ouvrir la porte de mon appartement, dont je ne retirais presque jamais la clef, et bientôt je vis entrer ce religieux dans un état absolu de somnambulisme. Il avait les yeux ouverts, mais fixes, n'était vêtu que de la tunique avec laquelle il avait dû se coucher, et tenait un grand couteau à la main. Il alla droit à mon lit dont il connaissait la position, eut l'air de vérifier, en tâtant avec la main, si je m'y trouvais effectivement, après quoi il frappa trois grands coups tellement fournis, qu'après avoir percé les couvertures, la lame entra profondément dans le matelas, ou plutôt dans la natte qui m'en tenait lieu. Lorsqu'il avait passé devant moi, il avait la figure contractée et les sourcils froncés. Quand il eut frappé, il se retourna, et j'observai que son visage était détendu, et qu'il y régnait quelque air de satisfaction. L'éclat de deux lampes qui étaient sur mon bureau ne fit aucune impression sur ses yeux, et il s'en retourna comme il était venu, ouvrant et fermant avec discrétion deux portes qui conduisaient à ma cellule; et bientôt je m'assurai qu'il se retirait directement et paisiblement dans la sienne. Vous pouvez juger, continua le Prieur, de l'état où je me trouvai pendant cette terrible apparition. Je frémis d'horreur à la vue du danger auquel je venais d'échapper, et je remerciai la Providence; mais mon émotion était telle, qu'il me fut impossible de fermer les yeux le reste de la nuit.

» Le lendemain, je fis appeler le somnambule, et lui demandai, sans affectation, à quoi il avait rêvé la nuit précédente. A cette question, il se troubla. — Mon père, me répondit-il, j'ai fait un rêve si étrange, que j'ai véritablement quelque peine à vous le découvrir; c'est peut-être l'œuvre du démon, et..... — Je vous l'ordonne, lui répliquai-je; un rêve est toujours involontaire; ce n'est qu'une illusion. Parlez avec sincérité. — Mon père, dit-il alors, à peine étais-je couché, que j'ai rêvé que vous aviez tué ma mère, que son ombre sanglante m'était apparue pour demander vengeance : à cette vue, j'ai été transporté d'une telle fureur, que j'ai couru comme un forcené à votre appartement, et, vous y ayant trouvé, je vous ai poignardé. Puis après, je me suis réveillé tout en sueur, en détestant mon attentat; et bientôt j'ai béni Dieu qu'un si grand crime n'ait pas été commis..... — Il a été plus commis que vous ne pensez, lui dis-je avec un air sérieux et tranquille. Alors je lui racontai ce qui s'était passé, et lui montrai la trace des coups qu'il avait cru m'adresser. A cette vue, il se jeta à mes pieds, tout en larmes, gémissant du malheur qui avait pensé arriver, et implorant telle pénitence que je croyais devoir lui infliger. — Non, non, m'écriai-je, je ne vous punirai point d'un fait indépendant de votre volonté ; mais désormais je vous dispense d'assister aux offices de la nuit, et vous préviens que votre cellule sera fermée en dehors après le repas du soir, et ne s'ouvrira que pour vous donner la facilité de venir à la messe de famille, qui se dit à la pointe du jour.

» Si dans cette circonstance, à laquelle il n'échappa que par miracle, le Prieur eût été tué, le moine somnambule n'eût pas été puni, parce que c'eût été de sa part un meurtre involontaire. » (*Physiologie du goût*, 2ᵉ édit., t. I, p. 6.)

Suivant l'opinion de Fodéré, un homme qui aurait fait une mauvaise action durant son sommeil ne serait pas tout-à-fait excusable, puisque, d'après le plus grand nombre des observations, il n'aurait fait qu'exécuter les projets dont il se serait occupé durant la veille. « Celui, en effet, dit-il, dont la conduite est toujours conforme aux devoirs sociaux, ne se dément pas quand il est seul avec son âme ; celui, au contraire, qui ne pense que crimes, que faussetés, que vengeances, déploie durant son sommeil les replis de son inclination dépravée que la présence des objets extérieurs avait tenue enchaînée durant la veille. Si cet homme commet alors un crime, et que sa vie soit suspecte, on peut, ce me semble, considérer ce crime comme une conséquence naturelle du mauvais principe de ses idées, et juger cette action d'autant plus libre qu'elle a été commise sans aucune gêne, sans influence quelconque. Loin de considérer ces actes comme un délire, je les regarde comme les plus indépendants qui puissent être dans la vie humaine ; je vois le somnambulisme comme un creuset dans lequel la pensée et l'intention se sont absolument séparées de leur gangue, de la matière. » (*Traité de méd. lég. et d'hyg. pub.*, t. I, p. 260.)

Hoffbauer exprime, à peu de choses près, la même opinion que Fodéré. Il pense que, quoique les somnambules ne jouissent pas du plein exercice de leurs sens, et n'aient pas, par conséquent, la conscience de leur état, quoiqu'ils doivent, enfin, être assimilés aux aliénés affectés d'*erreur de sentiment*, leurs actes ne sauraient être excusés, parce que, connaissant leur état, ils auraient dû prendre d'avance toutes les précautions nécessaires pour les empêcher de nuire aux autres. « D'ailleurs, ajoute-t-il plus loin, il est possible que les actions des somnambules trouvent leur source dans la profonde attention avec laquelle leur esprit était fixé sur l'objet durant la veille. » (*Loc. cit.*, p. 166, 169 et 171.)

L'opinion de ces deux auteurs ne me paraît pas devoir être admise : elle entraînerait des conséquences trop graves ; elle serait contraire aux règles de l'équité et de la morale. Qu'on punisse un somnambule pour ne pas avoir pris toutes les précautions qu'exige son état, rien de plus juste, de plus équitable ; mais qu'on lui fasse un crime d'une association involontaire des idées, association qui a eu lieu pendant le sommeil, sur le seul soupçon que ces idées avaient pu l'occuper pendant la veille, rien de plus immoral, de plus injuste. Et, du reste, tout le monde ne sait-il pas qu'il y a, pendant la veille, de ces associations qui ne se forment que par des rapports fortuits, des idées qui parfois sont extraordinaires, horribles même, et qu'il faut toute la puissance de raison pour les chasser? Que des souvenirs entièrement oubliés surgissent tout à coup pendant le sommeil ; que ces souvenirs éveillent une association des idées la plus fantastique, en vertu de laquelle un somnambule exécute une action quelconque, eh bien ! je le demande, peut-il en être moralement responsable ? Je ne le crois pas, car ce serait rendre un individu responsable d'un fait indépendant de sa volonté ; ce serait punir un homme parce qu'il est malade. Aujourd'hui tous les médecins-légistes qui ont étudié cette question avec beaucoup de soin, sont d'avis que l'acte répréhensible commis par un somnambule doit être excusé. M. Orfila a posé la règle suivante, qui, d'après moi, devrait être généralement adoptée : « Le somnambulisme pourrait être simulé dans un but criminel : si le prévenu n'avait jamais été sujet à cet état mental, et si l'acte imputé était motivé par quelque intérêt suffisant ou par une passion criminelle, l'excuse serait difficilement admise, si même elle l'était jamais. Dans les cas contraires, si un somnambule connu pour tel commettait sans motifs un acte répréhensible, l'excuse ne pourrait être rejetée. »

(*Loc. cit.*, p. 564.) Cette opinion est en tout conforme aux règles de la morale et de l'équité.

MALADIES NERVEUSES. — Les hallucinations et les illusions des sens, comme j'ai eu l'occasion de le dire autre part, sont très-fréquentes dans beaucoup de maladies nerveuses ; elles précèdent, accompagnent ou suivent les attaques convulsives de l'hystérie, de l'épilepsie, etc. Quelques malades sont assiégés par les hallucinations et les illusions les plus variées : ils voient des fantômes, des monstres ; ils entendent des voix qui leur commandent les actions les plus bizarres, les plus dangereuses ; ils ressentent des douleurs comme si on les rouait de coups ; ils respirent les odeurs les plus infectes. Leurs facultés sont dans un désordre complet ; il y a délire. Dans cet état, ils peuvent être poussés à des déterminations et des actes de la plus haute gravité, tant pour eux-mêmes que pour les personnes qui les entourent. En étudiant les hallucinations dans l'épilepsie, j'ai rapporté un exemple (*obs.* 51) qui prouve parfaitement l'influence pernicieuse que ces phénomènes peuvent exercer sur les déterminations de ces malades. En voici un autre qui a été rapporté par la *Gazette des Tribunaux*, du 24 Juin 1826.

OBS. 68. — Un individu qui avait déjà donné des signes d'une fureur aveugle *à la suite de plusieurs attaques d'épilepsie,* est pris un jour de cet état, se livre d'abord à plusieurs actes de violence chez lui et dans une église, s'échappe dans la campagne, menace un voiturier, poursuit à coups de pierres un cultivateur, atteint un vieillard qu'il terrasse et qu'il tue en le frappant à la tête avec une grosse pierre, aborde plus loin un homme qui bêchait, le renverse à coups de pierres et le tue à coups de bêche ; rencontre un homme à cheval auquel il lance des pierres qui l'atteignent et le renversent ; poursuit plusieurs enfants qui lui échappent ; arrive à un de ses parents qui bêchait, et le tue en le frappant avec sa bêche. Arrêté et conduit dans une prison, il dit qu'il se rappelle fort bien avoir tué trois hommes, et surtout l'un de ses parents qu'il regrettait beaucoup ; que, dans son excès de frénésie, *il voyait partout des flammes, et que le sang flattait sa vue.* Il demandait qu'on le fît mourir. Sa fureur étant revenue de nouveau, il se jeta avec rage sur le concierge qui lui apportait à manger, et brisa tout ce qui se trouvait autour de lui.

Les médecins appelés à donner leur avis sur les crimes commis dans cet état, doivent se rappeler : 1° que quelques-uns de ces malades sont dans un véritable délire au moment de l'accès ; 2° que leurs idées sont dans un trouble évident quelques instants avant et après l'accès ; 3° qu'un accès (surtout d'épilepsie) peut être immédiatement suivi de l'aliénation mentale dont la durée n'a rien de fixe ; 4° que les hallucinations et les illusions peuvent se manifester avant, pendant ou après l'accès. Ces considérations, en éclairant la conscience des juges, les mettront en même d'admettre bien souvent l'excuse en faveur de ces infortunés.

Un acte répréhensible commis pendant l'attaque convulsive ou peu d'instants après, et surtout lorsqu'elle est suivie d'un accès d'aliénation mentale, doit être excusé. La preuve que cet acte a été commis sans liberté morale est ici parfaitement évidente, et ne saurait être jamais contestée par quelqu'un qui a une connaissance, même superficielle, de ces maladies. Quant aux actions commises, avant l'attaque *présumée*, par des personnes qui n'ont donné aucun signe d'un dérangement marqué des facultés intellectuelles, et surtout si, après cette action, l'attaque a complètement manqué, la difficulté est grande; elle ne peut être résolue que dans la conscience du juge. Néanmoins, le devoir du médecin-légiste est de faire ressortir toutes les circonstances commémoratives de la maladie, sa nature, ses causes, ses symptômes, sa durée; il doit surtout insister sur l'état des facultés mentales avant, pendant et après les attaques précédentes; il doit en même temps faire observer que la secousse morale, comme cela arrive souvent, a pu empêcher le développement de la dernière attaque : le juge appréciera.

Maladie mentale. — Les hallucinations et les illusions des sens, comme on le sait, jouent un rôle des plus importants dans l'aliénation mentale; leur fréquence est très-grande dans toutes les variétés de cette cruelle maladie. Bien des fois ces phénomènes, à eux seuls, sont le premier et l'unique symptôme de toute la maladie; ils en sont le point de départ autour duquel viennent se grouper tous les désordres subséquents. D'autres fois le délire commence par les idées ou les passions, mais il est encore peu apparent; enfin, l'hallucination relative à ces idées, à ces passions, apparaît, et la folie devient manifeste. Dans le premier cas, les malades peuvent rester quelque temps dans l'incertitude sur la réalité des phénomènes insolites qu'ils éprouvent; ils ont peine à y croire; ils les rapportent eux-mêmes au jeu de leur imagination; mais leur répétition et leur persistance finissent presque toujours, en dénaturant les combinaisons normales de la pensée, par les faire accepter comme des réalités. Dans le second, au contraire, les hallucinations sont regardées, dès leur apparition, comme les faits réels, comme les manifestations ordinaires du monde physique. Ce résultat sera facile à comprendre si l'on fait attention que deux ordres de faits les plus concluants, même pour un aliéné, concourent au même but : la création fantastique du délire d'un côté, et, de l'autre, le témoignage des sens. Aussi, on ne sera pas étonné de voir que les hallucinations et les illusions des sens ont une si grande influence sur les déterminations et les actes de ces malades, car on saura qu'elles sont pour eux ce que la réalité est pour nous : motif déterminant sur lequel se règle la vie ordinaire des hommes.

Les hallucinations et les illusions sont si *évidentes* dans toutes les variétés de l'aliénation mentale *confirmée*, que les personnes les plus étrangères à l'observation de ces malades les saisissent facilement, et comprennent très-bien l'influence qu'elles exercent sur leurs déterminations et leurs actes. Aussi, dans ces cas, si une action répréhensible est commise, l'individu n'en est nullement poursuivi : on se borne à lui appliquer la loi des aliénés.

Mais il n'en est pas toujours ainsi. Si la manie, la monomanie et ses variétés, si la démence, la stupidité et l'idiotie, sont le plus souvent faciles à caractériser, il arrive parfois que quelques-unes des formes de ces différentes variétés demandent, pour être connues, appréciées, une grande habitude de ces malades, et des connaissances pour ainsi dire spéciales. On a beau nier la compétence des médecins dans les cas douteux, en disant que, pour décider si un homme est fou, il suffit de l'interroger, de le faire parler. Oui, sans doute, tout le monde peut décider ce qu'il faut penser d'un maniaque furieux, d'un dément paralytique, d'un idiot abruti ; mais en sera-t-il de même vis-à-vis un de ces malades qui, maîtrisant pour ainsi dire son délire, ne fera que des réponses graves, justes, sensées? On me dira peut-être qu'un aliéné qui a le pouvoir de maîtriser son délire n'est pas, par cela même, un aliéné, puisqu'il raisonne, compare, juge. Je répondrai que cela peut être vrai dans quelques cas, mais jamais pour les aliénés qui ont des hallucinations. Il me serait facile de citer de nombreux exemples de malades qui ont eu le pouvoir de garder le secret de leurs hallucinations pendant des années entières; et ce n'est que par une observation attentive et soutenue qu'on est parvenu à découvrir le mobile des démarches, des déterminations et des actes qui, jusqu'alors, étaient inexplicables. Un halluciné voit un fantôme, un ange, un être surnaturel enfin, qui lui donne des ordres, des conseils, en lui recommandant en même temps, sous peine des plus affreux tourments, de n'en rien dire à personne: ces exemples sont très-fréquents parmi les aliénés. Eh bien! il exécutera les ordres, les conseils qui lui sont donnés, parce qu'il les croit réels, parce qu'il est forcé de le faire; mais en même temps, et pour le même motif, il taira la cause de ses déterminations; il s'observera, il évitera même les embûches qu'on pourra lui tendre pour connaître la vérité. Dans ces cas, qui peut mieux, si ce n'est un médecin habitué à observer ces malades, se rendre compte des paroles, des gestes, des regards, qui, pour les personnes étrangères à la science psychologique, ne présenteraient rien d'extraordinaire, rien d'anormal? Qui peut mieux, si ce n'est un médecin, étudier, observer, deviner les plus secrètes pensées de ces individus, et établir une corrélation entre la cause cachée, imaginaire, et les effets matériels répréhensibles? Poser cette question, c'est la résoudre. On a beau chercher les preuves du contraire, on est toujours forcé de se rendre à l'évidence.

M. Elias Regnault a publié , en 1830 , tout un volume pour nier la compétence des médecins dans les questions judiciaires relatives aux aliénations mentales. Il a cherché à prouver que, dans les cas douteux, les médecins n'en savaient pas plus que les autres ; mais il ne me paraît pas avoir atteint le but qu'il s'était proposé. Ce qu'il a parfaitement prouvé, c'est que, dans la folie *évidente*, on n'avait pas besoin des hommes de l'art : il me semble que cette proposition ne demandait aucune preuve ; personne, que je sache , ne la conteste.

Je ne veux pas m'occuper des hallucinations qu'on observe dans les différentes variétés de la folie parfaitement *caractérisée* ; je ne veux même rien dire sur l'influence qu'elles exercent sur les déterminations et les actes de ces malades : ces points sont parfaitement connus de tout le monde ; et dans le cas où un de ces individus ait commis , soit un délit, soit un crime, personne ne conteste qu'il n'y a que la loi relative aux aliénés qui lui soit applicable. Je ne me propose d'étudier ici que les hallucinations et les illusions qu'on observe dans les différentes monomanies, et le rôle qu'elles jouent dans les déterminations et les actes des individus qui en sont atteints.

L'homme peut , dit M. Calmeil , sans cesser de jouir de la faculté de coordonner ses idées, de juger sainement des qualités et des rapports d'un certain nombre d'objets extérieurs, obéir sciemment, ou à son insu, à un vice partiel du jugement, à une aberration de la sensibilité physique, à une lésion des qualités affectives, des sentiments instinctifs, et manifester une série d'idées extravagantes, des sensations, des antipathies étranges, se porter à des actes qui ne supposent plus l'empire de la raison. Cet état constitue la *monomanie*. (*Loc. cit.*, art. *monomanie*, p. 138.)

On sait que les hallucinations et les illusions des sens sont très-fréquentes dans cette variété de folie ; on sait aussi qu'elles peuvent être bien souvent la cause, le motif de déterminations et d'actes répréhensibles, dangereux ; qu'elles peuvent influer d'une manière fâcheuse sur la conduite et les résolutions de l'individu. — Un lympémaniaque plongé dans la tristesse, la douleur la plus sombre, dit des injures, fait des menaces à un étranger, parce qu'il est trompé par une illusion des sens : il le prend pour l'agent de police qui le poursuit, pour l'ennemi imaginaire dont il se plaint dans son délire. — Un démonomaniaque qui sent le diable dans son ventre, dans sa poitrine, qui se voit entouré par des troupeaux de démons qui affectent des formes hideuses, qui le provoquent par leurs hurlements, etc., tue sa femme, son père ou tout aussi bien le premier venu, parce que leur figure s'est tout à coup changée en celle d'un démon de la plus terrible espèce. — Un théomane qui règle sa conduite d'après les ordres et les conseils des anges, qui croit pouvoir gouverner la nature et les éléments, qui peut lancer le tonnerre, faire tomber la pluie, etc., immole un homme pour le ressusciter ensuite, et prouver ainsi sa toute-puissance qu'il tient de Dieu.

Dans tous ces cas et dans beaucoup d'autres qu'il me serait facile de citer, le délire est trop évident pour être contesté ou méconnu ; aussi toutes les déterminations, tous les actes commis dans cet état, sont excusés : la loi est formelle à cet égard. Mais il n'en est pas toujours ainsi. Il arrive parfois que le délire est si borné, qu'on a beaucoup de peine à croire que les déterminations et les actes de certains individus soient sous son influence. Néanmoins, si l'on porte tous ses soins à étudier les habitudes, le langage, la manière d'être de ces individus; si l'on compare ce qu'ils étaient et ce qu'ils sont; si l'on recherche la *cause*, le *motif* de leurs actions, on s'aperçoit qu'il y a quelque chose d'anormal, d'insolite qui les gouverne, les domine, les force, pour ainsi dire, à faire ce qu'ils font. Les hallucinations sont très-souvent une des causes *cachées* des déterminations et des actes de ces individus.

Il est aujourd'hui parfaitement démontré que les hallucinations peuvent conduire à l'homicide, à l'incendie, au vol, etc.; je crois même que c'est là la cause la plus fréquente des déterminations étranges de ceux qui sont atteints de cette variété de folie qu'on nomme *monomanie instinctive*, *impulsive*.

Dans la monomanie homicide, les hallucinations et les illusions jouent un rôle des plus importants. Cette *tentation*, cette *impulsion* qui pousse ces malheureux à d'horribles déterminations, prend sa source plus souvent qu'on n'y croit dans ces fausses sensations. Que l'idée de meurtre s'éveille dans l'esprit d'un individu, qu'elle soit amenée par une association vicieuse des idées, par imitation ou par impulsion instinctive, il y résiste jusqu'à ce que l'hallucination vient, pour ainsi dire, lui donner une consécration définitive. Mais si c'est l'hallucination qui ouvre la scène, l'individu est entraîné malgré lui à commettre l'acte commandé, quoiqu'il reconnaisse parfois tout ce qu'il y a d'affreux dans cette détermination. En voici quelques exemples :

Obs. 69. — Personne n'a oublié le danger qu'a couru, il y a quelques années, l'archevêque de Vienne. Réveillé au milieu de la nuit par quelqu'un qui lui serrait la gorge, il reconnut, à la lueur d'une lampe, son valet de chambre qui tenait un rasoir au-devant de son cou. « Que voulez-vous faire, lui demanda l'archevêque, contenant à peine son effroi ? — Vous égorger, répondit-il, car l'esprit saint m'est apparu cette nuit, et il m'a ordonné de vous immoler. — Si c'est la volonté de Dieu, dit alors le prélat, il faut y obéir ; mais auparavant prions-le ensemble, afin de nous éclairer. » Le valet de chambre y ayant consenti, l'archevêque se leva, et, profitant de cet instant de répit, il s'élança hors de sa chambre, et se réfugia dans une autre partie du palais. Le domestique fut conduit dans un établissement d'aliénés. — M. Serres a vu une femme qui, peu après avoir entendu le récit du crime commis par H. Cornier, a éprouvé pendant quelques semaines une violente impulsion à tuer son enfant ; elle entendait une voix qui lui commandait cet attentat. (*Disc. méd. lég. sur la folie*, p. 111.) — Gall a observé, chez une femme, des accès périodiques durant lesquels elle éprouvait la tentation de se détruire, et de tuer son mari et ses enfants. Depuis long-temps elle n'avait plus le courage de baigner le plus jeune d'entre eux, parce qu'une voix intérieure lui disait sans relâche : « *Laisse-le couler ! laisse-le couler !* » (*Loc. cit.*, t. I, p. 457.)

Gall considère la monomanie incendiaire (*pyromanie*) comme une variété de monomanie homicide. Il est des malheureux qui se sentent saisis par le désir d'incendier, de voir le feu dévorer une maison, une ville, etc. : c'est la monomanie purement impulsive ou instinctive. Quelques auteurs ont prétendu que cette maladie était d'invention tout-à-fait moderne ; mais Bodin qui écrivait, comme on le sait, dans le XVI⁰ siècle, en rapporte plusieurs exemples dans lesquels les hallucinations paraissent jouer le rôle principal : aujourd'hui, comme dans le siècle de Bodin, les choses se passent de la même manière. En effet, l'idée d'allumer un incendie, comme toutes les autres idées fixes, surgit tout à coup dans l'esprit d'un monomaniaque; d'abord cette idée le préoccupe, puis elle l'obsède et dégénère en un penchant que la raison a peine à contenir; et si, dans cet état, une hallucination vient à se produire, une hallucination qui l'invite, pour ainsi dire, à donner satisfaction à ce besoin insolite, il s'élève dans son âme une anxiété si vive que le spectacle des flammes peut seul calmer. Dans le cours de ce travail, j'ai eu l'occasion de rapporter (pag. 181) quelques exemples de monomanie incendiaire dans lesquels l'influence des hallucinations est évidente. Voici un autre exemple qui prouve également qu'une hallucination peut pousser tout aussi bien à l'incendie qu'au vol :

Obs. 70. — Jonathan Martin, ce nouvel Érostrate qui avait mis le feu à la cathédrale d'York, parce qu'il avait entendu une voix qui lui criait de brûler cet édifice, lieu de perdition et de damnation, déclara au grand juge qui l'interrogeait : « votre accusation de vol n'a pas le sens commun, et vous faites bien de vous en désister; je n'ai jamais eu l'intention de soustraire aucun objet; mais un ange m'ayant ordonné, par la volonté de Dieu, de mettre le feu à l'église, il fallait bien me munir de preuves que moi seul avais fait cette action, afin qu'un autre n'en eût pas l'honneur, ou, si vous l'aimez mieux, n'en supportât pas le châtiment. » (*Revue Britannique*, 1823). Jonathan Martin, déclaré lunatique, fut enfermé à Bethlem.

Beaucoup d'aliénés dérobent certains objets de peu de valeur, ou commettent des vols d'une grande importance pour obéir aux hallucinations, aux *voix*, comme ils les appellent. Dans d'autres cas, ce sont les illusions des sens qui les conduisent à soustraire ces objets, non pour se les approprier, mais pour des motifs qui se lient à la cause qui a donné lieu à ces illusions.

Obs. 71. — Le 1ᵉʳ Février 1832, le Tribunal de Police correctionnelle de Marseille avait à juger un individu accusé d'avoir enlevé à l'église de *Notre-Dame-de-Bon-Secours*, où il allait tous les jours faire sa prière, une petite figure en bois noir, représentant le diable, accolée au bas de la statue de la Vierge. L'accusé déclara que : « croyant que cette figure lui faisait les cornes, ce qui l'empêchait de dormir la nuit, il l'avait enlevée pour ne plus la voir quand il allait prier. » Le Tribunal, sur les preuves de sa simplicité et de son imbécillité, l'a acquitté : ce qui fait honneur aux lumières des juges. (Journal *Le Temps*, Février 1832.)

Il m'est impossible d'entrer dans toutes les considérations que comporterait l'étude de monomanie instinctive ou impulsive : ce sujet est trop vaste pour un travail de la nature de celui qui m'occupe. Mon seul but, dans cette étude, est de prouver que les hallucinations et les illusions jouent un grand rôle, peut-être même un rôle principal dans toutes les déterminations des individus qui en sont atteints. Je sais qu'on a peut-être abusé, de nos jours, de ce nom de monomanie, pour expliquer, pour excuser tous les crimes, toutes les passions ; mais je sais aussi que c'est à tort que quelques-uns ont voulu la nier complètement, la faire d'invention nouvelle, et conclure que « *une telle maladie* (monomanie homicide), *si elle existe, doit se guérir en place de Grève...* » Je crois qu'il y a de l'exagération des deux côtés. La monomanie instictive existe : on trouve, dans les annales de la science , assez d'exemples pour le prouver. Mais est-elle aussi fréquente que le prétendent quelques aliénistes? Je ne le crois pas. Il serait dangereux, immoral d'abuser de ce nom (monomanie), car bientôt il n'y aurait plus de criminels, il n'y aurait que des monomaniaques.

La monomanie instinctive ou impulsive , sans délire intellectuel *apparent*, paraît résulter de la prépondérance des penchants sur la volonté. Cette monomanie est très-rare; car je ne pense pas qu'on veuille rapporter à cette espèce toutes les impulsions fortes qui résultent des passions, soit sociales, soit animales , portées à un haut degré. Dans ces derniers temps , quelques auteurs ont voulu faire autant de monomanies qu'il peut y avoir de passions. Cette manière de procéder ne saurait être admise; elle entraînerait des conséquences trop graves , trop immorales. Il faut laisser aux passions, aux vices, aux crimes, le nom qui leur convient; il ne faut invoquer l'excuse de monomanie qu'en faveur des malheureux qui en sont réellement atteints. Je sais bien que la monomanie instinctive est très-difficile à caractériser; je sais bien qu'il reste encore beaucoup à faire pour lui assigner la place qu'elle doit occuper dans le groupe déjà si nombreux des maladies mentales; néanmoins, dans l'état actuel de la science, on peut déjà convaincre les incrédules , et prouver à tous que son existence n'est pas une invention des médecins, mais bien une maladie réelle, quoique rare, maladie qui est caractérisée par des symptômes qui en font une variété particulière.

Ceux qui nient l'existence de cette variété de monomanie , ne se donnent pas la peine d'étudier avec attention les individus qui en sont atteints. Après un examen superficiel, et pour ainsi dire sommaire, quelques-uns prétendent que ces individus ne sont pas aliénés, puisqu'ils répondent bien aux questions qui leur sont faites : cette manière de procéder n'aboutit qu'à l'erreur la plus grossière. Croit-on, en effet, que, pour une maladie de cette espèce, un, deux, voire même plusieurs interrogatoires puissent éclairer la conscience du juge ou de l'expert? Croit-on qu'il soit aussi facile d'apprécier les *lésions de la volonté* comme les lésions de l'intelligence? Dans les cas de cette nature, un examen superficiel ne permettra jamais de constater avec certitude l'état réel des facultés intellectuelles et morales de l'individu incriminé, de remonter à la cause *cachée* d'une action que rien ne peut expliquer. Pour y parvenir, il faut examiner avec soin toute sa vie, il faut comparer sa manière d'agir antérieure avec celle qui a précédé ou accompagné les actions incriminées; et alors, si cet individu n'a plus son libre arbitre, si ses facultés intellectuelles ou affectives sont perverties, on s'apercevra qu'il y a des différences notables. Cette variété de folie s'annonce quelquefois par une expression de tristesse, d'anxiété morale, par un besoin insolite de rester dans la solitude. Si le malade éprouve des hallucinations, il est inquiet, tourmenté, distrait; on le voit, au milieu d'une conversation suivie, d'une occupation quelconque, s'arrêter tout à coup, regarder d'un côté et d'autre, écouter comme si quelqu'un d'invisible lui adressait la parole. En un mot, on observe un changement général dans les goûts, les manières, les habitudes, le langage de l'individu qui est atteint de cette variété de monomanie. Son intelligence paraît encore à l'état normal, car sa raison juge et combat; mais déjà la volonté commence à être maîtrisée, bientôt elle succombe sous l'influence répétée des penchants dont l'action est d'autant plus prédominante, que

bien souvent les hallucinations et les illusions des sens les
développent et les entretiennent. La volonté et l'intelligence,
qu'on se le rappelle toujours, peuvent subir l'influence
du délire, et échapper, pour ainsi dire, au contrôle de la
raison. Presque tous les actes, presque toutes les déterminations des monomaniaques, quelles que soient leur nature et leur gravité, sont toujours accomplis avec volonté,
voire même avec préméditation, avec réflexion ; mais leur
volonté n'est plus libre, mais leur réflexion, leur préméditation ne sauraient être assimilées à l'exercice normal
des déterminations de l'homme. L'influence qu'il subit est
viciée dans sa source, car elle naît des conceptions fausses
du délire, soit intellectuel ou affectif, soit des hallucinations ou des illusions des sens. Tant que la raison n'a pas
perdu toute son influence, l'individu résiste ; car il sent,
il apprécie encore sa position ; mais il arrive enfin un moment où il ne peut plus résister à cet entraînement, il
succombe...., et commet des actions, prend les déterminations les plus dangereuses pour lui et pour les autres.

Les individus dont la volonté est maîtrisée par les illusions des sens, sont très-dangereux à cause des erreurs
de jugement qu'elles provoquent. C'est en transformant
la figure des personnes qu'ils aperçoivent en celle de
prétendus ennemis, en monstres, en diables ; c'est pour
se venger des signes injurieux, des grimaces qu'ils remarquent dans les figures de personnes inconnues,
etc., qu'ils prennent parfois les déterminations les plus
violentes. — Un individu qui peut n'avoir donné aucune
preuve *évidente* de folie devient triste, morose, en proie à
des craintes chimériques qui l'obsèdent, le tourmentent.
Tout à coup ses craintes se réalisent : il éprouve une hallucination. Pour lui, c'est de la réalité. Il en recherche

la cause , le motif...., et, concentrant toutes ses pensées délirantes sur une personne qui parfois lui est tout-à-fait étrangère, mais dont le maintien, la démarche, la voix, etc., fixent son attention, il lui prête son hallucination, il la rapporte à elle, et cherche à s'en venger. En voici quelques exemples :

Obs. 72. — Un commerçant aperçoit en plein jour des assassins qui mutilent son épouse ; dans son désespoir, il s'empare d'un couteau, et il se fait une plaie qui intéresse le pharynx. Çet homme est séquestré ; sa blessure se cicatrise. Un matin, il croit voir sa femme prodiguer à un surveillant de Charenton les dernières faveurs : le soir, il se précipite en furieux sur son rival, que les secours les plus prompts mettent difficilement à l'abri de sa vengeance. —Un villageois, traversant une forêt pendant la nuit. prend les arbres pour des fantômes ; un ami qui l'accompagne le rassure , et parvient à dissiper des illusions qui ne tardent pas à reparaître. Cet homme , arrivé dans sa maison, se figure que sa femme vient d'être transformée en diable ; alors il cherche à la fouler aux pieds, l'attaque avec les dents, avec les ongles, et pousse des cris affreux. Conduit à Charenton, lié des pieds et des mains, il s'apitoie sur le sort de sa famille, et la vue de sa femme ne change rien à ses dispositions maladives : il reste convaincu que ses sens ne lui en ont point imposé. (Calmeil, *loc. cit.*, art. *Hall.*, pag. 520 et 542.)

On comprend facilement que ces individus ne sauraient être responsables de leurs actes, bien que la volonté y ait pris part. Pourquoi? parce que l'état mental de ces individus est évident, parce que leur volonté a subi l'influence du délire. Il ne faut pas croire que le pouvoir des hallucinations puisse être facilement contre-balancé dans l'esprit de ces malades ; il ne faut pas croire qu'il soit facile de les persuader de la fausseté de leurs sensations : leur puissance est telle, parfois, qu'aucun ordre, qu'aucun raisonnement ne sauraient la détruire. « Je connais un visionnaire, dit M. Leuret (*loc. cit.*, pag. 279), auquel *on fixe* des époques. *On veut* que, pendant six mois, il ne quitte pas sa chambre, il y reste. *On veut* qu'il ne parle pas, il se tait. *On veut* qu'il ne sorte de la maison où il est qu'au bout de dix ans, pendant dix ans on peut lui donner toute liberté sans qu'il essaie même de s'enfuir…. » Maintenant, je le demande, si ce même *pouvoir* lui avait ordonné de tuer tel individu, d'incendier telle maison, de dérober telle chose, lui aurait-il obéi ? Je n'en doute nullement ; et l'on voit si cet homme pourrait être moralement responsable de ses actions.

Dans d'autres cas, rares à la vérité, les hallucinés reconnaissent la fausseté de leurs sensations ; mais ils ne peuvent pas, quoi qu'ils fassent, résister à leur entraînement. Cette lutte de l'intelligence et de la volonté qui se débat en vain contre une force qui la domine, la pousse, n'est pas exclusive aux hallucinations ; elle s'observe également dans beaucoup d'autres états psychiques des plus curieux. Voici un exemple remarquable de cette variété de folie, qui prouve parfaitement combien est grande la puissance de cette domination, de cet entraînement, quoique la personne cherche par tous les moyens à échapper à sa perfide influence. Il a été rapporté par M. Bourdin :

Obs. 73. — Madame …….. jouit d'une santé générale assez bonne ; quelques années avant sa maladie, elle eut des accidents nerveux, des crampes d'estomac, et différents troubles de la digestion qui se passèrent incomplètement sous l'influence d'un traitement tonique un peu long

A peine la gastralgie eut-elle cédé, que des idées fort singulières vinrent assaillir cette malade; elle croyait qu'elle allait manquer de tout : de pain, de vêtements, de bois , et même de mari. Dès lors, elle se mit en devoir de faire des provisions de viande, de pain, de beurre, d'œufs, de fromage, de petits morceaux de bois , de rubans, de toile, et surtout de tilleul, de sureau, de feuilles d'oranger, etc., etc. Le soir, lorsque les dix heures arrivaient, cette infortunée, pensant que les boutiques allaient être fermées, recherchait avec un soin extrême tout ce dont elle *pourrait* avoir besoin pendant la nuit. S'il lui manquait quelque chose, elle entrait dans un état d'agitation qui tenait presque du délire, et elle n'était satisfaite qu'après avoir fait la provision dont elle croyait avoir besoin. Cela fait, la malade s'endormait du sommeil le plus calme. Si, par une cause indépendante de sa volonté, cette provision ne pouvait pas être faite, la nuit était excessivement agitée, les craintes les plus exagérées tourmentaient la malade, le sommeil était impossible. Lorsque je me présentai auprès de cette dame, dit M. Bourdin, elle me raconta sa maladie avec la plus grande lucidité, et me donna les détails les plus circonstanciés sur les faits qui lui donnaient de l'inquiétude, et qui lui inspiraient la crainte de devenir folle. « Il n'est pas naturel, me disait-elle, d'être tourmentée comme je le suis par la crainte de manquer de tout. J'ai maintes fois essayé de me corriger de ces habitudes sans pouvoir y parvenir; c'est plus fort que moi. Lorsque je dois passer devant la boutique d'un boulanger ou d'un pâtissier, je détourne la tête et passe de l'autre côté de la rue, afin de ne pas céder à la tentation d'acheter quelque chose; mais , bien souvent, une *sorte de puissance invincible m'oblige à satisfaire mon besoin imagi-*

naire, etc.... » A part cette manie d'accumuler des provisions inutiles, cette femme se trouvait dans un état de
santé parfaite, et avait conservé le libre usage de son
intelligence ; elle se rendait exactement compte · de son
état, s'accusait de faiblesse, de pusillanimité, mais avouait
qu'*une volonté supérieure la dominait, et qu'elle ne cédait
qu'après une lutte opiniâtre. (Du suicide considéré comme
maladie*, pag. 23.)

Ce fait est d'une importance immense. Faire ce que
faisait cette dame, est en apparence fort simple et fort
innocent; mais le faire sous l'influence d'une volonté
irrésistible, est un trait caractérisé d'aliénation. Cependant
cette malade, comme l'observe l'auteur auquel j'emprunte
cet exemple, avait une conscience pleine et entière de
son acte ; elle l'accomplissait en résistant, il est vrai, mais
elle l'accomplissait d'une manière raisonnée, quoique irrésistible. Elle savait qu'elle agissait contre ses propres
intérêts, qu'elle se nuisait à elle-même ; bien plus, qu'elle
obéissait à une pensée délirante, et cependant elle obéissait ! Il y avait donc, comme cause première et véritablement efficace, une force supérieure qui dominait tout, et,
comme conséquence, des actes dirigés par la volonté,
connus par la conscience et réprouvés par elle. Peut-on
admettre que cette femme était moralement responsable
de ses actes? Cela me paraît impossible, car il faudrait
attribuer la même responsabilité à tous les actes de l'aliénation mentale. Bien que la volonté ait pris une certaine
part dans l'accomplissement de ces divers traits de folie,
on ne peut, en conscience , dire que cette volonté était
maîtresse, puisqu'elle était soumise à une sorte de puissance instinctive et aveugle dont la malade se rendait
compte, mais à laquelle elle ne pouvait se soustraire.

Admettons pour un moment que cette dame, obéissant à une force semblable à celle qui la contraignait à faire des provisions, et qu'elle qualifie d'irrésistible; ou bien, forcée d'obéir, comme cela arrive souvent, à une hallucination, à une voix intérieure, à un prétendu commandement de Dieu, etc., se fût portée, contre les personnes qui l'entouraient, à des actes de violence, voire même à un homicide, aurait-elle été passible de quelque condamnation? Un jury médical l'absoudrait, car il saurait que, quoique l'acte soit commis avec préméditation et volonté, cette volonté peut ne pas être libre; un jury ordinaire la condamnerait peut-être, en disant, comme l'a fait M. Regnault, que, « hors le cas d'aliénation mentale *où il n'y a aucune volonté de commettre l'acte que l'on exécute*, la justice doit frapper tous ceux qu'une volonté criminelle a conduits à un fait criminel : pour appliquer la loi, il suffit qu'il y ait eu une volonté passionnée, volonté d'homme..... » Mais ne sait-on pas que la plupart des actions des aliénés sont faites avec une *volonté d'homme*, avec une *volonté passionnée*, avec des motifs, un but et la prévision des conséquences? Punir, dans ces cas, serait injuste; ce serait punir parce qu'on est malade. La volonté de commettre un acte n'est pas une raison suffisante pour appliquer la loi : pour être dans le vrai, dans le juste, il faut rechercher le *motif*, la *cause* qui a dirigé cette volonté. Si cette cause prend sa source dans le délire, soit des sens, soit des affections et des penchants maladifs, l'individu ne saurait être moralement responsable des actions qu'il commet dans cet état; mais si cette cause prend sa source dans le délire des passions sans qu'il soit accompagné ou suivi d'un accès d'aliénation avec ou sans hallucinations; si le motif qui a dirigé la volonté a eu

pour cause unique la haine, la cupidité ou la vengeance,
la justice doit frapper avec sévérité, car ce ne sont plus
les monomanes, mais les criminels qu'elle punit.

Les questions médico-légales relatives aux hallucinés
sont parfois très-graves et très-difficiles à résoudre. Un
individu peut avoir commis une action répréhensible sous
l'influence de ce phénomène psychique, sans avoir donné
aucun signe appréciable du dérangement intellectuel. Une
hallucination peut se montrer à l'*improviste*, si je puis
m'exprimer ainsi, et l'individu accusé, se méprenant sur
l'identité, peut avoir blessé et même tué une personne
inconnue, la prenant pour un monstre, pour un diable,
etc. Ces exemples sont plus fréquents qu'on ne pense.
Beaucoup de personnes complètement étrangères à l'observation des maladies mentales se rendront difficilement
compte de cette particularité : la soudaineté des hallucinations est pourtant un fait hors de doute ; les annales de
la science en rapportent de nombreux exemples. Il est
donc d'une haute importance que le médecin chargé de
donner son opinion sur l'état mental d'un individu accusé
de meurtre, de vol, d'incendie, etc., se souvienne toujours que les hallucinations, comme certaines monomanies,
peuvent se déclarer à l'improviste sans avoir été annoncées
par aucun dérangement de l'esprit. Dans ce cas, la difficulté est grande, je le sais ; néanmoins elle ne me paraît
pas tout-à-fait insurmontable. Les antécédents de l'accusé,
la recherche de l'état mental de ses ascendants et ses
proches, le motif de l'action, etc., peuvent déjà fournir
quelques présomptions. Les réponses de l'individu inculpé,
ses gestes, ses actions qui présentent toujours quelque
chose de bref, de tranché, de saccadé, d'insolite quand
il éprouve des hallucinations, l'examen de sa correspon-

dance, etc., fournissent des données à peu près certaines sur l'état de sa raison. Au surplus, s'il reste quelques doutes dans l'esprit, soit des experts, soit des juges, le meilleur moyen à prendre, c'est d'isoler l'individu pendant quelque temps ; et, presque toujours, s'il est halluciné, les symptômes évidents viennent dissiper toutes les incertitudes.

Les hallucinations pourraient être *simulées* dans le but d'excuse là où la haine ou la vengeance ont été le seul mobile du crime. Dans ce cas, il n'y a qu'un médecin habitué à observer les hallucinés qui puisse démasquer la fraude. En général, les hallucinations sont difficiles à simuler ; les personnes qui sont habituées à observer ces malades s'y tromperaient difficilement. L'halluciné a les regards, les gestes et une physionomie qui lui sont propres ; il est tout-à-fait absorbé ou tout-à-fait distrait. Dans ses yeux on voit facilement l'inquiétude que ces phénomènes psychiques lui inspirent ; il les tourne sans cesse d'un côté et d'autre ; il observe et semble écouter. D'autres fois son regard est fixe ; on dirait qu'il est fasciné par la vue de quelque chose d'extraordinaire. Sa figure exprime l'étonnement ou la crainte ; il parle seul, fait des dialogues, des signes de tête, ou murmure des paroles difficiles à saisir. Toutes ses fonctions s'exécutent mal : le sommeil est court, agité par les rêves et les réveils en sursaut, et parfois tout-à-fait nul pendant plusieurs jours consécutifs ; l'appétit est bizarre ; la respiration et la circulation sont accélérées. En un mot, l'halluciné présente un groupe de symptômes facilement reconnaissables, et qu'un médecin habitué à observer les aliénés ne confondra jamais avec les hallucinations simulées.

Maintenant il nous reste à examiner : 1° si l'halluciné

est dans l'impuissance d'administrer , d'agir , d'exprimer une volonté éclairée sur les choses qui intéressent sa · personne , sa famille et ses concitoyens ; 2° s'il est nécessaire de remettre à un tuteur le gouvernement de l'halluciné et de son bien ; 3° si la liberté de l'halluciné est un danger pour lui et pour la société.

Des hallucinés peuvent-ils administrer leur bien ou celui de leur famille ? Il y a des hallucinés dont le délire est si borné , et chez lesquels (à part ce qui regarde le phénomène qu'ils éprouvent) l'intelligence est si libre, qu'il n'y a aucun inconvénient de leur laisser l'administration de leur bien et celui de leur famille. Un genre de vie original , la croyance à des faits imaginaires, etc., qui ne compromettrait en rien la fortune de l'individu, ou qui ne l'exposerait pas à devenir la dupe des intrigants, ne sauraient être une raison suffisante pour priver un individu de ses droits civils. Mais si l'halluciné est ordinairement triste et préoccupé, si les hallucinations sont très-fréquentes et affectent principalement le sens de l'ouïe (1) , si la nature du délire est telle qu'elle peut entraîner la ruine de l'individu et de sa famille , l'*interdiction* doit être réclamée et accordée tout autant dans l'intérêt de l'halluciné que de sa famille.

Ce que je viens de dire de l'administration des biens s'applique également aux actes, tels que contrats, conventions, donations entre vifs, etc. D'apres la disposition

---

(1) Les hallucinations de l'ouïe sont les plus dangereuses : de nombreux exemples le prouvent d'une manière incontestable. Dans le cours de ce travail, j'ai insisté plus d'une fois sur ce point; l'exemple que j'ai cité (p. 41) à l'appui de ces idées me paraît concluant.

de l'article 901 du Code civil, pour faire une donation entre vifs ou un testament, il faut être sain d'esprit. D'un autre côté, d'après l'article 504, aucun acte ne peut être attaqué après le décès de la personne, à moins que l'interdiction n'eût été provoquée, ou que la folie ne résultât de l'acte lui-même. Je pense que les hallucinations existant même depuis long-temps ne sauraient être un obstacle à l'exercice du droit civil et de la faculté de tester chaque fois qu'elles n'ont exercé aucune influence sur la conduite de l'individu, et qu'elles ne lui ont jamais empêché de remplir ses devoirs sociaux. Les tribunaux annulent difficilement les testaments pour cause de folie, quand les testateurs n'étaient pas interdits avant la passation de l'acte. Pour qu'un testament, et surtout un testament olographe, entouré de toute la faveur de la loi, puisse être annulé pour cause de démence, « il faut que les faits, articulés et prouvés, démontrent que le testateur avait totalement perdu l'usage de la raison, et qu'il n'avait aucun intervalle lucide. » (*Arrêt de la cour d'appel d'Orléans*, 11 Août 1823.)

On sait que les hallucinés, surtout ceux qui sont atteints de monomanie sensoriale sans complication d'aucun autre délire, ont des moments lucides pendant lesquels ils jouissent de toute la liberté de leur intelligence : il serait donc injuste de les priver du droit de disposer de leur bien dans tous les cas où l'acte lui-même ne contient aucune preuve de folie. En Angleterre, les lois qui reconnaissent trois espèces d'aliénation mentale (*l'idiotisme, la folie* et *le lunatisme*), admettent le testament d'un lunatique comme valable, s'il est prouvé qu'il a été fait dans un moment lucide ; tandis que les idiots et les fous ne peuvent jamais tester. (*Medical jurisprudence, by* Paris ot Toublanque. *London*, 1823.) En France, les lois ne font aucune différence entre les diverses variétés de folie; le mot *démence* (folie) est le seul employé. On doit donc ranger les hallucinations sous cette dénomination, avec cette réserve néanmoins que, pour ce qui est des contrats, des conventions, des testaments, etc., on recherchera quelle part d'influence ces phénomènes ont pu exercer sur ces individus au moment de leur passation. Ainsi, lorsque l'influence des hallucinations est telle que l'individu qui les éprouve s'écarte des usages reçus; lorsqu'elles lui font prendre en haine ses parents, ses proches, sans d'autre motif que ces sensations maladives; et surtout lorsque les hallucinations ont été le point de départ d'un délire général, je crois que tous ses actes doivent être annulés, pourvu toutefois que ces faits soient parfaitement connus et prouvés. Dans le cas contraire, quoique l'individu soit réellement halluciné, et que ses hallucinations n'aient aucune influence sur les actes importants de la vie, je ne crois pas qu'on puisse le priver de son état civil, et l'empêcher de tester.

Des hallucinés peuvent-ils servir de témoin? La loi est précise pour les aliénés interdits : ils ne peuvent servir de témoin; il n'est même dit nulle part qu'on puisse les admettre pour donner des renseignements. Mais dans le cas où un halluciné n'aurait pas encore été reconnu comme tel, de quel poids pourra être son témoignage? Il est incontestable que, si l'objet pour lequel va témoigner un halluciné a quelques rapports avec ses hallucinations, ce témoignage doit être frappé de nullité; car il est certain qu'il pourra associer l'objet illusoire avec l'objet réel, de telle sorte que, dans ses réponses, il mêlera ce qui est réel pour tout le monde avec ce qui n'a de réalité que pour lui seul. Tous les médecins légistes sont d'accord sur ce point. Suivant Hoffbauer, dans la monomanie avec les illusions des sens, l'imagination créant des chimères, transformant les objets, on ne pourrait avoir de confiance dans les récits de ces malades (*loc. cit.*, § 244 à 248). Fodéré et M. Orfila professent une opinion semblable. Du reste, comme l'observe ce dernier auteur (*loc. cit.*, p. 538), il faut connaître le malade, son genre de folie, ses rapports habituels avec les objets qui l'entourent, ses habitudes, pour savoir quel degré de confiance méritent ses assertions; mais, dans aucun cas, ses dépositions ne devraient être considérées comme des preuves suffisantes de l'existence d'un fait.

La *séquestration* des aliénés est toujours une mesure grave ; néanmoins il faut y recourir chaque fois que leur liberté est un danger pour eux-mêmes et pour les autres. La nécessité de cette mesure n'a pas besoin de preuves. Les hallucinés portés au vol, à l'incendie, au meurtre, au suicide ; tous ceux dont les hallucinations poussent à la fureur, nécessitent cette mesure extrême. Aucune considération ne doit arrêter les magistrats pour prévenir de tels malheurs. Enlever de vive force à la société, à la famille un individu sous le prétexte de folie plus ou moins apparente, est pour beaucoup de personnes une mesure exorbitante. Mais combien d'accidents fâcheux, de malheurs même eussent été prévenus, si les magistrats n'avaient pas reculé devant une mesure de séquestration jugée nécessaire par les médecins ! Combien de rechutes, de faits d'une grave responsabilité eussent été empêchés, si l'on prenait un peu plus de précautions pour rendre à la société les individus dont les hallucinations poussent à la fureur ! Bien souvent les magistrats, trop peu éclairés sur les vrais caractères du délire, se contentant d'un examen superficiel, ordonnent la mise en liberté d'individus qui, à peine rentrés au sein de leurs familles, commettent des actions qu'on est obligé de réprimer ensuite. Ces exemples ne sont malheureusement que trop fréquents ; les journaux en sont remplis. Avec un peu plus d'attention et de connaissance de ces malades, avec un peu plus de confiance dans l'avis des hommes *spéciaux*, on préviendrait beaucoup de malheurs ; et, sans déroger en rien au respect dû à la liberté individuelle, on mettrait la société à l'abri de ces infortunés qui, tôt ou tard, par leurs déterminations ou leurs actes, nécessiteront des mesures de répression ou de précaution. Prévenir plutôt que réprimer, tel doit être le but de tout homme de bien. Mettre dans l'impossibilité de nuire aux autres et à lui-même l'infortuné qui a perdu la raison, est le devoir de chacun ; sanctionner cette mesure quand elle est nécessaire, est le devoir du magistrat ; rendre cette mesure la moins affligeante, est le devoir du médecin. Prévenir doit être le but de la loi, comme guérir est le but de la médecine. Dans l'un comme dans l'autre cas, l'isolement est très-souvent indispensable.

FIN.

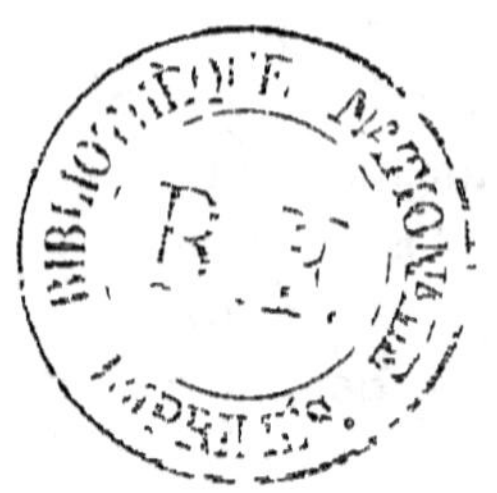

TABLE DES MATIÈRES.

CHAPITRE DEUXIÈME.

HALLUCINATIONS CONSIDÉRÉES AU POINT DE VUE DE L'HISTOIRE ET DE LA MÉDECINE LÉGALE.... 189